国家卫生健康委员会"十四五"规划教材

全国高等学校教材

供本科护理学类专业用

U0292383

社区护理学

第 5 版

主　编　姜丽萍

副主编　侯淑肖　唐红梅　庄嘉元

编　者　（按姓氏笔画排序）

王爱红	南京中医药大学	冯　辉	中南大学湘雅护理学院
朱雪娇	杭州师范大学护理学院	朱雪梅	哈尔滨医科大学附属第二医院
庄嘉元	福建医科大学	李　强	齐齐哈尔医学院
李现文	南京医科大学	李彩福	丽水学院医学院
张海莲	延边大学护理学院	张婧珺	西安交通大学医学部
侯淑肖	北京大学护理学院	姜丽萍	上海交通大学医学院附属新华医院
唐红梅	上海健康医学院	谢日华	南方医科大学第七附属医院

秘　书　王喜益　上海交通大学护理学院

人民卫生出版社
·北京·

图书在版编目（CIP）数据

社区护理学 / 姜丽萍主编. —5 版. —北京：人民卫生出版社，2021.12（2024.10 重印）
ISBN 978-7-117-32479-3

Ⅰ. ①社… Ⅱ. ①姜… Ⅲ. ①社区－护理学－教材 Ⅳ. ①R473.2

中国版本图书馆 CIP 数据核字（2021）第 242412 号

人卫智网	www.ipmph.com	医学教育、学术、考试、健康，购书智慧智能综合服务平台
人卫官网	www.pmph.com	人卫官方资讯发布平台

社区护理学
Shequ Hulixue
第 5 版

主　　编：姜丽萍
出版发行：人民卫生出版社（中继线 010-59780011）
地　　址：北京市朝阳区潘家园南里 19 号
邮　　编：100021
E - mail：pmph @ pmph.com
购书热线：010-59787592　010-59787584　010-65264830
印　　刷：中煤（北京）印务有限公司
经　　销：新华书店
开　　本：850×1168　1/16　印张：17
字　　数：503 千字
版　　次：2000 年 11 月第 1 版　2021 年 12 月第 5 版
印　　次：2024 年 10 月第 7 次印刷
标准书号：ISBN 978-7-117-32479-3
定　　价：55.00 元
打击盗版举报电话：010-59787491　E-mail：WQ @ pmph.com
质量问题联系电话：010-59787234　E-mail：zhiliang @ pmph.com

第七轮修订说明

2020 年 9 月国务院办公厅印发《关于加快医学教育创新发展的指导意见》(国办发〔2020〕34 号)，提出以新理念谋划医学发展、以新定位推进医学教育发展、以新内涵强化医学生培养、以新医科统领医学教育创新，并明确提出"加强护理专业人才培养，构建理论、实践教学与临床护理实际有效衔接的课程体系，加快建设高水平'双师型'护理教师队伍，提升学生的评判性思维和临床实践能力。"为更好地适应新时期医学教育改革发展要求，培养能够满足人民健康需求的高素质护理人才，在"十四五"期间做好护理学类专业教材的顶层设计和规划出版工作，人民卫生出版社成立了第五届全国高等学校护理学类专业教材评审委员会。人民卫生出版社在国家卫生健康委员会、教育部等的领导下，在教育部高等学校护理学类专业教学指导委员会的指导和参与下，在第六轮规划教材建设的基础上，经过深入调研和充分论证，全面启动第七轮规划教材的修订工作，并明确了在对原有教材品种优化的基础上，新增《护理临床综合思维训练》《护理信息学》《护理学专业创新创业与就业指导》等教材，在新医科背景下，更好地服务于护理教育事业和护理专业人才培养。

根据教育部《关于加快建设高水平本科教育 全面提高人才培养能力的意见》等文件要求以及人民卫生出版社对本轮教材的规划，第五届全国高等学校护理学类专业教材评审委员会确定本轮教材修订的指导思想为：立足立德树人，渗透课程思政理念；紧扣培养目标，建设护理"干细胞"教材；突出新时代护理教育理念，服务护理人才培养；深化融合理念，打造新时代融合教材。

本轮教材的编写原则如下：

1. 坚持"三基五性" 教材编写坚持"三基五性"的原则。"三基"：基本知识、基本理论、基本技能；"五性"：思想性、科学性、先进性、启发性、适用性。

2. 体现专业特色 护理学类专业特色体现在专业思想、专业知识、专业工作方法和技能上。教材编写体现对"人"的整体护理观，体现"以病人为中心"的优质护理指导思想，并在教材中加强对学生人文素质的培养，引领学生将预防疾病、解除病痛和维护群众健康作为自己的职业责任。

3. 把握传承与创新 修订教材在对原有教材的体系、编写体裁及优点进行继承的同时，结合上一轮教材调研的反馈意见，进一步修订和完善，并紧随学科发展，及时更新已有定论的新知识及实践发展成果，使教材更加贴近实际教学需求。同时，对于新增教材，能体现教育教学改革的先进理念，满足新时代护理人才培养在知识结构更新和综合能力提升等方面的需求。

4. 强调整体优化 教材的编写在保证单本教材的系统和全面的同时，更强调全套教材的体系性和整体性。各教材之间有序衔接、有机联系，注重多学科内容的融合，避免遗漏和不必要的重复。

5. 结合理论与实践　针对护理学科实践性强的特点,教材在强调理论知识的同时注重对实践应用的思考,通过引入案例与问题的编写形式,强化理论知识与护理实践的联系,利于培养学生应用知识、分析问题、解决问题的综合能力。

6. 推进融合创新　全套教材均为融合教材,通过扫描二维码形式,获取丰富的数字内容,增强教材的纸数融合性,增强线上与线下学习的联动性,增强教材育人育才的效果,打造具有新时代特色的本科护理学类专业融合教材。

全套教材共 59 种,均为国家卫生健康委员会"十四五"规划教材。

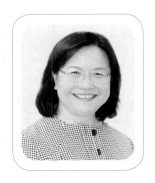

姜丽萍，博士，教授，主任护师，硕士生及博士生导师，美国护理科学院院士，上海交通大学医学院附属新华医院护理部主任。中国妇幼保健协会家庭健康管理与智能照护分会主任委员，上海交通大学医学院临床护理专业委员会主任委员，中华创伤学会护理学组副主任委员，上海市护理学会护理信息专委会副主任委员、上海市杨浦区护理学会理事长等。

近5年来主持国家自然基金面上项目3项，省市级课题15项，发表论文100余篇，其中SCI收录10余篇，专利11项。2019年获上海交通大学管理绿叶奖，2019年获上海市卫生健康系统三八红旗手，2018年获上海市卫生系统第四届"左英护理奖"，上海市医院管理协会2018年度先进个人，2019年获中国医院管理安全质量奖。

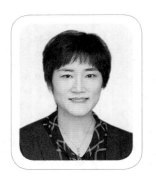

侯淑肖，副教授，硕士生导师，北京大学护理学院副院长、社区护理学教研室主任，兼任北京护理学会社区专业委员会副主任委员、北京神经内科学会护理学分会副主任委员、中国医疗保健国际交流促进会护理分会常务委员、北京健康管理协会护理分会常务委员等职务。

主要研究方向为社区护理、慢性病管理及护理教育。近 5 年以第一作者或通讯作者身份在国内外期刊发表学术论文 30 余篇，参与项目获中华护理学会科技成果二等奖。

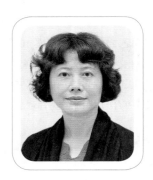

唐红梅，研究员，硕士生导师，上海健康医学院副书记、副校长，兼任教育部高等学校护理学类专业教学指导委员会委员、全国卫生职业教育指导委员会护理专委会主任委员、上海医学会医学教育分会副主任委员。

研究领域为医学教育与护理职业教育技术，研究方向是老年症状评估与社区护理。曾获国家级教学成果二等奖 1 项、上海市教学成果一等奖 3 项；负责完成教育部护理职业教育教学标准研制 3 个；负责完成全国教育科学规划重点课题等省部级以上科研课题 12 项；发表论文 40 余篇，其中 SCI 2 篇、SSCI 3 篇；主编主译教材 8 部。

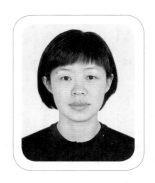

庄嘉元，博士，教授，福建医科大学护理学院成人护理学系副主任，全国首批黄大年式教学团队核心成员，中国老年学与老年医学学会护理与照护分会青年委员会副主任委员，福建省护理学会安宁疗护委员会副主任委员，人民卫生出版社全国讲师团讲师，《中华护理教育》《中华现代护理》等杂志编委。

主要研究方向为社区护理、老年护理。现主持省、厅级及校级课题 4 项，主持福建省一流本科线下课程 1 门，曾获国家级教学成果二等奖 2 项，省级教学成果特等奖 1 项，省级护理科技一等奖 1 项。在国内外重要杂志发表论文 19 篇，兼任副主编、参编编写教材 10 本。

社区护理学是一门促进和维护社区人群健康的综合学科。随着我国老龄化社会到来，慢性病发生率增加，人们对健康需求不仅是疾病治疗，也趋向于健康保健和多元化、个性化、便捷经济的医疗服务。本教材以人群健康管理为中心，分别从社区、家庭及个体的护理功能，介绍疾病防治、康复及管理，体现了公共卫生学与护理学的理论、方法与技能有机结合。

本教材沿袭第 4 版《社区护理学》的内容基础，从社区护理的基本知识和技能着手，以社区群体、家庭和个体的预防保健、慢性病管理和健康促进为编写框架，介绍了社区卫生服务和社区护理的相关知识，社区诊断、相关健康行为与健康教育开展，阐述了家庭健康管理，社区重点人群老、幼、妇、残、弱的人群管理重点，并介绍了社区慢性病管理、安宁护理以及社区突发事件与传染病管理、社区信息管理等知识。

本教材在新一轮改版修订过程中，结合我国社区卫生服务发展及社区护理工作要求，汲取国内外社区护理的理论与实践，并得到第 4 版《社区护理学》主编李春玉教授的悉心指导，所有参加编写老师认真负责，提出了许多宝贵建议。本教材体现了我国社区卫生服务及社区护理的基本理念、服务范畴及工作内容，结合当前社区卫生服务开展和护理特点，力求反映社区护理的新动态、新进展和新技术；根据章节的内容，由案例导入，增进学生对知识点的理解；同时提供数字资源和思考题，增加学生对每个章节的理解和巩固。本教材主要作为护理学专业的教科书，也可作为社区护理相关专业及社区、临床护士的参考阅读书籍。

在本教材的编写过程中，我们得到了上海交通大学医学院附属新华医院、上海交通大学、北京大学、上海健康医学院、福建医科大学、中南大学、南京医科大学、南京中医药大学、西安交通大学、南方医科大学第七附属医院、哈尔滨医科大学、齐齐哈尔医学院、杭州师范大学、延边大学、丽水学院的大力支持和帮助，特此感谢！

由于水平有限，疏漏与不足之处，恳请读者赐教指正！

姜丽萍

2021 年 10 月

NURSING

目 录

NURSING

第一章

概　述

01章　数字内容

学习目标

- **知识目标：**

1. 掌握社区、社区卫生服务、社区护理的概念；社区卫生服务、社区护理的特点；社区护士的工作内容；社区护士的角色和能力要求。

2. 熟悉社区的分类、构成要素和功能；社区护理的功能和作用；社区护理的相关政策法规和伦理规范；社区护士的基本条件。

3. 了解社区健康的概念；发展社区护理的意义；社区护理的发展趋势。

- **能力目标：**

能掌握社区护理的基本理念，理解社区护理基本功能。

- **素质目标：**

理解社区护理在维护和促进社区及居民健康作用和专业价值，培养良好的职业素质和责任感。

随着人们健康观念的转变和医疗卫生服务体系的发展，社会对社区护理服务的需求不断增加，社区护理在促进全民健康和推动健康中国建设中的作用越来越凸显，这就要求护理人员正确理解社区护理在基本公共卫生服务和基本医疗服务中的地位，充分发挥社区护士的角色功能，为促进社区全人群和生命全周期的健康水平发挥重要作用。

第一节　社区与健康

一、社区的概念与分类

（一）社区的概念

"社区（community）"一词来源于拉丁语，原意是团体、共同的意思。19世纪80年代，德国社会学家斐迪南·滕尼斯（Ferdinand·Tonnies）最早将"社区"的概念引入到社会学领域，并将其定义为"由同质人口组成的，价值观念一致、关系密切、出入相友、守望相助的富有人情味的社会群体"。20世纪30年代，著名社会学家费孝通先生将"社区"一词引入我国，并根据我国社会的特点将其定义为"社区是若干社会群体（如家庭、氏族）或社会组织（如机关、团体）聚集在某一地域内所形成的一个生活上相互关联的大集体"。社区是构成社会的基本单位，是与人们的生活和健康息息相关的场所，也是社区护士进行社区护理服务的主要工作场所。

（二）社区的分类

按照不同的划分标准，可以将社区分为不同的类型。

1. 按地域特点划分　社区可以分为城市社区、农村社区和城镇社区。城市社区是处于城市地区、以从事非农业生产活动为基本特征、人口相对集中的社区；农村社区是处于农村地区、以农业生产活动为基本特征、人口相对分散的社区；城镇社区是发展规模较小、人口集中程度较低、以从事非农业生产活动为主的社区。城镇社区是联结城市社区和农村社区的中间环节。按照地域特点划分不同的社区，有利于根据不同社区的特点对其进行健康评估和实施健康干预，以社区的需求为导向，组织和动员社区群体实施预防和干预措施，能够得到地域内权威人士的支持，并充分利用现有的资源来开展健康促进活动。

2. 按功能目标划分　社区可以分为生活社区和功能性社区。生活社区是以居民居住、生活为主的社区。功能性社区是有特定的目的和功能的社区，如学校社区、工厂社区等。功能性社区是青少年和劳动力人群聚集的场所，功能性社区的人群可以集中居住，也可以分散居住，但他们在特定时间聚集在一起，实现其共同的目标。功能性社区也是社区护理的服务对象。

二、社区的构成要素和功能

（一）社区的构成要素

社区的主要构成要素包括地域要素、人口要素、互动要素和认同要素。

1. 地域要素　一定范围的地域和生活空间是社区存在和发展的前提，是构成社区的重要环境条件，地域性特点决定着社区的性质和未来发展。

2. 人口要素　人是社区生活的主体，是构成社区的必要前提。人口要素包括社区人口的数量、素质、构成、密度和分布等，反映整个社区内部的人口关系和社区整体面貌。

3. 互动要素　包括社区生活服务设施、生活制度及管理机构等。生活服务设施是社区成员生产与生活所必需的物质条件，也是联系社区人群的纽带，如医院、银行、药店、超市等。生活制度和管理机构是社区正常运行的保证。生活制度如生活垃圾管理制度，管理机构如物业、居委会等。互动要素是促进社区中人与人之间、人与环境之间进行互动，保障社区运转的基本条件。

4. 认同要素　包括文化背景、生活方式、认同意识、价值观念等，涉及人们社会生活的很多方面。在同一个社区生活的人往往会有一些共同的认识、价值观念等，让社区中的人团结起来，共同促进整个社区的发展。认同要素是社区得以生存和发展的内在要素。

（二）社区的功能

社区具有满足居民需要和管理的功能。社区功能的充分发挥有助于挖掘社区资源和开展社区卫生服务。其功能可概括为以下几个方面：

1. **管理功能**　社区的管理机构通过行为规范、规章制度来管理生活在这个社区的人群的社会生活事务，规范社区居民的行为。

2. **服务功能**　为社区居民和单位提供社会化服务，通过社区的服务功能让人们能够生活得更好。

3. **保障功能**　当社区居民处于疾病或困难时，社区给予帮助和支援。社区可根据本社区居民的需要与当地民政部门或相关医疗机构联系，以提供相应保障，满足其需要。

4. **教育功能**　社区通过组织一些活动来进行居民教育，从而提高社区成员的文明素质和文化修养。

5. **社会化功能**　个体在社区生长发育到社会化，相互影响，形成本社区的风土人情价值，而这些特有的文化又影响社区的居民。

6. **社会参与功能**　社区设立各种组织、团体，举办各种活动，促进居民间互动，参与社会活动，以此来凝聚社区力量，产生归属感。

7. **安全稳定功能**　社区会通过居委会、物业、邻里、派出所等来化解社会矛盾，保证居民生命财产安全。

三、社区健康

（一）健康

健康是一个相对的、动态的、具有个体性的概念，涵盖躯体与精神两方面。随着时代变迁和医学模式的转变，人们对健康的认识也不断地提高，健康的含义也在不断地扩展。

世界卫生组织（World Health Organization，WHO）（1948）将健康定义为："健康不但是没有疾病和身体缺陷，而且还要有完整的生理、心理状态和良好的社会适应能力。"1986 年，WHO 对健康的定义提出了健康的新认识，认为"要实现身体、心理和社会幸福的完好状态，人们必须要有能力识别和实现愿望、满足需求以及改善或适应环境"。1989 年，WHO 又提出了有关健康的新概念，即"健康不仅是没有疾病，而且包括躯体健康、心理健康、社会适应良好和道德健康"，体现了生理、心理、社会、道德四维健康观，强调了从社会公共道德出发，维护人类健康人人有责；不仅要对自己的健康负责，也要为社会群体的健康承担社会责任。2016 年在上海召开的第九届全球健康促进大会重申，健康作为一项普遍权利，是日常生活的基本资源，是所有国家共享的社会目标和政治优先策略。可以看出健康是一种状态和资源，而每一个护理服务对象对健康的认识会随着自己所处的生活环境、文化、价值观和社会规范的变化而变化。

（二）影响健康的因素

1. **生物学因素**　包括遗传因素、病原微生物以及个体的生物学特性。遗传因素主要影响个体在某些疾病上的发病倾向。病原微生物可引起机体不同程度的病理变化，从而影响人体的健康。个人的生物学特征包括年龄、性别、健康状态等。

2. **环境因素**　环境因素包括自然环境与社会环境。自然环境包括生物因素、物理因素和化学因素。其中生物因素包括动物、植物及微生物等；物理因素包括热、光、声、电磁辐射等；化学因素包括化学农药、食品污染等。社会环境包括社会制度、经济、文化、教育、人口等与社会生活相关的一切因素。

3. **行为和生活方式因素**　不良的行为和生活方式将严重威胁人类的健康，如不合理饮食、缺乏运动、吸烟、过度饮酒等。

Note：

4. 健康服务因素　社区卫生服务机构就是提供卫生保健服务的重要部门。健康服务水平的高低直接影响到人群的健康水平。

（三）社区健康

社区健康是指社区居民这一特定群体的健康状况及围绕着社区居民健康所创造的综合健康环境状况。社区健康是社区发展的一个重要目标和社区综合实力的重要标志，具有相对性和动态性。社区的个体、家庭和社区之间相互影响，所处的环境变化也会直接影响着他们的健康活动。家庭是社区的基本单位，而家庭是由个体组成的，个体的健康直接影响家庭健康，如一个家庭的优势、拥有的资源和潜在能力可促进家庭健康。保障社区每一个家庭健康的基础是健康的社区环境，因此，有必要及时、持续实施社区健康评估，调动社区自身力量和社区居民对健康相关决策的积极参与，及时解决社区健康问题，促进社区健康发展。

健康社区是指拥有健康的物质环境、人文环境和健康人群的社区，主要包括社区健康政策、社区健康管理、社区健康环境和社区健康人群。要促进社区健康，应以社区为范围，家庭为单位，居民为对象，提高社区居民的健康素养，激励全社区居民积极参与预防疾病和促进健康的活动，建立健康信念、培养健康意识，营造健康的社区环境。

第二节　社区卫生服务

一、社区卫生服务的概念

1999 年，国家发布的《关于发展城市社区卫生服务的若干意见》（卫基妇发〔1999〕第 326 号）中，将社区卫生服务（community health services，CHS）定义为："社区卫生服务是社区建设的重要组成部分，是在政府领导、社区参与、上级卫生机构指导下，以基层卫生机构为主体，全科医师为骨干，合理使用社区资源和适宜技术，以人的健康为中心、家庭为单位、社区为范围、需求为导向，以妇女、儿童、老年人、慢性病病人、残疾人等为重点，以解决社区主要卫生问题、满足基本卫生服务需求为目的，融预防、医疗、保健、康复、健康教育、计划生育技术服务等为一体的，有效、经济、方便、综合、连续的基层卫生服务"。

社区卫生服务是政府保障基本公共卫生服务与基本医疗服务而提出的一项重要举措，是为了不断提高国民健康素质、促进社会公平、维持稳定、构建和谐社会的重要手段，是坚持与落实社区卫生服务公益性、落实国家保障基本医疗服务、维护健康权利的体现。发展社区卫生服务遵循卫生服务低成本和高效益的卫生发展要求。与医院服务相比，社区卫生服务更强调工作目标是预防疾病、促进健康；主要任务是完成基本医疗和基本公共卫生服务；服务对象以群体为中心，不仅包括病人，还包括健康人群、亚健康人群、高危人群等；服务场所主要在社区和家庭。

二、社区卫生服务的对象、特点及内容

（一）社区卫生服务的对象

社区卫生服务机构提供基本公共卫生服务和基本医疗服务，以社区、家庭和居民为服务对象，以妇女、儿童、老年人、慢性病病人、残疾人、贫困居民等为服务重点，以主动服务、上门服务为主，开展健康教育、预防、保健、康复等服务和一般常见病、多发病的诊疗服务。按照居民健康状况和卫生服务需求，可将社区卫生服务人群分为五类。

1. 健康人群　健康人群的特点：①身体健康，即身体结构完好和功能正常；②心理健康，即正确地认识自我，正确认识环境和及时适应环境；③良好的社会适应能力，即个人能在社会系统中充分发挥其适应能力，使其个人行为与社会规范相一致；④道德健康，即能按照社会行为的规范准则来约束及支配自己的行为。随着人们对健康的重视，健康人群将会成为社区卫生服务的主要对象。对于这

类人群应以预防为主,给予健康指导,增强其社会适应能力。

2. 亚健康人群 亚健康指介于健康与疾病之间的中间状态,机体出现结构和生理功能减退、心理失衡,可以向疾病发展亦可向健康逆转,有人称之为第三状态。其特点为机体活力降低、反应能力减退、适应能力下降以及工作效率低下等,同时,无临床检验证据。亚健康状态往往不被个人所意识,不为医学所确认。因此,应关注这类人群的健康需求,使其得到及时的健康照顾。

3. 高危人群 高危人群是指明显存在某些健康危险因素的人群,其疾病发生的概率明显高于普通人群。健康危险因素是指机体内、外环境中存在与疾病发生、发展以及与死亡有关的诱发因素,如不良生活方式、职业危险因素、家庭危险因素等。对高危人群应开展健康检查,及时发现危险因素;给予疾病相关知识指导和行为干预;定期体检,加强随访和管理。

4. 重点人群 重点人群是指由于各种原因需要在社区得到特殊保健服务的人群,如0～6岁儿童、孕产妇、老年人以及残疾人等。根据重点人群的健康需求提供保健服务,例如,儿童保健侧重于新生儿、婴幼儿及学龄前儿童保健,以及辖区内托幼机构的卫生保健指导;妇女保健侧重于婚前、孕前、孕产期及更年期保健,常见妇科疾病预防和筛查;老年人保健侧重于疾病预防和自我健康管理。

5. 患病人群 是指患有各种疾病的人群,如慢性病病人、严重精神障碍病人等。对这类人群开展疾病管理、居家护理、健康教育等。

（二）社区卫生服务的特点

社区卫生服务以满足基本医疗卫生服务需求,解决社区主要健康问题,以此提高社区全体居民的健康水平和生活质量为目标,具有基础性、公益性、主动性、综合性、连续性、可及性、协调性等特点。

1. 基础性 社区卫生服务为社区居民提供的是最基本的、最广泛的预防及医疗保健服务。社区保健人员在充分评估社区人群健康状态基础上,确定社区居民的健康问题,针对存在的问题,提供最基本的预防、医疗、保健、康复等服务。

2. 公益性 社区卫生服务机构提供基本公共卫生服务和基本医疗服务,注重卫生服务的公平、效率和可及性,不以营利为目的,具有社会公益性质,以"人人享有卫生保健"为目标来构建卫生服务体系。

3. 主动性 社区卫生服务以社区、家庭和居民为服务对象,以妇女、儿童、老年人、慢性病病人、残疾人为服务重点,以主动服务、上门服务为主要服务方式,为社区服务对象提供健康服务。

4. 综合性 社区卫生服务是多位一体的服务,服务内容涉及面广,为社区居民提供预防、医疗、保健、康复、健康教育等"优质、价廉、方便"的综合卫生服务。

5. 连续性 社区卫生服务始于生命的准备阶段直至生命结束,覆盖服务对象生命的全周期以及疾病发生、发展的全过程。根据生命各周期及疾病各阶段的特点和需求,提供有针对性的健康服务。社区卫生服务不因某一健康问题的解决而终止,而是根据生命各周期及疾病各阶段的特点及需求,提供具有针对性的服务。

6. 可及性 社区卫生服务从服务内容、时间、价格及地点等方面更加贴近社区居民的需求。社区卫生服务机构所提供的服务、开展的适宜技术、基本医疗服务、基本药品,居民不仅能承担得起而且还使用方便。

7. 协调性 社区卫生服务是社区服务系统的一部分,与社区建设的各方面互相促进和支持,需要整合、协调和利用社区内外的资源来实现。同时社区卫生服务涉及多学科团队,如社区全科医生、护士、康复治疗师、营养师、社区工作者等,应做好各学科、部门间的沟通与协调。

（三）社区卫生服务的工作内容

我国社区卫生服务机构主要承担提供疾病预防等公共卫生服务和一般常见病、多发病的基本医疗服务。

1. 基本公共卫生服务 主要包括:卫生信息管理;健康教育;传染病、地方病、寄生虫病预防控制;慢性病预防控制;精神卫生服务;妇女保健;儿童保健;老年保健;残疾人康复指导和康复训练;中医药健康管理;协助处置辖区内的突发公共卫生事件;政府卫生行政部门规定的其他公共卫生服务等。

在实施国家基本公共卫生服务项目过程中,要结合全科医生制度建设、分级诊疗制度建设和家庭医生签约服务等工作,不断改进和完善服务模式,积极采取签约服务的方式,为居民提供基本公共卫生服务。

2. 基本医疗服务 主要包括:一般常见病、多发病诊疗;诊断明确的慢性病治疗;社区现场应急救护;家庭出诊、家庭护理、家庭病床等家庭医疗服务;康复医疗服务;转诊服务;政府卫生行政部门批准的其他适宜医疗服务等。

国家卫生健康委推动了家庭医生签约服务,进一步拓展和完善了基本医疗服务内容。签约服务内容可包括健康评估、康复指导、家庭病床、家庭护理、中医药"治未病"、远程健康监测等。要求通过个性化的健康管理,提高居民对签约服务的感受度;以儿童、孕产妇、老年人、慢性病病人、残疾人等人群为重点,以疾病管理和预防保健服务为切入点,提高签约服务利用率,逐步扩大签约服务范围;按照慢性病分级诊疗技术方案做好签约服务;建立基层与上级医疗机构的联动工作机制,搭建全科医生与公立医院专科医生联系沟通平台。

第三节　社 区 护 理

一、社区护理的概念及特点

(一)社区护理的概念

社区护理(community nursing)是面对社区内个人、家庭和群体的健康服务工作。美国护士协会(American Nurses Association,ANA)认为"社区护理学是将护理学与公共卫生学理论相结合,用以促进和维护社区人群健康的一门综合学科"。根据现阶段我国社区卫生服务发展的特点,将社区护理定义为"综合应用护理学和公共卫生学的理论与技术,以社区为基础、以人群为对象、以服务为中心,将医疗、预防、保健、康复、健康教育等融于护理学中,并以促进和维护人群健康为最终目的,提供连续性的、动态性的和综合性的护理服务"。社区护理强调以健康为中心,不仅关注个人健康,而且也重视社区整体人群健康,注重提供广泛持续的护理活动,进而维持和促进社区健康、预防疾病、减少残障,实现提高社区人群生活质量的最终目标。

社区护理包含以基本公共卫生服务为主的护理服务和以基本医疗为主的护理服务两方面。以基本公共卫生服务为主的护理服务中,社区护士通过社区诊断,确认社区内的个人、家庭以及群体需要改变的健康状况和需要开展的健康维护和健康促进。而以基本医疗为主的护理服务,主要提供围绕个人以及整个家庭生命周期的"疾病护理",实施社区急、慢性健康问题的管理和以家庭为中心的疾病照护。在实际护理服务中两者不能截然分开,只是服务的侧重点有所区别。

(二)社区护理的特点

1. 服务对象范围广,涉及个人、家庭、群体以及不同健康状况、不同年龄阶段、不同社会阶层的人群,强调以社区人群为服务对象,注重以人群为单位进行健康管理。

2. 以健康促进与疾病预防为主要目标,促进个体、家庭、群体和社区达到健康的最佳水平。

3. 社区护士具有较高的独立性与自主性,很多问题的发现和解决需要依靠护士的素质和能力。

4. 服务时间具有长期性,跨越整个生命周期,需要与服务对象建立长期的服务关系。

5. 服务内容具有综合性,涉及健康人群保健、高危人群疾病预防、病人群体健康管理等多个方面。

6. 需要多学科密切合作,不仅要与卫生保健人员合作,还要与社区管理者、社区居民等相关人员合作。

二、社区护理的功能与作用

（一）促进社区、家庭和人群健康

社区护理以促进社区、家庭和居民健康为主要目标，在促进社区、家庭和人群健康的过程中发挥重要作用。通过社区评估发现社区存在的健康问题，协助相关部门做好社区健康促进工作，消除威胁社区和居民健康的影响因素，如传染病疫源、水源污染、意外事件、空气污染及生活垃圾的处理等，确保社区环境安全。评估家庭存在的各种健康问题，并给予个性化护理、指导、帮助及支持等。根据社区居民不同的年龄、性别、健康状况、疾病类型等，为各类人群提供所需的护理服务、转诊及社会资源利用的指导，从而为促进社区居民健康起到关键作用。

（二）为社区居民提供综合护理服务

与临床护理不同，社区护理是将医疗、预防、保健、康复、健康指导等融为一体，向社区居民提供综合护理服务。在进行社区护理时，社区护士给予全方面的护理服务，帮助社区居民提早发现健康问题和影响健康的相关因素，并加以预防和干预。社区护士也可将现有的资源进行整合，向社区居民提供健康指导，增强社区居民的健康素养，进一步促进社区居民的健康发展。

三、社区护理的发展简史

社区护理起源于西方国家，追溯其发展过程，可划分为四个主要阶段，即家庭护理阶段、地段护理阶段、公共卫生护理阶段和社区卫生护理阶段。

1. **家庭护理阶段** 19 世纪中期以前，由于卫生服务资源的匮乏、医疗水平的局限及护理专业的空白，多数病人均在家中休养，由家庭主妇看护，给病人一些基本的生活照顾。这为早期护理和社区护理的诞生奠定了基础。

2. **地段护理阶段** 1859 年，英国企业家威廉·若斯蓬（William Jospen）先生在利物浦成立了护理学校训练保健护士（health nurse），从事各地段居家病人的照顾工作。地段护理侧重于对居家贫困病人的护理以及对病人家属的指导。

3. **公共卫生护理阶段** 20 世纪开始，地段护理的服务不再局限于贫困病人，还提供给其他有需求的社区居民，其服务对象从病人扩展到了整个家庭，服务内容由单纯的医疗护理扩展至预防保健服务，称为公共卫生护理。目前，公共卫生护理仍然是社区护理的重要内容。

4. **社区卫生护理阶段** 20 世纪 70 年代以后，世界各国的护士开始以社区为范围，以健康促进、疾病防治为目标，提供医疗护理和公共卫生护理服务，称为社区护理。1978 年，WHO 要求社区护理成为社区居民"可接近的、可接受的、可负担得起的"卫生服务。从此社区护理以不同的方式在世界各国迅速地发展起来。

四、发展社区护理的意义

社区卫生服务对社区居民的健康有着重要影响。社区卫生服务的发展，关键在于社区护理。发展社区护理的意义主要体现在以下方面：

（一）适应社会人口结构的变化

现阶段，我国人口发展趋势已经由人口均衡化发展转化为人口老龄化趋势非均衡式发展，老年人口在社会中所占比例越来越高。预计到 2026 年我国老龄人口将达到 3 亿，2037 年超过 4 亿。老年人因生理、心理、社会、文化、卫生等方面的特点，更需要得到方便、经济、及时、高质量的护理服务以满足其健康需求。同时人口结构的变化带来的家庭结构的变化，使家庭养老功能弱化，家庭负担加重，给社会发展带来沉重的负担。发展社区护理事业不仅可以减轻家庭与社会的经济负担和照顾压力，还可以建立健全社会保障体系和养老保障体系，促进社会良性健康发展。

Note：

（二）适应慢性病护理需求的增加

随着人们生活水平的提高和疾病谱的变化，心脑血管疾病、糖尿病、肿瘤等慢性病的发病率不断上升。慢性病的治疗和康复是一个漫长的过程，大部分慢性病病人需要在社区和家庭进行维持治疗和护理，慢性病带来的大量健康需求仅靠医院临床护理是难以完成的。社区护理为慢性病病人及其家庭提供方便、快捷、连续、经济、全面的护理服务，从而提高病人的自我管理能力和家庭照顾能力，对改善慢性病病人的生活质量具有重要意义。

（三）促进卫生资源的合理利用

随着社会生活水平的提高，人们在关注身体健康的同时，对疾病预防和自我保健知识需求增高。社区护理通过预防保健、健康教育等途径，帮助人们增强健康意识，掌握健康相关知识，改善生活方式，从而预防疾病、促进健康，提高整个社会的健康水平。同时社区护理能够为出院病人提供延续性护理服务和居家健康指导，提高医院床位周转率，使慢性病复诊数量下降，解决医疗资源紧缺、医疗费用支出过高等重大问题。社区护理运用其特有的功能，能够很好地满足社区居民的服务需求，促进卫生资源的合理利用，逐步改善医疗卫生资源紧缺的状况。

五、社区护理的发展趋势

近些年，国家深化医药卫生体制改革和把基本医疗卫生制度作为公共产品向全民提供的核心理念，为社区卫生服务和社区护理的发展与改革带来了良好的机遇。我国社区护理人才队伍建设得到进一步加强，有效提升了社区护理服务能力，促使我国社区护理逐渐成为一门独立的学科。社区护理得到持续推进的同时，也面临着新的挑战。社区卫生服务机构护理管理运行机制需要巩固完善；现有社区护理服务供给能力不足、社区护理服务工作范围不明确；缺乏应对社会需求的护理服务内容和方法的创新、高素质社区护理人才匮乏等是制约我国社区护理发展的瓶颈，如何调动社区护士的积极性也是值得关注的问题。我国社区护理发展趋势体现在以下几个方面：

（一）完善社区护理质量管理体制

将强化政府主导作用，构建社区卫生服务与社区护理法律体系，使社区护理相关政策、法规及管理标准逐步形成及完善，加强在岗社区护士规范化培训制度与人员准入制度建设，并逐步建立健全社区护理质量管理及绩效考评制度，确保社区护理服务的高效性、优质性、资源合理性，有效约束和激励社区护理服务的发展。

（二）丰富社区护理服务模式和内容

随着社区卫生服务功能的不断拓展以及社会对社区卫生服务需求的持续增加，根据市场需求将开展各项研究并开发多元化社区护理服务模式和服务功能，如促进和规范"互联网＋护理服务"的发展，开发社区养老和居家养老服务、失能老年人照料、残疾康复保健、精神护理、临终关怀等特殊人群护理服务，并纳入社区卫生服务体系管理范围。

（三）发展社区护理学科，建设高素质社区护理队伍

各个院校将加强社区护理学教育和学科建设，在专业设置上将注重反映社会需求的不同层次社区护士的培养，加强社区护理方向的研究生教育；加强毕业后教育岗位培训与继续教育，不断提高在岗社区护士的职业认同感和社区护理服务工作积极性，满足社会对社区护理人力的需求。

六、社区护理相关政策法规和伦理规范

（一）社区护理相关政策

自 1997 年中共中央、国务院颁布《关于卫生改革与发展的决定》以后的 20 年多来，我国政府陆续出台社区卫生服务与社区护理相关政策文件（表 1-1），逐步规范社区卫生服务体系、目标和工作内容，促进了社区卫生服务和社区护理的健康发展。

表 1-1 社区卫生服务及社区护理相关政策及主要内容

年度	政策名称	主要内容
1997 年	《中共中央、国务院关于卫生改革与发展的决定》	提出改革城市卫生服务体系，积极发展社区卫生服务，逐步形成功能合理、方便群众的卫生服务网络
1999 年	《关于发展城市社区卫生服务的若干意见》	规范了社区卫生服务的定义，提出发展社区卫生服务的总体目标
2006 年	《国务院关于发展城市社区卫生服务的指导意见》	完善了发展社区卫生服务的指导思想、基本原则和工作目标，提出了社区卫生服务六项功能，明确了各部门的职责
2009 年	《国家基本公共卫生服务规范（2009 年版）》	明确提出了健康教育、计划免疫、儿童保健、孕产妇保健、慢性病管理、传染病预防、精神病病人管理、60 岁以上老年人管理以及建立健康档案的 9 大类 21 项社区卫生服务内容
2011 年	《国家基本公共卫生服务规范（2011 年版）》	增加了卫生监督管理规范，提出 10 大类 41 项社区卫生服务内容
2011 年	《社区卫生服务机构绩效考核办法（试行）》	提出机构管理、公共卫生服务、基本医疗服务、中医药服务、满意度五个方面的考核内容，并明确了由三级指标构成的考核指标体系
2015 年	《关于推进分级诊疗制度建设的指导意见》	提出到 2020 年基层首诊、双向转诊、急慢分治、上下联动的分级诊疗模式逐步形成，基本建立符合国情的分级诊疗制度。明确了两大方面的工作举措，一是以基层为重点完善分级诊疗服务体系；二是建立健全分级诊疗保障机制
2015 年	《关于进一步规范社区卫生服务管理和提升服务质量的指导意见》	提出规范社区卫生服务机构设置与管理，加强社区卫生服务能力建设，转变服务模式，加强社区卫生服务保障与监督管理等 4 个方面 17 条具体措施
2016 年	《中华人民共和国国民经济和社会发展第十三个五年规划纲要》	从全面深化医药卫生体制改革、健全全民医疗保障体系、加强重大疾病防治和基本公共卫生服务、加强妇幼卫生保健及生育服务、完善医疗服务体系、促进中医药传承与发展、广泛开展全民健身运动、保障食品安全 8 个方面对健康中国建设提出了具体要求
2016 年	《关于推进家庭医生签约服务的指导意见》	提出加快推荐家庭医生签约服务，明确签约服务主体，优化签约服务内涵，健全签约服务付费机制，建立签约服务激励机制，加强签约服务绩效考核，强化签约服务技术支撑，提高签约服务水平和覆盖面，促进基层首诊、分级诊疗，为群众提供综合、连续、协同的基本医疗卫生服务，增强人民群众获得感
2017 年	《国务院办公厅关于推进医疗联合体建设和发展的指导意见》	提出要根据本地区分级诊疗制度建设实际情况，因地制宜、分类指导，逐步形成多种形式的医联体组织模式。要求完善医联体内部分工协作机制。建立组织管理和协作制度，落实医疗机构功能定位，以需求为导向做实家庭医生签约服务，完善医联体内双向转诊机制
2017 年	《关于印发〈国家基本公共卫生服务规范（第三版）〉的通知》	对《国家基本公共卫生服务规范（2011 年版）》进行了修订，修改完善了有关内容，精简了部分工作指标

Note:

续表

年度	政策名称	主要内容
2018年	《关于规范家庭医生签约服务管理的指导意见》	提出规范家庭医生签约服务的提供主体,明确签约服务对象及协议,丰富签约服务内容,落实签约服务费,优化签约服务技术支撑,完善双向转诊机制,推进"互联网+"家庭医生签约服务,强化签约服务的管理与考核,加强签约服务的宣传与培训
2019年	《国家卫生健康委办公厅关于开展"互联网+护理服务"试点工作的通知》	提出规范"互联网+护理服务",保障医疗质量和安全,助力实施健康中国战略。确定北京市、天津市、上海市、江苏省、浙江省、广东省作为"互联网+护理服务"试点省份,重点在"互联网+护理服务"的管理制度、服务模式、服务规范、风险防控以及价格支付政策等方面积极探索,先行先试,总结推广有益经验
2020年	《关于全面推进社区医院建设工作的通知》	提出全面开展社区医院建设,并明确社区医院建设的总体要求、建设原则、主要建设任务、工作步骤和工作要求
2020年	《国家卫生健康委办公厅关于进一步推进"互联网+护理服务"试点工作的通知》	提出进一步扩大试点范围,要求各地结合实际积极开展"互联网+护理服务"试点工作,在服务模式、管理规范、信息支撑、风险防范、行为监管、价格支付等方面大胆实践、勇于创新,形成示范经验和典型做法,以点带面、逐步推广

(二)社区护理的伦理规范

社区护士应遵守护理伦理学的基本原则,包括尊重原则、不伤害原则、有利原则和公正原则。这四项护理伦理原则,对指导社区护士在实际工作中,无论是做出恰当的临床伦理判断、进行正确的伦理决策,还是充分尊重护理对象的伦理权利以及维护护患双方的利益等方面都具有重要的指导意义。

社区护理服务有别于医院临床护理工作。它在工作场所、工作特点、工作内容和工作任务方面的明显差异,决定了它在社区护理实践中的护患关系的特殊性,更容易产生一些意想不到的法律和伦理方面的难题。如空巢老年人知情同意权的维护,社区护士独自出诊可能遇到的人身风险等。如果对这些问题认识不足、处理不当都会直接影响社区卫生服务质量,易导致医患和护患纠纷,常常面临医疗纠纷、医疗事故、医疗差错、医疗意外、病人家属不配合、违约、泄密、触犯药品管理法和医疗保健法等问题。

要防范社区护理服务中可能发生的伦理问题,在管理层面上应不断完善社区卫生服务相关法规,增强法律意识,积极进行普法宣传和教育,完善社区卫生服务机制和管理制度建设,加强对社区护理人员人文素质和沟通技巧的培训。同时要求社区护士在提供护理服务中,要有高度的职业责任感,要做到尊重服务对象的人格和权利,强调慎独,公正对待每一位服务对象,培养良好的职业素养。

第四节　社 区 护 士

一、社区护士基本条件

根据卫生部2002年《社区护理管理的指导意见》文件精神,社区护士的定义和基本条件如下:

（一）社区护士的定义

社区护士（community health nurse）是指在社区卫生服务机构及其他有关医疗机构从事社区护理工作的护理专业人员。

（二）社区护士的基本条件

1. 具有国家护士执业资格并经注册。

2. 通过地（市）以上卫生行政部门规定的社区护士岗位培训。

3. 独立从事家庭访视护理工作的社区护士，应具有在医疗机构从事临床护理工作 5 年以上的工作经历。

二、社区护士的工作内容

社区护士的工作内容包括以下几个方面：

1. 提供社区健康护理服务　对社区的健康状况和影响社区健康的因素进行评估和管理，发现社区存在的健康问题，采取相应干预措施促进社区健康。

2. 提供个人和家庭健康护理　通过家庭访视和居家护理的形式深入到家庭，不仅对家庭中的病人或有健康问题的个人进行护理和保健指导，还应注重家庭整体功能的健康，对家庭整体健康进行护理。

3. 进行重点人群的预防保健指导　侧重于社区中重点人群的日常生活与健康，利用定期健康检查、家庭访视、居家护理等机会，对社区的儿童、妇女、老年人进行保健指导，帮助他们预防疾病、促进健康。

4. 实施健康教育　健康教育对象以群体为主，也包括个人。通过举办健康教育专题讲座、发放宣传资料等多种方式对社区居民进行教育。教育内容包括疾病预防、健康促进、疾病康复等多个方面。

5. 开展居家慢性病病人、残疾人和精神障碍者的管理　为已诊断明确的居家病人提供基础或专科护理服务，配合全科医生进行病情观察与治疗，进行精神卫生护理、慢性病防治与管理、营养与饮食指导，为病人及家属提供护理服务及健康教育。

6. 开展计划免疫与预防接种　参与完成社区儿童的计划免疫工作，进行免疫接种的实施与管理。

7. 开展定期健康检查　进行健康检查的组织、管理和医生诊查时的辅助，并对相应的问题给予生活指导和保健指导。

8. 开展传染病的防治　参与社区传染病的预防与控制工作，对社区居民进行预防传染病的知识培训，提供一般消毒、隔离技术等护理指导与咨询。

9. 提供急重症病人的转诊服务和临终病人的护理服务。

10. 参与社区卫生监督管理工作等方面。

11. 承担社区卫生服务相关人员的联络与协调工作。

12. 条件具备者，可成为社区卫生服务的管理者，担当社区卫生管理工作。

三、社区护士角色与能力要求

（一）社区护士的角色

社区护理工作范畴的广泛性及社区护理服务对象的复杂性决定了社区护士角色的多重性。

1. **初级卫生保健者**　是社区护士的首要角色。社区护士的首要任务是帮助人们避免有害因素，预防疾病，维持及提高人们的健康水平。

2. **护理服务提供者**　是社区护士的基本角色。社区护士要为那些需要护理服务而自己无法满足的社区患病人群提供护理专业服务，从而促进服务对象的健康。

Note：

3. 健康教育者与咨询者 是社区护士的重要角色。社区护士要发挥健康教育和指导的功能,帮助社区居民增强健康意识,丰富健康知识,提高健康管理技能,从而帮助个体、家庭、社区确定预防疾病、促进健康的最佳方案,并指导他们有效运用健康知识,强化健康行为,提高健康水平。

4. 组织者和管理者 社区护士承担组织者和管理者的角色,对人员、物资及各种活动进行管理和安排。

5. 协调者与合作者 社区卫生服务是多学科融合的工作,社区护士必须同社区其他医务人员如社区全科医生、社区行政管理者、社区社会工作者等工作人员协同合作,充分运用社会资源,才能顺利开展社区护理工作,为护理服务对象提供高质量的护理服务。

6. 社区居民的代言者 积极向上级主管部门反映与社区有关的卫生保健方面的需求及对健康促进政策方面的建议和意见,促进社区健康。

7. 观察者与研究者 社区护士在向社区居民提供各种卫生保健服务中,应注意观察、探讨、研究与社区健康护理相关的问题,为护理学科的发展及社区护理的发展做出不懈的努力。

社区护理范围和内容的变化,促使社区护士的角色发生变化,如在一般社区卫生服务中心、学校卫生、职业场所卫生、社区养老或居家养老等服务中的护士角色要求既有共同点,也有一些区别。重要的是,社区护士在提供护理服务时要正确判断服务对象的卫生服务需求;要在社区护理工作中,通过各种途径和措施大力发展潜在的卫生服务需求,即服务对象尚未认识到、无兴趣或没有能力的而从专业角度认为有必要提供的卫生服务,限制那些服务对象有欲望和要求但从专业角度认为没有必要提供的卫生服务;要指导社区居民有效、合理地利用卫生服务资源,使有限的卫生服务资源得到最大限度的合理利用,真正起到居民健康"守门人"的作用。

（二）社区护士的核心能力

借鉴国际护士协会（2003）提出护士核心能力框架,社区护士的"核心能力"主要涵盖以下几方面:

1. 综合护理能力 根据社区护理概念及社区护士的主要职责,社区护士必须具备各专科护理技能及中西医结合的护理技能,才能满足社区人群的需求。

2. 独立判断、解决问题能力 社区护士在很多情况下需要独立进行各种护理操作、运用护理程序、开展健康教育、进行咨询或指导。因此,慎独、解决问题或应变能力对于社区护士非常重要。

3. 预见能力 预见能力主要应用于预防性服务,而预防性服务是社区护士的主要工作之一。社区护士有责任在问题发生之前,找出其潜在因素,从而提前采取措施,避免或减少问题的发生。

4. 收集信息和处理信息的基本能力 如掌握基本的统计学知识,具备处理和分析资料的能力、协助社区进行健康相关研究的能力。

5. 人际交往和沟通能力 社区护理工作既需要其合作者的支持和协助,又需要护理对象的理解和配合。社区护士需要与具有不同的年龄、家庭、文化及社会背景的社区居民、社区管理者及其他卫生工作人员密切合作,因而必须具有社会学、心理学知识和人际沟通技巧方面的能力,以便更好地开展工作。

6. 组织、管理能力 组织、管理能力是社区护士必备的能力之一。社区护士在向社区居民提供直接护理服务的同时还要调动社区的一切积极因素,组织开展各种形式的健康促进活动。

7. 应对社区常见急症的基本能力。

8. 不断获取与本专业发展有关的新知识、培养促进自身与专业发展的能力。

9. 自我防护能力 社区护士的自我防护能力主要包括两个方面,即法律的自我保护及人身的自我防护。

（侯淑肖 李 强）

思 考 题

1．分析社区护理的特点及其与医院护理的不同。
2．举例说明社区护士的角色功能。
3．简述社区护士的主要工作内容。

NURSING

第二章

社区卫生服务体系与模式

02章 数字内容

知识目标：

1. 掌握公共卫生、初级卫生保健、家庭医生签约服务、分级诊疗、双向转诊的概念。

2. 熟悉国家基本公共卫生服务规范的项目及内容。

3. 了解社区卫生服务组织体系及社区卫生服务功能；了解我国社区卫生服务的相关政策。

能力目标：

1. 能根据国家基本公共卫生服务规范的要求，为居民提供基本公共卫生服务。

2. 能根据家庭医生签约服务的工作内容，为签约服务对象做好健康服务。

3. 能根据双向转诊的条件和流程，配合医生完成双向转诊工作。

素质目标：

培养良好的职业素质和职业道德，增强服务意识，做好社区卫生服务相关工作。

———————————— 导入情境与思考 ————————————

某社区占地面积 1.5 平方千米,户籍人口 2.7 万,流动人口 0.6 万,60 岁以上老年人占 12.7%,其中 61% 为空巢老人。按照政府规划,拟在该地区建设一所社区卫生服务中心。

请思考:

1. 发展社区卫生服务的必要性体现在哪些方面?

2. 社区卫生服务的对象、特点有哪些?

3. 社区卫生服务中心实行家庭医生签约服务模式,为签约居民提供的服务有哪些?

随着社会经济的不断发展,人们对生活质量的追求越来越高。同时,工业化、城市化及人口老龄化速度的加快,与生态环境及人类生活方式相关的健康问题日益严重,发展社区卫生服务已成为新时期卫生体制改革的必然趋势。为适应公众的健康需求,我国的卫生服务体系正在发生深刻的变革,其重点是发展社区卫生服务,社区卫生服务在方便群众就医、促进人群健康等方面发挥着越来越重要的作用。

第一节 概　述

一、相关概念

(一)公共卫生

公共卫生(public health)又称公共保健。关于公共卫生的概念,多年来国内外有很多不同的论述。目前,世界公共卫生界多采用公共卫生学家温思洛(Charles-Edward Amory Winslow)的定义,即公共卫生是指通过有组织的社区努力来预防疾病、延长寿命、促进健康和提高效益的科学和艺术。包括:改善环境卫生,控制传染病,教育人们注意个人卫生,组织医护人员提供疾病早期诊断和预防性治疗的服务,以及建立社会机制来保证每个公民均达到足以维护健康的生活标准,目的是使每个公民都能实现其与生俱有的健康和长寿的权利。

2003 年 7 月 28 日,时任国务院副总理兼卫生部部长的吴仪在全国卫生工作会议上对公共卫生作了如下诠释:"公共卫生就是组织社会共同努力,改善环境卫生条件,预防、控制传染病和其他疾病流行,培养良好卫生习惯和文明生活方式,提供医疗服务,达到预防疾病、促进人民身体健康的目的"。这是我国第一次明确提出的比较系统全面的公共卫生定义,反映了中国现代公共卫生的共识。也有学者在此基础上提出新的概念:公共卫生是以保障和促进公众健康为宗旨的公共事业。通过国家和社会共同努力,预防和控制疾病与伤残,改善与健康相关的自然和社会环境,提供基本医疗卫生服务,培养公众健康素养,创建人人享有健康的社会。其宗旨是保障和促进公众健康。公共卫生具有公共性、公益性和公平性三个基本属性。

公共卫生的有以下基本特征:

1. 公共卫生的目的是保持和促进全体居民健康。

2. 公共卫生的对象是群体而不是个体。

3. 公共卫生的本质是一门社会科学,是在社会实践基础上发展而来的公共政策。

4. 公共卫生的概念、内涵和功能是发展变化的。

5. 公共卫生的实施取决于政府领导、社会和群众的参与,以及专业公共卫生队伍的技术支持。

(二)三级预防

根据健康与疾病连续谱以及健康决定因素的特点,把预防按照等级分类,称为三级预防(preventions at three levels)。三级预防是公共卫生的重要策略,在社区卫生服务中发挥重要作用。

1. 一级预防（primary prevention）　是指通过采取措施促进健康，或消除致病因素对机体危害的影响，以及提高机体的抵抗力从而预防疾病的发生。

一级预防包括保障全人群健康的社会和环境措施，以及针对健康个体的措施。

（1）保障全人群健康的社会和环境措施：是从全球性预防战略和各国政府策略及政策角度考虑所采取的公共卫生措施，如制定和执行各种与健康有关的法律及规章制度，把健康融入所有政策中，使所有的公共政策都有益于健康，从而从社会、经济、文化等层面保障整个人群的健康；提供清洁安全的饮用水和食品，针对大气、土壤等环境的保护措施，公众体育场所的修建，公共场所禁止吸烟；利用各种媒体开展的公共健康教育，提高公众健康意识和自律能力，防止致病因素危害公众的健康等。

（2）针对健康个体的措施：①个人的健康教育，注意合理营养和促进有规律的身体活动，培养良好的生活行为方式和心理健康；②有组织地进行预防接种，提高人群免疫水平，预防疾病；③做好婚前检查和禁止近亲结婚，预防遗传性疾病；④做好妊娠期和儿童期的卫生保健；⑤某些疾病的高危个体服用药物以预防疾病的发生。

2. 二级预防（secondary prevention）　在疾病的临床前期通过采取早期发现、早期诊断、早期治疗的"三早"预防措施，以控制疾病的发展和恶化。早期发现疾病可通过普查、筛检、定期健康检查、高危人群重点项目检查及设立专科门诊等方式。达到"三早"的根本办法是通过宣传提高医务人员诊断水平和建立社会性高灵敏且可靠的疾病监测系统。对于某些有可能逆转、停止或延缓发展的疾病，早期检测和预防性体格检查则更为重要。

3. 三级预防（tertiary prevention）　对已患某些疾病者，采取及时、有效的治疗措施，终止疾病的发展、防止病情恶化、预防并发症和伤残；对已丧失劳动力或残疾者，主要促使功能恢复、心理康复，进行家庭护理指导，使其尽量恢复生活和劳动能力，能参加社会活动并延长寿命。

二、卫生服务体系及社区卫生服务作用

（一）卫生服务体系

卫生服务体系是指由卫生服务组织机构构成的系统，按职能可分为公共卫生服务体系和医疗卫生服务体系。卫生服务体系通过提供卫生服务分工协作，由医疗机构提供医疗康复服务，妇幼保健机构提供妇幼卫生保健服务，疾病预防控制中心提供疾病预防与控制服务，来促进、恢复和维护区域内居民的健康。卫生服务机构在接受卫生行政组织领导的同时，接受上级卫生服务组织的业务指导，并指导下级卫生服务机构，实现卫生服务的纵向连续性供给。

公共卫生服务体系是在一定的权限范围内提供必要的公共卫生服务的公共、民营和志愿组织的总体，常被描述为具有不同功能、相互关联和相互作用的网络，为整个社区和地方公众健康和福祉服务的各种组织机构。公共卫生服务体系一般包括国家和省市及地方的专业公共卫生机构、医疗服务体系、社区、企事业单位、大众媒体、学术研究机构等（图 2-1）。

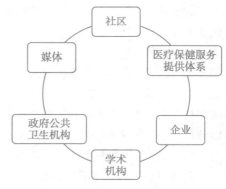

图 2-1　**中国公共卫生服务体系**

我国医疗卫生服务体系主要由基层医疗卫生机构、医院、专业公共卫生机构等组成（图 2-2）。基层医疗卫生机构是指乡镇卫生院、社区卫生服务中心（站）、村卫生室、医务室、门诊部和诊所等，主要提供预防、保健、健康教育、疾病管理，为居民建立健康档案，常见病、多发病的诊疗以及部分疾病的康复、护理，接收医院转诊病人，向医院转诊超出自身服务能力的病人等基本医疗卫生服务。医院主要提供疾病诊治，特别是急危重症和疑难病症的诊疗，突发事件医疗处置和救援以及健康教育等医疗卫生服务，并开展医学教育、医疗卫生人员培训、医学科学研究和对基层医疗卫生机构的业务指

导等工作。专业公共卫生机构是指疾病预防控制中心、专科疾病防治机构、健康教育机构、急救中心（站）和血站等，主要提供传染病、慢性非传染性疾病、职业病、地方病等疾病预防控制和健康教育、妇幼保健、精神卫生、院前急救、采供血、食品安全风险监测评估、出生缺陷防治等公共卫生服务。各级各类医疗卫生机构分工合作，为公民提供预防、保健、治疗、护理、康复、安宁疗护等全方位全周期的医疗卫生服务。

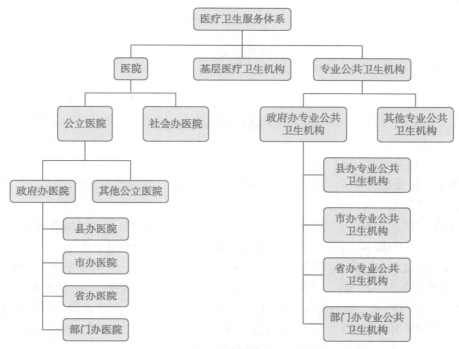

图2-2　中国医疗卫生服务体系

　　依据中国城乡二元化的结构，我国的卫生服务体系可划分为城市卫生服务体系和农村卫生服务体系。

　　城市卫生服务体系是由社区卫生服务机构与区域卫生专业机构组成的两级卫生服务网络（图2-3）。以社区卫生服务机构为基础，社区卫生服务机构与医院和公共卫生机构分工协作，保障城市居民的健康需求。社区卫生服务机构提供基本医疗服务和基本公共卫生服务。区域综合医院和专科医院与社区卫生服务机构开展业务合作以及双向转诊。疾病预防控制中心、妇幼保健院及其他专业卫生服务组织对社区卫生服务机构提供业务指导，并与社区卫生服务机构协作，为城市居民提供全方位的公共卫生服务。

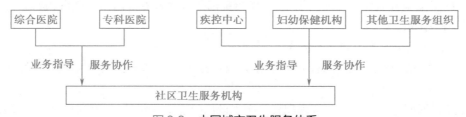

图2-3　中国城市卫生服务体系

　　农村卫生服务体系主要是指县及县以下的卫生服务组织，包括县（包括县级市）、乡、村三级卫生服务机构，组成农村三级医疗卫生服务网，即以县级卫生服务组织为龙头，乡镇卫生院为骨干，村卫生室为基础的卫生服务组织体系，是落实农村医疗、预防、保健功能的组织保障（图2-4）。县级医院是县域内的医疗和业务技术指导中心，也是连接城市大医院与农村基层医疗卫生机构的桥梁，主要

Note:

负责基本医疗服务及危重症病人的抢救，并承担对乡村两级卫生组织的业务指导和卫生人员的进修培训；乡镇卫生院综合提供常见病、多发病的诊疗及公共卫生服务，并承担对村卫生室的业务管理和技术指导；村卫生室承担行政村的公共卫生服务及一般疾病的诊治和转诊工作等。

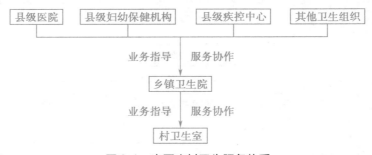

图 2-4　中国农村卫生服务体系

（二）社区卫生服务组织体系

1. 社区卫生服务组织构成　我国社区卫生服务的组织包括行政管理组织、业务指导组织和社区卫生服务机构三个部分。

（1）行政管理组织：社区卫生服务的行业主管部门，主要负责社区机构方案和规划的制订、建立社区卫生服务的基本标准和考核办法以及对各部分卫生服务的管理和组织等。

（2）业务指导组织：包括卫生行政部门、专项技术指导组织和社区卫生服务指导中心。各级卫生行政部门是社区卫生服务的行业主管部门，主要负责建立社区卫生服务基本标准、基本服务规范和管理办法等来加强社区卫生服务的标准化、规范化和科学化管理；专项技术指导组织负责各项业务技术的指导、人员培训和考核工作；社区卫生服务指导中心根据规范化培训大纲的要求，建立培训计划、授课和实施考核等，承担相关从业人员的培训和专业指导。

（3）社区卫生服务机构：根据我国社区卫生服务机构的建设要求，各级政府建立以社区卫生服务中心和社区卫生服务站为主体，其他医疗卫生机构为补充的基层卫生服务网络。

2. 社区卫生服务机构设置　我国的社区卫生服务，城市设置社区卫生中心及社区卫生服务站，农村设置乡（镇）卫生院和村卫生室。社区卫生服务中心以政府举办为主，原则上按每 3 万～10 万人口或每个街道（镇）所辖范围规范设置一个社区卫生服务中心。每个中心下设数量不等的站，其设置标准是按照中心的地理位置，辖区内距离中心较远而服务覆盖不到的地方根据需要下设社区卫生服务站，服务人数为 1 万～1.5 万。农村则以乡（镇）为单位，由政府举办一所乡（镇）卫生院，村卫生室根据需要设置。社区卫生服务由多种专业人员合作提供，包括全科医生、社区护士、公共卫生医师、中医医师、营养师、康复治疗师、心理咨询师等，其中全科医生及社区护士是社区卫生服务的主要专业人员。社区卫生服务需要与当地医院、卫生防疫部门及各级政府部门相互联系、密切合作，形成社区卫生服务网络体系。

（1）城市社区卫生服务中心基本标准

1）城市社区卫生服务中心：应按照国家有关规定提供社区基本公共卫生服务和社区基本医疗服务。

2）床位：根据服务范围和人口合理配置。至少设日间观察床 5 张；根据当地医疗机构设置规划，可设一定数量的以护理康复为主要功能的病床，但不得超过 50 张。

3）科室设置：至少设有全科诊疗、中医诊室、康复治疗室、抢救室、预检分诊室（台）等临床科室，设有预防接种室、儿童保健室、妇女保健与计划生育指导室、健康教育室等预防保健科室，设有检验室、B 超室、心电图室、药房、治疗室、处置室、观察室、健康信息管理室、消毒间等医技及其他科室。

4）人员：至少有 6 名执业范围为全科医学专业的临床类别、中医类别执业医师，9 名注册护士。

至少有 1 名副高级以上任职资格的执业医师；至少有 1 名中级以上任职资格的中医类别执业医师；至少有 1 名公共卫生执业医师。每名执业医师至少配备 1 名注册护士，其中至少具备 1 名中级以上任职资格的注册护士。设病床的，每 5 张病床至少配备 1 名执业医师、1 名注册护士。其他人员按需配备。

5）房屋：建筑面积不少于 1 000m²，布局合理，充分体现保护病人隐私、无障碍设计要求，并符合国家卫生学标准。设病床的，每设 1 床位至少增加 30m² 建筑面积。

6）设备：诊疗设备、辅助检查设备、预防保健设备、健康教育设备等。①诊疗设备：诊断床、听诊器、血压计、体温计、观片灯、体重身高计、出诊箱、治疗推车、供氧设备、电动吸引器、简易手术设备、可调式输液椅、手推式抢救车及抢救设备、脉枕、针灸器具、火罐等。②辅助检查设备：心电图机、B 超、显微镜、离心机、血球计数仪、尿常规分析仪、生化分析仪、血糖仪、电冰箱、恒温箱、药品柜、中药饮片调剂设备、高压蒸汽消毒器等必要的消毒灭菌设施。③预防保健设备：妇科检查床、妇科常规检查设备、身长（高）和体重测查设备、听（视）力测查工具、电冰箱、疫苗标牌、紫外线灯、冷藏包、运动治疗和功能测评类等基本康复训练和理疗设备。④健康教育及其他设备：健康教育影像设备、计算机及打印设备、电话等通信设备，健康档案、医疗保险信息管理与费用结算有关设备等。设病床的，配备与之相应的病床单元设施。

7）规章制度：制定人员岗位责任制度、在职教育培训制度，有国家制定或认可的各项卫生技术操作规程，并成册使用。

（2）城市社区卫生服务站基本标准

1）城市社区卫生服务站：应按照国家有关规定提供社区基本公共卫生服务和社区基本医疗服务。

2）床位：至少设日间观察床 1 张，不设病床。

3）科室：至少设有全科诊室、治疗室、处置室、预防保健室、健康信息管理室等科室。

4）人员：至少配备 2 名执业范围为全科医学专业的临床类别、中医类别执业医师。至少有 1 名中级以上任职资格的执业医师；至少有 1 名能够提供中医药服务的执业医师。每名执业医师至少配备 1 名注册护士。其他人员按需配备。

5）房屋：建筑面积不少于 150m²，布局合理，充分体现保护病人隐私、无障碍设计要求，并符合国家卫生学标准。

6）设备：基本设备包括诊断床、听诊器、血压计、体温计、心电图机、观片灯、体重身高计、血糖仪、出诊箱、治疗推车、急救箱、供氧设备、电冰箱、脉枕、针灸器具、火罐、必要的消毒灭菌设施、药品柜、档案柜、电脑及打印设备、电话等通信设备、健康教育影像设备。有与开展的工作相应的其他设备。

7）规章制度：制定人员岗位责任制度、在职教育培训制度，有国家制定或认可的各项卫生技术操作规程，并成册使用。

社区卫生服务机构的设置要综合考虑区域内卫生计生资源、服务半径、服务人口以及城镇化、老龄化、人口流动迁移等因素，制订科学、合理的社区卫生服务机构设置规划。在城市新建居住区域或旧城改造过程中，要按有关要求同步规划建设社区卫生服务机构，鼓励与区域内养老机构联合建设。对流动人口密集地区，应当根据服务人口数量和服务半径等情况，适当增设社区卫生服务机构。对人口规模较大的县和县级市政府所在地，应当根据需要设置社区卫生服务机构或对现有卫生资源进行结构和功能改造，发展社区卫生服务。在推进农村社区建设过程中，应当因地制宜地同步完善农村社区卫生服务机构。

（三）发展社区卫生服务的必要性

社区卫生服务是卫生改革的关键，是建立与社会主义市场经济体制相适应的卫生服务体系的重要基础，是满足人们日益增长的基本卫生服务需求以及增进居民健康水平的重要途径。

1. 健康观与医学模式的转变 从生物医学模式到生物 - 心理 - 社会模式的转变和人们对健康观

Note:

念转变,促使医疗卫生事业从医疗型转向医疗预防保健型,实施全方位、连续性、综合性预防保健工作。

2. 人口增长与人口老龄化 随着经济与科学技术的发展和人民生活水平的提高,人口死亡率逐步下降和人口自然增长率逐渐增加,期望寿命延长,继而带来人口结构的变化以及人口老龄化的问题,老年人群的慢性病护理、精神心理护理、居家养老和社区养老护理等各种健康管理需求日益增加。

3. 疾病谱的改变 生物因素、自然环境和社会心理环境、行为和生活方式及卫生服务制度等多种因素影响人群健康,疾病谱也以传染性疾病为主转向以慢性退行性疾病为主变化,慢性病管理及预防等基本卫生服务的需求急剧增加。

4. 医疗费用的高涨与卫生资源配置 经济的迅速发展、医疗技术的不断提高,以及人们对健康的消费和需求变化等使医疗费用迅速上涨,继而对合理安排和使用有限的卫生资源提出更高的要求。

基于健康大环境的变化和社会对健康管理的需求,我国积极推动卫生服务体制改革,《关于发展城市社区卫生服务的若干意见》中指出发展社区卫生服务的重要意义:第一,是提供基本卫生服务,满足人民群众日益增长的卫生服务需求,提高人民健康水平的重要保障;第二,是深化卫生改革,建立与社会主义市场经济体制相适应的城市卫生服务体系的重要基础;第三,是建立城镇职工基本医疗保险制度的迫切要求;第四,是加强社会主义精神文明建设,密切党群干群关系,维护社会稳定的重要途径。

（四）社区卫生服务功能

我国社区卫生服务主要承担疾病预防等基本公共卫生服务和一般常见病、多发病的基本医疗服务,而对严重或者危险疾病以及一些疑难杂症,则应交由综合性医院或者专科医院进行治疗。社区卫生服务功能主要包括社区预防、保健、医疗、康复、健康教育和计划生育技术指导六个方面。

1. 社区预防 包括社区卫生诊断、传染病疫情报告和监测,预防接种,结核病、获得性免疫缺陷综合征等重大传染病预防,常见传染病、地方病、寄生虫病防治,健康档案管理,爱国卫生指导等。

2. 社区保健 包括妇女保健、儿童保健、老年保健等。

3. 社区医疗 包括一般常见病、多发病的诊疗,社区现场救护,慢性病筛查和重点慢性病病例管理,精神病病人管理,转诊服务等。

4. 社区康复 包括残疾康复、疾病恢复期康复、家庭和社区康复训练指导等。

5. 社区健康教育 包括卫生知识普及、个体和群体的健康管理、重点人群与重点场所健康教育、健康行为和生活方式宣传等。

6. 社区计划生育技术指导 包括计划生育技术服务与咨询指导,发放避孕药具等。

社区卫生服务是政府保障基本公共卫生服务与基本医疗服务而提出的一项重要举措,是为了不断提高国民健康素质、促进社会公平、维持稳定、构建和谐社会的重要手段,是坚持与落实社区卫生服务公益性、落实国家保障基本医疗服务、维护健康权利的体现。发展社区卫生服务遵循卫生服务低成本和高效益的卫生发展要求。

三、世界卫生组织与全球策略

全球健康策略是指为促进卫生发展和维护人群健康,由国际组织基于全球健康状况及全球面临的挑战所做出的战略部署,既包括卫生领域内的措施,如人人享有卫生保健、初级卫生保健,也包括联合国可持续发展目标等宏观领域的策略。

（一）人人享有卫生保健

人人享有卫生保健(health for all)是世界卫生组织(World Health Organization,WHO)于1977年的第30届世界卫生大会提出的全球卫生战略目标,即"到2000年时实现使世界全体公民获得其能在社会上、经济上富有成效生活的健康水平"。1978年由WHO和联合国儿童基金会联合发起组织的国际初级卫生保健大会,通过了《阿拉木图宣言》,明确指出初级卫生保健是实现"人人享有卫生保健"

这一战略目标的关键和基本途径。

随着社会的发展和人类生存环境的改变,全球健康仍面临许多新的挑战。针对 21 世纪面临的健康问题,世界卫生组织及其各成员国在 1998 年第 51 届世界卫生大会上提出了"21 世纪人人享有卫生保健"的全球社会目标,并继续把"初级卫生保健"作为实现该目标的策略,重申健康是每个公民的一项基本人权,每个公民都有相同的权利、义务和责任获得最大可能的健康。

1. 人人享有卫生保健的总目标

(1) 使全体公民增加期望寿命和提高生活质量。

(2) 在国家之间和国家内部改进卫生公平。

(3) 使全体公民利用可持续卫生系统和服务。

2. 人人享有卫生保健的实施策略　21 世纪人人享有卫生保健是 2000 年人人享有卫生保健的继续和发展,各国政府、相关组织机构和全体公民应共同采取行动。世界卫生组织建议实施以下四项基本策略:

(1) 与贫困作斗争:加速人类发展和经济增长,使贫穷的人口和社区摆脱贫困,是实现总目标的基础。

(2) 在所有环境中促进健康:积极防治疾病和消除致病因素,提高卫生的公众形象和人民的健康意识,是实现总目标的关键。

(3) 使部门卫生政策相一致:通过协调政府各部门间的政策和关系,以期最大可能促进社会健康事业的发展,是实现总目标的保障。

(4) 将卫生列入可持续发展计划:使健康成为人类持续发展的中心和优先考虑的问题,是实现总目标的动力。

(二) 初级卫生保健

1. 初级卫生保健的概念　初级卫生保健(primary health care,PHC)又称基层卫生保健,是一种基本的卫生保健。它依靠切实可行、安全可靠、又为社会所接受的方法和技术,为社区的个人和家庭提供普遍能够享受的,能够负担得起的保健服务。

各个国家根据本国的经济发展水平,在采纳初级卫生保健策略时可有一定的差异。我国对初级卫生保健的定义表述:初级卫生保健是最基本的、人人都能享有的、体现社会平等权利的、人民群众和政府都能负担得起的基本卫生保健服务。其核心是人人公平享有,手段是适宜技术和基本药物,筹资以公共财政为主,受益对象是社会全体成员。

2. 实施初级卫生保健的基本原则

(1) 合理布局:要保证卫生保健服务的公平性,关键是强化政府责任,应把较多的卫生资源投放到基本的卫生保健服务中,使人们接受卫生服务的机会均等,尤其是给予弱势群体足够的医疗救助。

(2) 社区参与:要求在政府的统一领导下,各部门密切协作,社区居民积极主动地参与本地卫生保健政策的制定与实施。引导居民积极参与卫生保健活动,成为卫生保健机构的合作者和健康促进的倡导者。

(3) 预防为主:初级卫生保健的重点是预防疾病和促进健康。预防为主是初级卫生保健的显著特征。预防有利于充分利用卫生保健资源,满足大多数居民的卫生保健需求。

(4) 适宜技术:是初级卫生保健工作者提供或使用既科学又易于推广、适合当地社会经济发展水平,且能为广大居民所接受的技术和方法,是实施初级卫生保健的重要基础。

(5) 综合利用:卫生服务仅是初级卫生保健的一部分,初级卫生保健的实施涉及营养、教育、饮水供应以及住房等诸多方面,必须动员全社会各领域与相关部门密切配合,相互支持,共同为促进居民健康而努力。

(6) 合理转诊:应建立健全双向转诊制度,积极引导居民合理利用卫生保健服务资源,小病、未病在社区,大病在医院,康复又回到社区,使每位居民在需要时都能得到满意可及的卫生保健服务。

Note:

3. 初级卫生保健的基本内容

（1）健康促进：通过健康教育和各种政策、法规等社会环境支持，促使人们养成良好的行为生活方式，注重自我保健意识和能力的提高。通过合理营养、安全卫生的饮用水以及改善卫生设施等，消除或减轻影响健康的危险因素，促进健康，提高生命质量。

（2）预防保健：研究影响健康的因素和疾病发生、发展规律，在未发病或发病前期采取有针对性的预防保健措施，预防各种疾病的发生、发展和流行，如开展预防接种、疾病筛查、慢性病管理等。以优生优育、提高人口素质和生命质量为目标，为妇女、儿童和老年人等特殊人群提供有针对性的保健服务。

（3）基本医疗：采取适宜有效的措施，为辖区居民提供及时、可及的基本医疗服务，防止疾病恶化或向慢性化发展，力求做到早发现、早诊断、早治疗，促进疾病早日痊愈。

（4）社区康复：对丧失正常生理功能者或功能缺陷者，通过医学、教育、职业和社会等综合措施，加强生理、心理和社会的康复治疗，最大程度恢复其功能，适应社会生活。

（三）联合国可持续发展目标

联合国可持续发展目标（sustainable development goals，SDGs），诞生于 2012 年联合国可持续发展大会。2015 年 9 月 25 日，联合国可持续发展峰会在纽约总部召开，联合国 193 个成员国在峰会上正式通过 17 个可持续发展目标。可持续发展目标旨在从 2015—2030 年以综合方式彻底解决社会、经济、环境三个维度的发展问题，转型可持续发展道路。

联合国可持续发展目标内容：

1. **消除贫困**　在世界各地消除一切形式的贫困。
2. **消除饥饿**　消除饥饿，实现粮食安全、改善营养和促进可持续农业。
3. **良好健康与福祉**　确保健康的生活方式，促进各年龄段人群的福祉。
4. **优质教育**　确保包容、公平的优质教育，促进全民享有终身学习的机会。
5. **性别平等**　实现性别平等，为所有妇女、女童增权。
6. **清洁饮水与卫生策略**　确保所有人享有水和环境卫生，实现水和环境卫生的可持续管理。
7. **经济和清洁能源**　确保人人获得可负担、可靠和可持续的现代能源。
8. **体面工作和经济增长**　促进持久、包容、可持续的经济增长，实现全面和生产性就业，确保人人有体面的工作。
9. **工业、创新和基础设施**　建设有风险抵御能力的基础设施、促进包容的可持续工业，并推动创新。
10. **缩小差距**　减少国家内部和国家之间的不平等。
11. **可持续城市和社区**　建设包容、安全、有风险抵御能力和可持续的城市及人类住区。
12. **负责任的消费和生产**　确保可持续消费和生产模式。
13. **气候行动**　采取紧急行动应对气候变化及其影响。
14. **水下生物**　保护和可持续利用海洋及海洋资源以促进可持续发展。
15. **陆生生物**　保护、恢复和促进可持续利用陆地生态系统、可持续森林管理、防治荒漠化、制止和扭转土地退化现象、遏制生物多样性的丧失。
16. **和平、正义与强大机构**　促进有利于可持续发展的和平和包容社会，为所有人提供诉诸司法的机会，在各层级建立有效、负责和包容的机构。
17. **促进目标实现的伙伴关系**　加强执行手段、重振可持续发展的全球伙伴关系。

联合国可持续发展目标是一套普遍适用于所有国家而又考虑到各国不同的国情、能力和发展水平，同时尊重国家政策和优先目标平衡可持续发展的三大支柱（环境保护、社会发展和经济发展），将根本性地改变片面追求经济增长的传统发展观，坚持包容性增长和经济、社会、环境协调发展的可持续发展理念。

第二节　社区卫生服务运行机制

我国现有社区卫生服务中心的运行机制是在政府推动基础上建立的，虽然有其存在的合理性，但仍需不断完善。因此，在运行机制建设上，要按照功能定位和机构设置情况，推行建立社区首诊负责制、家庭医生责任制、全科医生服务制、全科团队准入制、双向转诊医疗制、社区脆弱人群保健制、家庭病床护理制、收支运行管理制、电脑网络管理制等各项长效机制，不断构建社区卫生服务新体制。在运作过程中，可采用试点先行，积累经验，总结推广，分阶段、分步骤建立起内部运行机制，从而逐步完善服务体系。

一、社区卫生政策与管理

（一）社区卫生服务相关政策

我国社区卫生服务发展经历了酝酿试点、框架建设和完善建设三个阶段，在各个阶段国家相继出台了相关政策，以此保证社区卫生服务的发展和完善。

1. 社区卫生服务酝酿试点阶段（1990—1998 年）　1997 年，中共中央、国务院颁布的《中共中央、国务院关于卫生改革与发展的决定》（以下简称《决定》），可称为我国社区卫生服务的标志性文件。《决定》中提出"改革城市卫生服务体系，积极发展社区卫生服务，逐步形成功能合理、方便群众的卫生服务网络"。1998 年 12 月，国务院颁布《关于建立城镇职工基本医疗保险制度的决定》，指出"要合理调整医疗机构布局，优化医疗卫生资源配置，积极发展社区卫生服务，将社区卫生服务中的基本医疗服务项目纳入基本医疗保险范围"。

2. 社区卫生服务框架建设阶段（1999—2005 年）　1999—2005 年，国家主要针对城市社区卫生服务的发展目标、设置、内容等进行政策规划，建立社区卫生服务的框架。1999 年 7 月，十部委联合发布《关于发展城市社区卫生服务的若干意见》，规范了社区卫生服务概念，提出了融预防、医疗、保健、康复、健康教育、计划生育技术服务等为一体的理念，明确了社区卫生服务是社区建设的重要组成部分，还规定了社区卫生服务的总体发展目标、发展原则和措施，为开展城市社区卫生服务提供了具体的政策指导。其他相关政策文件包括《关于发展全科医学教育的意见》（2000 年）、《关于城镇医药卫生体制改革的指导意见》（2000 年）、《城市社区卫生服务机构设置原则》（2000 年）、《城市社区卫生服务基本工作内容（试行）》（2001 年）、《社区护理管理的指导意见（试行）》（2002 年）、《关于加快发展城市社区卫生服务的意见》（2002 年）等。

3. 社区卫生服务完善建设阶段（2006 年至今）　自 2006 年，国家政策主要在于完善社区卫生机构运行机制和服务模式。2006 年 2 月，国务院发布《国务院关于发展城市社区卫生服务的指导意见》，根据形势的发展，结合我国实际，从发展社区卫生服务的指导思想、基本原则、工作目标，如何推进社区卫生服务体系建设，完善政策措施，加强领导等方面提出了国家层面上的宏观指导意见，并提出了明确的要求。随后，有关部委发布《关于促进医疗保险参保人员充分利用社区卫生服务的指导意见》《关于在城市社区卫生服务中充分发挥中医药作用的意见》《关于公立医院支援社区卫生服务工作的意见》《关于城市社区卫生服务补助政策的意见》《关于印发城市社区卫生服务中心、站基本标准的通知》《关于加强城市社区卫生人才队伍建设的指导意见》《关于印发城市社区卫生服务机构管理办法（试行）的通知》《关于加强城市社区卫生服务机构医疗服务和药品价格管理意见的通知》《关于印发城市社区卫生服务机构设置和编制标准指导意见的通知》等相关配套文件，进一步细化有关政策措施，为加快推进城市社区卫生服务工作提供有利的制度保障。

2009 年，中共中央、国务院发布《关于深化医药卫生体制改革的意见》，提出完善以社区卫生服务为基础的新型城市医疗卫生服务体系，加快建设以社区卫生服务中心为主的城市社区卫生服务网络。同年，国家卫生部发布《国家基本公共卫生服务规范（2009 年版）》，分为城乡居民健康档案管理、健康教育、0~36个月儿童健康管理、孕产妇健康管理、老年人健康管理、预防接种、传染病报告和处理、高血压病人健康管理、2型糖尿病病人健康管理、重性精神疾病病人管理等10个类别；在各项规范中，对国家基本公共卫生服务项目的服务对象、内容、流程、要求、考核指标及服务记录表单做出了规定。2011年进行了补充和完善，发布了《国家基本公共卫生服务规范（2011年版）》，增加了卫生监督协管服务规范。同年，为深入贯彻医药卫生体制改革精神，国务院发布《关于建立全科医生制度的指导意见》，明确提出"到2012年使每个城市社区卫生服务机构和农村乡镇卫生院都有合格的全科医生，基本形成统一规范的全科医生培养模式和首诊在基层的服务模式，基本实现城乡每万名居民有2~3名合格的全科医生"。2013年国家卫生计生委发布《关于开展乡村医生签约服务试点的指导意见》，拟在农村地区探索开展乡村医生签约服务试点工作。

2015年，国家卫生计生委连续发布《关于开展社区卫生服务提升工程的通知》《关于进一步规范社区卫生服务管理和提升服务质量的指导意见》，推动了社区卫生服务水平和质量的提升。国务院办公厅印发《关于推进分级诊疗制度建设的指导意见》，指导各地推进分级诊疗制度建设，切实促进基本医疗卫生服务的公平可及。2016年，中共中央、国务院召开全国卫生与健康大会，发布《"健康中国2030"规划纲要》，提出了健康中国建设的目标和任务。2017年，国家卫生计生委在《国家基本公共卫生服务规范（2011年版）》基础上，经修订完善形成《国家基本公共卫生服务规范（第三版）》，其包括12项内容，进一步规范了国家基本公共卫生服务项目实施。

2018年，国务院办公厅发布《关于改革完善全科医生培养与使用激励机制的意见》，提出建立健全适应行业特点的全科医生培养制度，加快培养大批合格的全科医生，以加强基层医疗卫生服务体系建设、推进家庭医生签约服务、建立分级诊疗制度、维护和增进人民群众健康。国家卫生健康委员会、国家中医药管理局发布《关于规范家庭医生签约服务管理的指导意见》，旨在提升家庭医生签约服务规范化管理水平，促进家庭医生签约服务提质增效。同年，国务院办公厅印发《关于印发医疗卫生领域中央与地方财政事权和支出责任划分改革方案的通知》，明确将国家基本公共卫生服务项目和新划入的重大公共卫生和计划生育项目中的妇幼卫生、老年健康服务、医养结合、卫生应急、孕前检查等内容合并为基本公共卫生服务。

2019年，国务院印发《国务院关于实施健康中国行动的意见》，这是国家层面指导未来十余年疾病预防和健康促进的重要文件，成立了健康中国行动推进委员会，并发布《健康中国行动（2019—2030年）》。国家卫生健康委、财政部等多部门发布《关于做好2019年基本公共卫生服务项目工作的通知》，公布《新划入基本公共卫生服务相关工作规范（2019年版）》，要求2019年起将重大公共卫生服务和计划生育项目中的妇幼卫生、老年健康服务、医养结合、卫生应急、孕前检查等内容纳入基本公共卫生服务。对于新划入基本公共卫生服务的内容，将地方病防治、职业病防治、重大疾病及危害因素监测3项重点工作按项目单列；其他疾病预防控制、妇幼健康服务、老年健康与医养结合服务、食品安全保障、卫生监督管理、卫生应急队伍建设、人口监测与计划生育服务、健康素养促进等工作，由国家卫生健康委提供工作规范和绩效评价指标，由各省份结合本地实际实施。同年，国家颁布了《中华人民共和国基本医疗卫生与健康促进法》，旨在发展医疗卫生与健康事业，保障公民享有基本医疗卫生服务，提高公民健康水平，推进健康中国建设。

2020年，国家卫生健康委员会发布《关于深入推进"互联网＋医疗健康""五个一"服务行动的通知》，旨在进一步聚焦人民群众看病就医的"急难愁盼"问题，持续推动"互联网＋医疗健康"便民惠民服务向纵深发展。

在国家一系列相关政策的推动下，社区卫生服务在我国迅速发展，形成了一个较稳定的管理模式和服务体系。国家的一系列卫生服务改革举措，对我国社区卫生服务工作的发展起到了巨大的推动作用，使全国社区卫生服务体系基本健全，服务功能逐步完善，在促进基本公共卫生服务均等化、维护居民健康等方面发挥重要作用。

（二）社区卫生服务的管理与监督

1. 社区卫生服务的管理 自从我国积极发展社区卫生服务以来，我国提倡的社区卫生服务是政府主导，鼓励社会力量参与，多渠道发展社区卫生服务。目前，我国形成了以政府管办为主、多种举办形式并存的社区卫生服务管理模式格局。

（1）政府管办模式：政府举办的社区卫生服务主要是对政府所辖的街道医院或一级医院、部分二级医院、卫生院等机构进行结构与功能的双重转变后，转型为社区卫生服务中心和社区卫生服务站，这类机构由政府进行管理与支持，具有明显的政策优势。

（2）医院管办模式：医院举办的社区卫生服务依托综合性大型医院，在医院内设立预防保健科，在相近的社区设立地段保健医院和社区卫生服务中心。医院内保健医师定期在社区工作，为居民提供全方位的卫生服务，有利于社区卫生服务机构在开展业务、技术指导、经费支持、人员培养、房屋建设等多方面获得医院持续性的支持。但这种模式可能存在财政拨款难以落实、人才队伍不稳定、易受医院发展战略与领导认识和重视程度的影响等问题。

（3）企事业单位管办模式：企事业单位办的社区卫生服务包括国有企业单位直接管办、国有企业单位所属医疗机构转型、国有企业单位所属医疗机构管办等形式，这些是中国特有的社区卫生服务运行管理模式。主要依托有条件的企业卫生机构和二级、三级医院设立开展社区卫生服务的专门部门或在院外举办社区卫生服务机构，有利于卫生服务得到延伸和有效利用社区卫生资源，机构在"六位一体"的综合服务运行功能有待加强。

（4）社会力量管办模式：根据国家有关支持政策，社会民营机构可引入社区卫生服务。具备提供社区卫生服务功能和条件，符合法律法规，能独立承担民事责任的法人或自然人均可申请举办社区卫生服务机构，这有利于整合卫生资源，扩展筹资渠道。但个别民营社区卫生服务机构可能倾向于谋求经济利益，在卫生服务的提供过程中存在"重医轻防"的问题。

2. 社区卫生服务的监督 社区卫生服务机构主要通过调整现有卫生资源，按照平等、竞争、择优的原则，统筹社区卫生服务机构发展，建设满足社区居民健康需求的社区卫生服务网络体系。2015年，国家卫生计生委在《关于进一步规范社区卫生服务管理和提升服务质量的指导意见》中提出，加强社区基本医疗和公共卫生服务能力建设，提升社区医疗服务能力、加强与公立医院上下联动，落实社区公共卫生服务、大力发展中医药服务及加强社区卫生人才队伍建设的意见，并在《关于开展社区卫生服务提升工程的通知》中明确社区卫生服务提升工程实施方案，为严格把关服务质量制定了服务能力、服务质量、机构管理、保障条件四大社区卫生服务质量评价指标体系，进一步强化社区卫生服务规范化、科学化的管理（表2-1）。

表2-1 社区卫生服务质量评价指标体系

一级指标	二级指标	三级指标
服务能力	医疗服务	①门诊服务 ②急诊抢救 ③诊疗技术 ④检查检验 ⑤药品服务 ⑥住院服务 ⑦康复服务 ⑧口腔服务
	公共卫生服务	①社区卫生诊断 ②健康档案 ③健康教育 ④预防接种 ⑤重点人群健康管理 ⑥重点疾病健康管理 ⑦公共服务 ⑧计划生育技术服务和出生缺陷防治
	中医药服务	①中医诊疗服务 ②中医治未病服务
服务质量	签约家庭医生服务	①责任制服务 ②签约服务 ③预约服务 ④可及性服务 ⑤出诊服务 ⑥转诊服务
	服务态度	精神面貌
	服务环境	①整洁卫生 ②温馨舒适 ③隐私保护 ④便民设施
	质量安全	①规范执行情况 ②合理用药 ③医院感染控制 ④医疗文书 ⑤医技质量 ⑥护理质量 ⑦医疗质量持续改进
	满意度	居民满意度

Note:

续表

一级指标	二级指标	三级指标
机构管理	人力资源管理	①岗位设置　②绩效管理
	财务管理	财务管理
	文化建设	①机构文化　②医德医风　③规章制度
	信息管理	①信息公开　②信息化建设
	药械管理	①药品管理　②医疗器械管理
	依法执业	依法执业
保障条件	设施条件	基础设施
	人员条件	人员能力
	社区协同	①社区配合　②社会认同
	居民参与	病人教育和志愿者服务

二、家庭医生签约服务

社区基层卫生人才是决定基层医疗卫生服务水平的关键,转变社区卫生服务模式,实行家庭医生签约服务,可以强化社区卫生服务功能,满足社区居民长期、连续的健康服务需求。

(一)家庭医生签约服务的概念

家庭医生签约服务(family physician contracted services)是以全科医生为核心的社区卫生服务团队,通过与居民建立相对稳定的自愿服务关系,为居民提供主动、连续的健康责任制管理。家庭医生签约服务是全科团队服务模式的深化。

(二)签约服务提供主体

1. 开展家庭医生签约服务的机构　家庭医生签约服务主要由各类基层医疗卫生机构提供,鼓励社会办基层医疗机构结合实际开展适宜的签约服务。承担签约服务的医疗机构应当依法取得《医疗机构执业许可证》,并配置与签约服务相适应的人员及设施设备。

2. 家庭医生　家庭医生主要包括基层医疗卫生机构注册全科医生(含助理全科医生和中医类别全科医生),具备能力的乡镇卫生院医师、乡村医生和中医类别医师;执业注册为全科医学专业或经全科医生相关培训合格、选择基层医疗卫生机构开展多点执业的在岗临床医师;经全科医生相关培训合格的中级以上职称退休临床医师。原则上每名家庭医生签约人数不超过 2 000 人。

3. 家庭医生团队　原则上以团队服务形式开展家庭医生签约服务。每个团队至少配备 1 名家庭医生、1 名护理人员,原则上由家庭医生担任团队负责人。家庭医生团队可根据居民健康需求和签约服务内容选配成员,包括但不限于公共卫生医师(含助理公共卫生医师)、专科医师、药师、健康管理师、中医保健调理师、心理治疗师或心理咨询师、康复治疗师、团队助理、计生专干、社工、义工等。开展家庭医生签约服务的机构要建立健全家庭医生团队管理制度,明确团队工作流程、岗位职责、考核办法、绩效分配办法等。团队负责人负责本团队成员的任务分配、管理和考核。

(三)服务对象范围及协议

1. 服务对象范围　家庭医生签约服务对象主要为家庭医生团队所在基层医疗卫生机构服务区域内的常住人口,也可跨区域签约,建立有序竞争机制。现阶段,家庭医生签约服务重点人群包括:老年人、孕产妇、儿童、残疾人、贫困人口、计划生育特殊家庭成员以及高血压、糖尿病、结核病和严重精神障碍病人等。

2. 签约居民的责任与义务　签约居民可自愿选择家庭医生团队签约,并对协议签订时提供的证件、资料的合法性和真实性负责。签约居民须履行签约服务协议中约定的各项义务,并按照约定支付相应的签约服务费。

3. 服务协议　原则上每位居民在签约周期内自愿选择 1 个家庭医生团队签约。协议签订前，家庭医生应当充分告知签约居民约定的服务内容、方式、标准、期限和权利义务等信息；协议有效期原则上为 1 年；协议内容应当包括居民基本信息，家庭医生服务团队和所在机构基本信息、服务内容、方式、期限、费用，双方的责任、权利、义务以及协议的解约和续约情况等。签约团队需在签约期满前向签约居民告知续约事宜。服务期满后需续约、解约或更换家庭医生团队的，应当重新办理相应手续。基层医疗卫生机构对持有《母子健康手册》的孕产妇及儿童，在充分告知的基础上，视同与其签订家庭医生服务协议。

（四）签约服务内容

家庭医生团队在医疗机构执业登记和工作职责范围内应当根据签约居民的健康需求，依法依约为其提供基础性和个性化签约服务。基础性签约服务包括基本医疗服务和基本公共卫生服务。个性化签约服务是在基础性签约服务的内容之外，根据居民差异化的健康需求制订针对性的服务内容。

家庭医生团队应当结合自身服务能力及医疗卫生资源配置情况，为签约居民提供以下服务：

1. 基本医疗服务　涵盖常见病和多发病的中西医诊治、合理用药、就医指导等。

2. 公共卫生服务　涵盖国家基本公共卫生服务项目和规定的其他公共卫生服务。

3. 健康管理服务　对签约居民开展健康状况评估，在评估的基础上制订健康管理计划，包括健康管理周期、健康指导内容、健康管理计划成效评估等，并在管理周期内依照计划开展健康指导服务等。

4. 健康教育与咨询服务　根据签约居民的健康需求、季节特点、疾病流行情况等，通过门诊服务、出诊服务、网络互动平台等途径，采取面对面、社交软件、电话等方式提供个性化健康教育和健康咨询等。

5. 优先预约服务　通过互联网信息平台预约、现场预约、社交软件预约等方式，家庭医生团队优先为签约居民提供本机构的专科科室预约、定期家庭医生门诊预约、预防接种以及其他健康服务的预约服务等。

6. 优先转诊服务　家庭医生团队要对接二级及以上医疗机构相关转诊负责人员，为签约居民开通绿色转诊通道，提供预留号源、床位等资源，优先为签约居民提供转诊服务。

7. 出诊服务　在有条件的地区，针对行动不便、符合条件且有需求的签约居民，家庭医生团队可在服务对象居住场所按规范提供可及的治疗、康复、护理、安宁疗护、健康指导及家庭病床等服务。

8. 药品配送与用药指导服务　有条件的地区，可为有实际需求的签约居民配送医嘱内药品，并给予用药指导服务。

9. 长期处方服务　家庭医生在保证用药安全的前提下，可为病情稳定、依从性较好的签约慢性病病人酌情增加单次配药量，延长配药周期，原则上可开具 4～8 周长期处方，但应当注明理由，并告知病人关于药品储存、用药指导、病情监测、不适随诊等用药安全信息。

10. 中医药"治未病"服务　根据签约居民的健康需求，在中医医师的指导下，提供中医健康教育、健康评估、健康干预等服务。

11. 各地因地制宜开展的其他服务。

（五）签约服务费

1. 签约服务费的内涵　签约服务费是家庭医生团队与居民建立契约服务关系、在签约周期内履行相应的健康服务责任的费用，体现医务人员作为"健康守门人"和"费用守门人"的劳务价值。家庭医生在为签约居民提供基本医疗和基本公共卫生服务之外，按照签约服务全方位全过程健康服务的要求，签订协议、提供健康咨询，了解签约居民健康状况并实施健康干预、评估、管理，协调转诊、康复指导等服务所需劳务成本，由签约服务费予以补偿。

2. 签约服务费的来源及分配　签约服务费可由医保基金、基本公共卫生服务经费和签约居民付费等分担。依据各地实际情况，合理核算家庭医生签约服务费收费标准。

（六）双向转诊机制

1. 畅通上转渠道　二级及以上医疗机构要为基层医疗卫生机构开设绿色通道，指定专人负责与家庭医生对接，对需转诊的病人及时予以转诊。要赋予家庭医生一定比例的医院专家号、住院床位等资源，对经家庭医生团队转诊的病人提供优先接诊、优先检查、优先住院等服务。

2. 精准对接下转病人　经上级医院治疗后的急性病恢复期病人、术后恢复期病人及危重症稳定期病人，应当及时下转至基层医疗卫生机构，由家庭医生团队指导或协调继续治疗与康复。

3. 提高转诊保障能力　根据下转签约病人的实际用药需求，适当放宽基层医疗卫生机构用药目录，与上级医院有效衔接，依据病情可延用上级医院医嘱处方药品。利用信息化手段完善医联体内沟通交流机制，保障转诊签约病人在上下级医疗机构诊疗信息的连续性。

（七）签约服务的管理与考核

1. 加强行政部门对签约服务的考核　省级、市级卫生健康行政部门和中医药主管部门加强与相关部门的沟通，健全签约服务考核评价机制，组织开展考核评价工作。县区级卫生健康行政部门对辖区内基层医疗卫生机构签约服务工作实施考核，可根据实际情况与其他考核统筹安排。以签约对象数量与构成、服务质量、健康管理效果、签约居民基层就诊比例、居民满意度等为核心考核指标。考核结果与基层医疗卫生机构绩效工资总量和主要负责人薪酬挂钩。

2. 健全机构内部管理机制　基层医疗卫生机构应当完善家庭医生签约服务管理考核工作机制。以家庭医生团队组成、服务对象的数量、履约率、续约率、服务数量、服务质量、签约居民满意度和团队成员满意度等为核心考核指标，考核结果同家庭医生团队和个人绩效分配挂钩。

3. 建立居民反馈机制　基层医疗卫生机构建立畅通、便捷的服务反馈渠道，及时处理签约居民的投诉与建议，并将其作为家庭医生团队绩效考核的重要依据。

4. 严格依法执业　家庭医生团队在开展诊疗活动过程中应当遵守国家法律法规及政策的相关要求。

三、社区全科医疗管理

全科医疗是将全科医学理论应用于病人、家庭和社区照顾的一种基层医疗专业服务，是社区卫生服务的主要医疗服务形式。全科医疗是一种以门诊服务为主体的基层医疗保健服务，是社区居民为其健康问题寻求卫生服务时最先接触、最常利用的专业性服务，是整个医疗保健体系的门户和基础，通常把全科医疗称为首诊服务。全科医疗以相对便捷、经济而有效的手段解决社区居民大部分健康问题，并根据需要安排病人及时、适当地利用其他级别或类别的医疗保健服务。

2006 年，国务院发布了《国务院关于发展城市社区卫生服务的指导意见》，要求实行社区卫生服务机构与大中型医院多种形式的联合与合作，建立分级医疗和双向转诊制度，探索开展社区首诊制试点，由社区卫生服务机构逐步承担大中型医院的一般门诊、康复和护理等服务。

（一）分级诊疗

分级诊疗是国际上比较先进、成熟的就医模式。这一概念最早由世界卫生组织提出，建议按照疾病危重程度和复杂性将诊疗服务分为三级。三级服务主要针对疑难杂症和急危重症病人，二级服务针对一般性复杂疾病和常见多发病诊疗，一级服务由基层医疗机构提供，主要包括常见病、多发病诊疗，慢性病管理及恢复期康复治疗等。三级服务体系相互配合，为病人提供连续、有序的诊疗服务。

分级诊疗（classified diagnosis and treatment）是指按照疾病的轻重缓急及治疗的难易程度进行分级，不同级别的医疗机构承担不同疾病的治疗，逐步实现从全科到专业化的医疗过程。2015 年 9 月，国务院办公厅印发《关于推进分级诊疗制度建设的指导意见》，提出建立"基层首诊、双向转诊、急慢分治、上下联动"的分级诊疗模式。2016 年，在全国卫生和健康大会上，分级诊疗制度被确定为我国5 项基本医疗卫生制度之一。

1. **基层首诊** 坚持群众自愿、政策引导，鼓励并逐步规范常见病、多发病病人首先到基层医疗卫生机构就诊，对于超出基层医疗卫生机构功能定位和服务能力的疾病，由基层医疗卫生机构为病人提供转诊服务。

2. **双向转诊** 坚持科学就医、方便群众、提高效率，完善双向转诊程序，建立健全转诊指导目录，重点畅通慢性病、恢复期病人向下转诊渠道，逐步实现不同级别、不同类别医疗机构之间的有序转诊。

3. **急慢分治** 明确和落实各级各类医疗机构急慢性病诊疗服务功能，完善治疗 - 康复 - 长期护理服务链，为病人提供科学、适宜、连续性的诊疗服务。急危重症病人可直接到二级以上医院就诊。

4. **上下联动** 引导不同级别、不同类别医疗机构建立目标明确、权责清晰的分工协作机制，以促进优质医疗资源下沉为重点，推动医疗资源合理配置和纵向流动。

建立完善的分级诊疗体系有利于促进优质医疗服务资源向医疗服务领域中的"三基"（基层、基础、基本）环节的配置，促进城乡基层医疗机构基础建设与基本能力的提升，推动以全科医生培养和专科医师制度为基本构成的医疗服务人才队伍建设，为有效缓解群众"看病难、看病贵"的问题奠定坚实基础，最终实现方便群众就医和减轻其医药费用负担的目的。

（二）双向转诊

双向转诊（two-way transfer treatment）是根据病情和人群健康的需要而进行上下级医院间、专科医院间或综合医院间的转院治疗过程。双向转诊分为纵向转诊和横向转诊。通常指的双向转诊是社区卫生服务双向转诊，是纵向转诊形式。它是指下级医院对于超出其诊治范围的病人或在本院诊治、治疗有困难的病人转至上级医院就医，而上级医院对病情得到控制的、情况相对稳定的病人转至下级医院继续治疗。

1. **双向转诊的条件**

（1）向上级医院转诊的条件：社区卫生服务中心对以下情况的病人向上级医院转诊。条件包括：不能确诊的疑难复杂病例；重大伤亡事件中处理能力受限的病例；有手术指征的危重病人；因技术、设备条件限制不能诊断、治疗的病例；由上级支援医院与受援社区卫生服务中心共同商定的其他转诊病人。

（2）向社区卫生服务中心转诊的条件：上级医院对以下情况的病人向社区卫生服务中心转诊。条件包括：急性期治疗后病情稳定，具有出院指征，需要继续康复治疗的病例；诊断明确且需长期治疗的慢性病病例、老年需要护理病例、需建立家庭病床的病例；由上级支援医院与受援社区卫生服务中心共同商定的其他转诊病人。

2. **双向转诊的流程** 社区向上级医院转诊是在病人自愿的前提下，优先转向对口支援（签订双向转诊协议）的上级医院。具体转诊时，应视病人的不同病情做一般转诊和住院转诊。一般转诊是指社区转入上级医院门诊就诊，住院转诊是指直接进入上级医院住院治疗。上级医院向社区卫生服务中心转诊也是优先向签署协议的社区转送病人，主要是出院后继续治疗和护理的信息交换。双向转诊的流程分为上转流程和下转流程两种。

（1）向上级医院转诊流程：与上级双转医院双向转诊办公室联系；提供转诊病人的情况；告知病人需转诊的医院和需转诊的科室及医生；病人同意转诊后，由有关人员或者社区医护人员护送至上级转诊医院。

（2）向社区卫生服务中心转诊流程：与社区卫生服务中心联系；提供转诊病人的住院情况；告知病人要转诊的社区机构及医生；病人同意转诊后，由有关人员或者医院医护人员送至下级转诊社区机构。

有效开展双向转诊，实现了小病进社区和大病进医院的格局，对于提高现有医疗资源的有效利用、提高卫生服务的社会效益、控制日益增长的卫生费用、解决老百姓"看病难、看病贵"等问题具有积极的意义。

Note：

随着我国现代化进程的进一步推进，社区卫生服务机制不断完善和落实，社区卫生服务在群众就业、促进健康等方面发挥着越来越重要的作用。但是，我国社区卫生服务仍存在需要改进的地方，如社区卫生服务能力亟待加强，国内区域间社区卫生服务发展不均衡，服务能力有待提高；服务设施和条件需要持续改善、人才队伍和技术水平有待提高，管理机制和运行机制需继续完善，信息互联互通和交换共享亟待实现等。社区卫生服务使社区居民出入卫生服务系统的"门户"。要推动社区卫生服务的发展，应进一步完善以社区卫生服务机构为基础，与医院和预防保健机构合理分工、密切协作的新型卫生服务体系，优化卫生资源结构与服务模式，方便群众就医，减轻费用负担，建立和谐医患关系，政府应健全和完善配套政策措施并与多部门密切配合，协同推进，建立一套社区卫生服务可持续发展的运行机制和管理体制。

（李　强）

思 考 题

1. 举例说明发展社区卫生服务的必要性。
2. 列举家庭医生签约服务的服务对象范围及服务内容。
3. 简述双向转诊的转诊条件和转诊流程。

NURSING

第三章

社区健康管理

03章 数字内容

── 学 习 目 标 ──

- 知识目标：
  1. 掌握社区诊断、社区护理评估和社区护理诊断/问题的概念；掌握社区护理评估的内容及方法；掌握社区护理诊断/问题的排序原则。
  2. 熟悉社区诊断的内容及方法。
  3. 了解 OMAHA 的问题分类、干预分类和结果评定系统。
- 能力目标：
  能够运用护理程序对社区人群进行健康管理。
- 素质目标：
  具有现代的健康观和医学观，具备良好的职业素养。

护士小王是社区卫生服务中心的一名护士。她计划以社区整体为服务对象,运用护理程序开展社区健康管理。通过评估,护士小王收集到以下资料:

该社区是位于城乡接合部的一个新兴居民住宅小区,与一所医学院相邻。居民大多为失地农民,文化程度较低,以经营餐饮等小本生意为主,经济收入少;小区楼道拥挤,大量杂物堆积,安全通道不畅,消防设备缺失;小区周边有一个社区卫生服务中心,以门诊服务为主,无夜间就医条件,且以医疗服务为主,无老年医疗保健服务;居民的医疗保障为城乡居民基本医疗保险;居民健康观念陈旧,认为"没病就是健康",保健意识淡薄,不愿意浪费时间接受健康指导,也不知道如何获取健康信息。

请思考:

1. 该社区存在什么健康问题?

2. 如何对该社区进行护理评估? 可能的社区护理诊断/问题有哪些?

3. 如何从护理的角度对该社区进行健康管理?

随着社会的发展、科学的进步及医学模式的转变,人们对健康的认识不断深入,对健康的需求也与日俱增。社区健康管理是对社区中个体或群体的健康进行全面监测、分析和评估,提供健康咨询和指导以针对健康危险因素进行干预和管理的全过程。如何以社区为整体进行健康管理,针对社区健康问题实施护理程序,越来越受到政府及公众的广泛重视。

第一节 社 区 诊 断

社区诊断是一个综合的、多视角的人群调查过程与调查系统。只有对社区人群进行准确诊断,才能够制订针对性的健康管理计划,实施社区健康管理。因此,社区诊断是实现社区健康管理的基础与前提。

一、社区诊断的概念、意义及分类

(一)社区诊断的概念

社区诊断(community diagnosis)指社区卫生工作者运用社会学、人类学和流行病学等研究方法,收集社区居民健康状况和健康需求、社区卫生状况、卫生资源及卫生服务提供与利用情况等各方面资料,发现并分析社区存在的健康问题及其影响因素,确定需优先解决的主要健康问题的过程。

社区诊断借用"诊断"这个临床名词,通过一定的定性和定量的调查研究方法和手段,收集社区健康问题及其影响因素的有关资料,通过科学、客观的分析,摸清社区内疾病与健康问题的分布情况,找出社区居民存在的主要健康问题及其影响因素,为制订切实可行和富有成效的社区卫生服务计划,实施有效管理、进行科学评价提供依据。

(二)社区诊断的目的和意义

1. 社区诊断的目的

(1)发现并确定社区主要健康需求、健康问题及其危险因素。

(2)评估社区卫生资源,重点是社区卫生服务机构资源的现状、供给与效率。

(3)了解发展社区卫生服务的政策环境及其社区资源综合支持特征。

(4)了解社区居民卫生知识水平、卫生服务需求与利用及其社区卫生服务满意度。

(5)确定社区需要优先解决的卫生问题、干预的重点人群及影响因素。

(6)制订社区卫生服务工作规划,并为社区卫生服务的综合效果评估提供基线数据。

2. 社区诊断的意义 社区诊断是卫生行政管理部门及有关社会部门制定卫生政策的重要依据，是实施社区健康管理的基础。通过社区诊断，可以了解社区卫生服务和社区环境现状，评价社区卫生服务工作的成效与主要问题；充分利用有限的卫生资源，选择适宜的社区卫生保健措施，制订有效的卫生服务计划，提高卫生资源的利用效率；了解社区人群的健康问题及需求，针对性地开展社会防治和自我保健，不断提高社区卫生服务的质量和效率。因此，社区诊断既是宏观上政府决策、科学发展社区卫生服务的必要前提和重要依据，也是微观上科学组织、提供优质高效社区卫生服务的必要条件和重要保证，同时还是评价社区卫生工作实施效果的主要手段之一。

（三）社区诊断的分类

根据 PRECEDE-PROCEED 模式，社区诊断包括以下几类：

1. 社会诊断 社会诊断主要是评估目标社区或人群的生活质量，并确定影响生活质量的主要健康问题；了解目标社区或人群的社会、经济、文化环境，与健康问题相关的政策，以及社区资源；动员社区以及目标人群参与健康教育项目。评估的主要内容包括：社区特点、人口学特征、社会经济状况等。

社会诊断是为了对目标社区的情况做到心中有数。同时，知道了社区的特点，就可以了解社区所需的服务内容，决定社区卫生服务机构今后的服务方式。

2. 流行病学诊断 流行病学诊断是在社会诊断已经确定影响生活质量的主要健康问题之后，运用流行病学方法，进一步明确健康问题的严重性与危害，从而明确社区的主要健康问题、健康问题的主要危险因素，并最终确定应优先干预哪个健康问题的分析过程。评估的主要内容包括：居民疾病现患情况、死因构成和死因顺位、疾病负担状况、社区特殊健康问题、卫生服务需求与群众满意度等。

通过流行病学诊断可以明确社区主要健康问题及其分布，以及有关的影响因素。此外，可以了解居民最关心的也是最需要解决的就医问题，从而决定社区卫生服务机构今后的工作重点。

3. 行为与环境诊断 行为诊断是指对导致疾病和健康问题发生和发展的危险行为与生活方式的诊断。环境既是影响健康的重要因素，也是影响人们行为与生活方式的重要因素。

行为与环境诊断的目的是：区分引起疾病或健康问题的行为因素；确定影响健康状况的行为与环境因素，以及确定应该优先干预的危险行为、生活方式及环境因素。评估的主要内容包括：社区居民关于慢性病的知识、态度、行为现状，常见与慢性病有关的危险因素分布现况，如个人方面（如吸烟、饮酒、超重、缺乏体育锻炼、不合理膳食结构、高血压、高血脂、生活与工作的紧张度，性格特征等）、自然环境和工作生活环境等方面。

通过居民健康行为及环境的调查，可以为下一步社区中开展健康教育奠定基础，同时可以了解影响居民的危险因素，从而采取相应的干预措施。

4. 教育与组织诊断 教育与组织诊断的任务是分析影响健康相关行为和环境的因素，从而为制订教育干预策略提供依据。评估的主要内容包括：教育与文化环境、影响健康相关行为的主要因素、卫生人员的现状及慢性病防治工作中需要依靠的主要组织、机构等。

对于健康教育诊断来讲，其核心是确定影响目标人群健康问题的主要相关行为，以及确定这些相关行为的发生、发展及主要倾向因素、促成因素和强化因素。

5. 管理与政策诊断 管理与政策诊断的核心是评估开展社区教育的资源与环境，包括组织资源、外部力量以及政策环境。评估的主要内容包括：现有的社会经济发展政策、社区卫生政策、政策的受益面及覆盖面、卫生资源可用性、社区卫生服务的组织与管理能力等。

通过评估组织与管理能力，了解社区中其他可利用的资源，完善组织与政策，从而调动一切可以调动的力量，为社区居民提供更优质的服务。

Note：

二、社区诊断的内容

社区诊断的内容包括社区健康状况、社区环境状况和社区卫生资源及能力三个方面。

1. 社区健康状况（包括人口学资料）

（1）人口指标：人口数、人口密度、性别比、抚养比、职业构成等。

（2）生育指标：出生率、总和生育率、育龄妇女生育率等。

（3）发育营养状况指标：发病率、患病率、伤残率、因病伤缺勤率，以及精神病、结核病现患率及疾病顺位情况（前五位）等。

（4）死亡及寿命指标：死亡率、死因谱、婴儿死亡率、5岁以下儿童死亡率，以及主要死亡原因顺位（前十位）、平均期望寿命、健康期望寿命等。

（5）社区高危人群及危险因素：孕产妇、儿童、老年人、慢性病人群等高危人群；吸烟、酗酒、吸毒、不良生活方式、无预防接种或无定期健康检查等危险因素。

（6）社区居民对健康的认识、健康信念和求医行为等。

2. 社区环境状况

（1）自然环境：环境污染（如大气污染、水污染、土壤污染等）、家庭居住环境及工作学习环境、安全用水用电的普及情况等。

（2）人文社会环境：如家庭结构和功能、社区人口的稳定度，社区经济水平、教育水平、休闲环境及社区内各项计划的执行情况等。

3. 社区卫生资源及能力

（1）经济资源：指社区整体的经济状况、产业性质、公共设施、交通状况等，这些资源的丰富程度及分布状况直接影响卫生保健服务的供应和利用。

（2）机构性资源：包括医疗卫生保健机构如公/私立诊所、卫生院、医院、红十字站、疗养院等；社会福利机构如基金会、社区慈善机构、文化教育机构；社区团体如协会、工会、宗教团体等。对这些机构的功能及其对居民的可用性和可及性的掌握有助于卫生工作者提供连续性、协调性的卫生保健服务。

（3）人力资源：包括各类医务人员，卫生相关人员，如行政人员、居民委员会成员、社会工作者、教师、宗教团体成员等。这些人力是社区医疗保健团队的有效资源。

（4）社区动员潜力：包括居民的社区意识、社区权力结构及作用、社区组织的活动，社区民众对卫生事业的关心程度及社区人口素质与经济能力等。也有学者认为社区动员潜力指社区内可动员来为医疗卫生保健服务的人力、物力、财力、技术和信息等。

知 识 链 接

新型社区健康管理与治理模式的探索及组织策略选择

实现社区健康管理目标，不仅需要有效挖掘卫生系统内部资源，还应重视对卫生系统之外其他社区组织资源的充分挖掘和利用。新型的社区健康管理与治理模式是社区健康管理与治理行动的有机整合，强调专业卫生机构、政府与社区组织、社区人群共同参与社区健康管理。其主要目的是通过新型社区伙伴组织和合作机制的建立，通过创新性管理手段的探索，实现更广泛的社会动员与参与，通过有机协调和整合社区的健康管理资源，更好地满足社区人群多元化的健康需求（图3-1）。

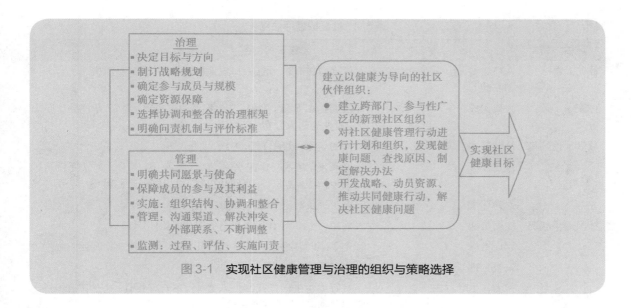

图 3-1　实现社区健康管理与治理的组织与策略选择

三、社区诊断与临床诊断的区别

社区诊断主要是以社区群体为对象，分析社区的所有资源，找出影响社区人群健康的主要因素，然后通过组织措施加以改善或消除，使社区群体维持正常工作和生活。而临床诊断的对象为个体，通过一系列的医学检查，明确疾病的所在，通过制订治疗方案使疾病减轻或治愈，个体康复，恢复正常生活。

社区诊断与临床诊断在内容、对象、场所等方面存在区别（表 3-1）。

表 3-1　社区诊断与临床诊断的不同

	社区诊断	临床诊断
内容	针对健康	针对疾病
对象	社区人群和环境	个体病人
场所	社区	医院
时间	事前诊断	事后诊断
实施者	社区卫生服务工作者	临床医生
方法	与社区成员交流＋记录＋调查	病史＋体检＋实验室检查

第二节　社区护理评估

以社区为中心的护理是以社区中的个人、家庭、群体和整个社区为护理对象，运用护理程序，为增进和恢复社区健康而进行的一系列有目的、有计划的护理活动，包括社区护理评估、社区护理诊断／问题、社区护理计划、社区护理实施和社区护理评价五个步骤。

社区护理评估（community nursing assessment）是社区护理程序的第一步，通过客观的科学方法收集与社区健康状况相关的资料，并对资料进行整理和分析，确定社区的健康问题及健康需求，同时找出导致这些问题的相关因素，以及与这些问题有关的社区内的组织机构、政策、资源现状，为社区护理诊断／问题和计划提供参考。

一、社区护理评估的内容

社区护理评估的内容包括对社区人群、社区环境、社区健康状况和社会系统的评估（表 3-2）。

表 3-2 社区护理评估简表

评估项目		收集资料内容
社区人群	人口数量、密度、变化趋势和流动	社区人数、密度、社区人口短期内大量增长、大量流失
	人口构成	年龄、性别、职业、婚姻、文化程度的构成比、儿童、孕产妇、老年人、慢性病病人分布
社区地理环境	社区基本情况	社区的名称、地理位置、界线、面积
	自然环境	特殊环境、是否会引起洪水、泥石流等；常年天气气候变化、应对能力；动植物分布、特殊动植物、对居民生活的影响
	人为环境	有无工厂及对空气和水的影响、居住环境
社区健康状况	疾病指标	发病率、患病率，社区疾病谱的变化及影响因素
	死亡指标	死亡率、年龄别死亡率、疾病别死亡率、死因构成比及死因顺位
	人类生物与遗传	性别、遗传素质
	行为与生活方式	不良行为与生活方式：吸烟、酗酒、不合理饮食、缺乏体育锻炼、滥用药物、长期精神紧张等
	医疗卫生服务	医疗保障、就医状况、对医疗卫生服务的利用
社会系统	卫生保健政策、人力及机构	卫生投入力度、卫生资源配置及分布是否合理、相关医疗保障政策；社区医护人员的数量、素质，提供各项社区卫生服务的能力；医疗机构、非医疗机构，数量和分布是否合理、服务质量
	经济	政府投入卫生经费数量及比例、医疗设备与人口比例、人均收入、家庭年均收入、就业情况
	交通安全	社区内消防应急系统、交通便利性
	通信	主要的信息获取途径
	社会服务与福利	服务、福利机构质量、数量能否满足居民需要
	休闲娱乐	娱乐场所、有无不良因素
	教育	儿童受教育情况、学校的分布能否满足需要
	政治	卫生经费的投入、相关政策
	宗教	宗教组织、类型、信徒人数、领导人、对居民健康的影响

（一）社区人群

1. 人口数量、密度及人口动态变化 人口数量的多少和密度的高低直接影响人群所需的卫生保健资源及其分配。人口密度过高会增加人群的压力及环境污染的可能性；人口密度过低则可能导致社区卫生保健资源无法有效匹配，造成供给不足。人口的动态变化资料包括人口在一定时间内增减状况及趋势、人口流动速度和状态、就业与失业比例等。人口数量的增减影响对卫生保健资源的需求，人口就业与失业比例反映经济水平且影响对卫生服务资源的利用。

2. 人口构成 指将人口以不同的标准划分而得到的一种结果，反映一定地区、一定时点人口总体内部各种不同质的规定性的数量比例关系。构成这些标准的因素主要包括年龄、性别、民族、宗教、教育程度、职业、收入、家庭人口数等。根据人群的年龄构成可以确定社区的主要健康需求；根据婚姻构成可了解社区的主要家庭类型及判断有无潜在影响家庭健康的因素存在。

3. 重点人群分布 社区关注的重点人群包括 0～6 岁儿童、孕产妇、老年人，慢性病病人、严重精神障碍病人及结核病人。儿童、孕产妇和老年人因处于特殊的生理阶段，其生理、心理、社会特点不同于一般人群，需要社区护士给予针对性的保健与护理。慢性病病人病情的发展与其行为及生活方式密切相关，应开展慢性病病人的自我管理，做好随访。严重精神障碍病人应进行全面评估，建立信息档案，分类干预并随访。结核病因其具有传染性需做好疫情管理，包括疫病出现前、后的预防与控制,如结核病可疑者的排查,管理结核病传染源、切断传播途径、保护易感人群等。总之,社区护士应根据重点人群的分布情况来决定工作的重点,保护不同人群的健康。

(二)社区环境

1. 社区的基本情况　社区所处地理位置、界线、面积、与整个大环境的关系等,是社区护士要了解一个社区时需掌握的最基本资料。

2. 自然环境　社区的自然环境可影响社区的健康。评估时需注意有无特殊的自然环境,如是否有河流、山川,这些自然环境是否会引起洪水、泥石流等,对健康或生命有无威胁;同时还应了解社区居民能否有效利用这些自然资源。自然环境评估还需考虑社区常年天气、气候特征,特别注意温度、湿度的骤然变化,评估社区居民特别是重点人群的健康有无受到影响,有无应对气候骤变的能力;了解社区动、植物分布情况,有无有毒、有害的动植物,有无外来物种,宠物有无接种疫苗,社区绿化的情况等;社区居民对动植物存在的利与弊的理解,是否知晓相关危害的防范等。

3. 人为环境　评估社区及周边人为环境对社区自然环境的影响。如工厂排放的废气、废水对空气、水资源的污染;加油站、化工厂存在的安全隐患;生活设施的分布及其便利情况;居民居住条件,如房子面积、朝向、是否通风、供水、取暖、照明设备是否齐全以及周边绿化情况等。

(三)社区健康状况

1. 疾病指标　主要包括疾病的发病率、患病率,社区疾病谱的变化及影响因素等。

2. 死亡指标　主要包括死亡率、年龄别死亡率、疾病别死亡率、死因构成比及死因顺位等。常用的有婴儿死亡率、孕产妇死亡率等。

3. 生物特征与遗传因素评估　生物学特征与遗传因素对健康的影响,如性别特征、遗传性疾病等。

4. 行为与生活方式　主要包括吸烟、酗酒、不合理饮食习惯、缺乏体育锻炼、滥用药物、不良性行为、长期精神紧张等不良生活方式和习惯等。

5. 医疗卫生服务　包括有无医疗保障(如城镇职工基本医疗保险、城镇居民基本医疗保险或新型农村合作医疗、商业医疗保险等)、就医状况(如是否便捷、有无三级保健网等)、居民对医疗卫生服务的利用情况等。

(四)社会系统

1. 卫生保健系统　在社区系统中,对卫生保健系统的评估是最重要的。护士应该关注社区中的政策、人力和机构等系统,这些与健康有关的系统是开展社区护理的重要资源。

(1)社区卫生政策:包括卫生投入力度、卫生资源配置及分布是否合理、相关医疗保障政策等。

(2)社区卫生人力:包括社区医护人员的数量、素质,建立健康档案、提供医疗、预防、保健、康复、健康教育和计划生育技术指导等服务的能力。

(3)社区卫生机构:评估社区内提供健康服务的机构种类、功能、地理位置,所能提供的服务范围、服务时间、收费情况、技术水平、就诊人员特征等,以及卫生服务资源利用率、居民接受度和满意度。评估这些保健机构能否为社区中所有居民包括病人、高危人群、健康人群和特殊人群提供全面连续的健康服务。同时,评估社区的转诊程序以及保健机构与其他机构的配合情况。

2. 经济系统评估　当地政府的经济状况、投入到社区卫生服务福利事业中的经费和资源数量;评估居民的经济状况,如职业、收入、社区中的贫困户分布等。

3. 交通与安全系统评估　居民生活中的交通便利情况,尤其是前往医疗保健机构的交通是否通畅、便捷。评估社区有无道路标志不清、交通混乱、人车混杂的情况,是否为残障者创建了无障碍通道等。评估社区的治安现状、居民的安全感、社区内的消防设备,如消防通道、灭火器等,附近有无消防队、公安局等。

4. 通信系统评估　社区的通信功能是否完善直接影响到能否顺利向社区大部分居民提供健康相关知识。评估社区居民最易接受的获取信息的途径,如电视、网络、电话、报纸、杂志、公告栏、收音机等,为将来制订计划时选择合适的沟通途径提供依据。

Note:

5. 社会服务及福利系统评估 社会服务机构包括商店、饭店、超市以及满足特殊需要的机构如幼儿园、家政服务公司等，这些机构的存在可以让居民生活便利。社区护士要了解这些机构的分布和利用度，还要了解政府所提供的福利政策及申请条件，福利政策的覆盖率及民众的接受度、满意度等。

6. 休闲娱乐系统评估 评估社区现有休闲娱乐场所的类型、数量、分布及利用度、居民的满意度等情况。如有无居民健身场所、公园、儿童活动场所及这些场所对大众的开放程度、费用、管理机构。评估时还需注意社区中有无对健康有潜在威胁的娱乐场所如KTV、棋牌室和网吧等，判断它们对社区居民健康的影响。

7. 教育系统评估 社区居民的文化程度，包括文盲、小学、中学、大学人员占社区人口比例；社区中正式与非正式的教育机构，包括机构类型、数量、分布、师资、学校健康保健系统及利用情况，居民的接受度和满意度；适龄人口入学率，如社区中的家庭是否都有能力供孩子上学，社区内学龄儿童能否都完成义务教育等。

8. 政治系统评估 社区人群的健康保健相关政策、政府官员对大众健康的关心程度以及用于卫生服务的经费等。了解社区的主要管理机构（如居委会、民政局等）的分布情况、工作时间和社区管理者的联系方式，以便在计划实施时能够得到他们的帮助和支持。

9. 宗教信仰评估 宗教信仰可影响到社区居民的生活方式、价值观和健康行为。评估社区中有无宗教组织、宗教类型、信徒人数、有无领导人、有无活动场地、对居民健康的影响等情况。

知 识 链 接

常见社区护理模式

1. 安德逊的"与社区为伙伴"的社区护理模式　由安德逊（Anderson ET）、麦克法林（Mcfarlane J）与赫尔登（Helton A）根据纽曼的系统模式提出。该模式包括：①社区评估。②找出社区压力源及压力反应以确定护理诊断。③遵循三级预防来制订护理措施，拟定护理计划。④纳入社区、护理对象的护理实施。⑤社区护理评价。

2. 怀特的"公共卫生护理概念"模式　该模式整合了护理程序的步骤、公共卫生护理的范畴与优先次序及影响健康的因素，强调在进行社区护理时必须考虑个体或群体健康的因素。

3. 斯坦普诺与兰凯斯特的"以社区为焦点的护理程序"模式　包括6个步骤，其中2~5阶段与护理程序的步骤一致。第1阶段需要与个案建立"契约式合作关系"，使社区民众了解社区护士的角色功能与护理目标。

二、社区护理评估方法

一个完整的社区健康评估必须包括主观资料和客观资料，既要进行定性评估，又要进行定量评估。在评估时除人口统计学数据、流行病学数据等客观资料外还应兼顾居民的主观愿望、情感和需求。社区护理评估通常采用以下方法：

1. 社区实地考察 又称挡风玻璃式调查（windshield survey），也称周游社区调查法，是指护士通过自己的观察主动收集社区的资料，如人群的一般特性、住宅的一般形态及结构、社区居民聚集场所的情况、各种服务机构的种类及位置、垃圾的处理情况等。具体做法是在社区范围内步行或坐在车上（透过挡风玻璃），观察社区人群的生活形态、互动方式，了解不同地理、人文、社会、环境、经济发展等情况。

在进行挡风玻璃式调查之前要决定调查的范围，准备一份调查表和社区街道平面图协助评估和记录资料。挡风玻璃式调查需要调查员具有敏锐的观察力，并经过特别的训练。

2. 重点人物访谈（key informant interview） 是通过对社区中重点人物进行访谈，了解社区发展的过程、社区的特性以及社区的主要健康问题及需求等。社区中的重点人物指各阶层中对社区非常了解的人，可以是社区的居民、工作人员或在社区中非常具有影响力的人。

3. **问卷调查** 问卷的设计和质量是调查成功和有效的基础，问卷可以是开放式的，也可以是闭合式的。问卷一般采用自填的形式，包括信访法、网络自填法和现场自填法。信访法一般通过邮政系统邮寄问卷给被调查者，由其自行填写后寄回；网络自填法通过网络，由被调查者在手机或电脑端进行填写。这两种方法具有调查范围广泛、经济等优点，但是回收率低，并且要求被调查者有一定的文化水平，能自行完成问卷。现场自填法是指经过统一培训的调查员，对调查对象进行访谈以收集资料。优点是回收率高、灵活性强、可以了解比较复杂的问题，但耗时长，花费大，需要培训调查员，并且还可能存在调查员的偏倚。

4. **查阅文献** 可以通过全国性或地方性的调查、其他机构的卫生统计报告判断社区整体状况，还可通过了解社区组织机构种类、数量、居委会数量、负责人、社区人口特征、人员流动等情况资料，了解社区活动安排及居民的参与情况。

5. **参与式观察** 社区护士以社区成员的角色直接参与社区活动，通过观察，了解居民目前的健康状况资料。

6. **社区讨论** 由社区护士把社区居民召集起来共同讨论，给社区居民提供发表意见和建议的机会，了解居民对社区健康问题的看法和态度，共同商讨并确认社区最主要的健康需求，最终以投票方式而达成共识。

三、社区健康资料整理与分析

资料收集后的整理与分析是社区护理评估的重要组成部分，资料整理与分析如下：

1. **资料整理** 多按社区人群、社区地理环境、社会系统、社区健康状况和社区资源等分类。其他常用的分类方法还有：按生理、心理和社会等方面来分类；按马斯洛（Maslow）的基本需要层次论分类；按高登（Gordon）的功能性健康形态分类；还可以从现代医学普遍认为的影响人类健康的4大因素分类，包括人的生物遗传、环境、行为与生活方式与医疗卫生服务四大部分。

资料整理常采用文字描述法、表格法、图形法等，以表格法最为常用（表3-3、表3-4）。

表3-3 **社区人口年龄、性别构成**

年龄组/岁	女性		男性		合计	
	人数	%	人数	%	人数	%
0～						
6～						
15～						
25～						
……						
合计						

表3-4 **社区居民家庭构成**

家庭类型	户数	%
核心家庭		
直系家庭		
旁系家庭		
单亲家庭		
其他		
合计		

Note：

2. 资料分析　对已归纳和分类整理出来的资料和数据进行确认、解释和比较,分析社区存在的健康问题和影响因素,为确定社区护理诊断/问题形成基础的过程。

分析资料应遵循以下原则:

(1)原始数据资料要经过统计学处理,文字资料要进行含义的解释与分析:对于定性资料,按内容进行分类,按问题提出的频率确定问题的严重程度;对于定量资料,如发病和死亡等通常按年龄、性别、年代及其他有关死亡的变量分组后进行分析,计算标化率,以便与相类似社区、省市和全国资料进行比较。以下以某社区婴幼儿死亡率的统计举例说明(表 3-5)。此社区婴幼儿死亡率为 10.32‰,高于全市的 8.56‰、全省的 7.63‰,应该给予社区护理干预。

表 3-5　某社区婴幼儿死亡率统计表

地区	死亡率 /‰
某社区	10.32
某市	8.56
某省	7.63

(2)去粗取精,去伪存真:在收集的资料中可能存在影响资料的准确性和完整性的混杂因素,需要通过分析消除混杂因素,找出本质问题。

(3)注意进行不同区域间的横向比较:当疾病的分布有地域性时,需要对该地区居民所具有的特征或该地区的生物、化学、物理、社会环境进行进一步的分析和解释,并与其他地区进行横向比较。

(4)立足于社区护理:确定的问题和诊断应是社区整体的健康问题,以社区环境和群体健康问题为主,而不是仅仅局限于个人或家庭的健康问题。

(5)报告评估结果:将资料分析结果向社区评估小组、社区居民等报告,并寻求反馈。

第三节　社区护理诊断/问题

社区护理诊断(community nursing diagnosis)或社区护理问题(community nursing problem)是指对个人、家庭、群体或社区现存的或潜在的健康问题以及与其相关原因的陈述。这些问题可通过护理干预措施帮助改变或给予支持,使其保持健康。社区护理诊断/问题的重点是某一个群体的健康问题和健康需求的诊断,而不仅是个人的诊断。因此,社区护理诊断/问题必须能反映这一群体目前的健康状况。

一、社区护理诊断/问题的确定

国际北美护理诊断协会(International North American Nursing Diagnostic Association,NANDA International)公布的护理诊断名称多以个人患病时的问题为主,面对社区和人群的护理诊断则较少;从社区角度来看,现有的护理诊断名称缺乏社会的、经济的和环境的问题。对社区中个人及家庭的护理诊断可参考 NANDA International 公布的护理诊断名称,根据具体情况提出有针对性的社区护理诊断。实践中,可从以下几方面考虑:公共设施,死亡率、发病率和传染病发生率,社区健康需求,身心健康危险问题,社区功能及环境危险等。

1. 社区护理诊断/问题的标准　确定社区护理诊断/问题需依据以下标准:①此诊断/问题反映出社区目前的健康状况。②与社区健康需求有关的各种因素均应考虑在内。③每个诊断/问题合乎逻辑且确切。④诊断/问题必须以现在取得的各项资料为根据。

2. 社区护理诊断/问题的形成

(1)得出结论:通过对资料的分析得出结论,例如对某社区妇女乳腺癌筛查的现状调查显示,曾做过乳腺自我检查的妇女占 49.56%，曾做过乳腺临床检查的妇女占 46.21%，曾做过乳腺 X 线检查的妇女占 28.65%，通过资料分析比较可以得出"妇女乳腺癌筛查率低"的结论。

（2）核实：进一步对相关资料分析，核实上述结论的有关因素。如上述例子，护士调查发现，该社区居民文化程度较低，经济状况较差，社区卫生服务中心并未开展妇女乳腺癌筛查相关的健康教育活动，也未开展妇女乳腺癌免费筛查的活动，妇女对乳腺癌筛查的重要性不了解，加之经济状况较差，即便知道筛查的重要性也舍不得花钱去体检。通过对这些情况进行核实，上述结论可以确定。

3. 社区护理诊断/问题的陈述　陈述社区护理诊断/问题时可采用 PES 或 PE 公式，即健康问题（problem，P）、原因（etiology，E）、症状和体征（signs & symptoms，S）。有些专家主张对原因用"有关"二字来形容，有些专家主张用"由于"，两者无原则区别，均可使用。例如，调查发现某社区未开展妇女乳腺癌筛查相关的健康教育活动，也未开展妇女乳腺癌筛查的免费活动；妇女对乳腺癌筛查的重要性不了解，加之经济状况较差，即便知道筛查的重要性也舍不得花钱去体检。由此导致该社区妇女乳腺癌疾病及筛查知识缺乏，筛查率低。因此，其社区护理诊断可表示为："社区应对无效（P）：妇女乳腺癌筛查率低（S）　与妇女乳房保健知识缺乏/经济状况较差有关（E）"。也可表示为："社区应对无效（P）：妇女乳腺癌筛查率低（S）　由于妇女乳房保健知识缺乏/经济状况较差（E）"。

二、社区护理诊断/问题的排序

一个社区往往存在很多的健康问题或需求，可能形成多个社区护理诊断/问题。由于卫生服务资源有限，需要对这些健康问题或需求进行排序，确定解决的优先次序。确定优先项目在于真实地反映社区存在的、居民关心的健康问题，以及重点人群存在的特殊健康问题。

（一）确定优先顺序的原则

1. 重要性　该项目能反映社区存在的最重要的健康问题，反映居民最关心的健康需求。

2. 可控性　即已有有效控制干预对象或危险因素的方法。

3. 有效性　指通过护理干预能改善健康状况或控制危险因素，如降低发病率、死亡率。此外，还包括社会效益，直接或间接地增加收益。

4. 可行性　指所需采取的措施已有可供利用的人力和物力资源。

（二）确定优先顺序的方法

当存在多个社区护理诊断/问题时，护士需要判断哪个问题最重要、最需要优先予以处理。遵循的原则通常采用默克尔（Muecke）及斯坦霍普与兰卡斯特（Stanhope & Lancaster）提出的优先顺序和量化准则：①社区对问题的了解。②社区对解决问题的动机。③问题的严重性。④可利用的资源。⑤预防的效果。⑥社区护士解决问题的能力。⑦健康政策与目标。⑧解决问题的迅速性与持续的效果等。每个社区护理诊断/问题按 Muecke 的 0～2 分的标准（0 表示不太重要，不需优先处理；1 表示有些重要，可以处理；2 表示非常重要，必须优先处理）或 Stanhope & Lancaster 的 1～10 分的标准，评定各自的比重。得分越高，表示越是急需解决的问题。

排定优先顺序的两种常用方法介绍如下：

1. Muecke 法　包括以下步骤：①列出所有社区护理诊断/问题。②选择优先顺序的准则（8 项）。③决定诊断/问题重要性的比重（比重由社区护士调整，比重越高，表示越优先处理）。④评估者自我评估每个诊断/问题的重要性。⑤计算每个诊断/问题所有评估准则的得分总和。⑥分数越高代表越需优先处理。

2. Stanhope & Lancaster 法　包括以下步骤：①列出所有的社区护理诊断/问题。②选择优先顺序的准则（7 项）。③决定诊断/问题重要性的比重（1～10 分）。④评估者自我评估每个诊断/问题的重要性。⑤评估者再就每个诊断/问题的每项准则，依社区具有资源的多少打分（1～10 分）。⑥将每个诊断/问题每项准则所得之重要性得分与资源得分相乘。⑦计算每个诊断/问题所有评估准则的得分总和。⑧分数越高代表越需优先处理。

下面举例说明社区应用以上两种方法来确定社区健康问题的优先顺序（表3-6、表3-7）。首先，通过社区评估确定当地健康问题，其中最为社区居民关注的包括：发生火灾的可能性、老年人医疗保健缺乏、预防性的行为不足（乳腺癌筛查）。然后，对这些被关注的问题进行打分并计算出总分。最后，根据总分排出优先顺序。

表3-6　Muecke 法

社区诊断/问题	准则								
	社区对问题的了解	社区动机	问题的严重性	可利用的资源	预防效果	护士能力	政策	快速性及持续效果	总和
发生火灾的可能性	1	1	2	0	2	1	0	2	9
老年人医疗保健缺乏	2	1	1	1	1	2	0	0	8
预防性的行为不足（乳腺癌筛查）	0	0	1	2	2	2	2	2	11

表3-7　Stanhope & Lancaster 法

诊断	准则、比重														总和
	社区对问题的了解		社区动机		问题的严重性		预防效果		护士能力		政策		快速性及持续性效果		
	比重	资源	比重	资源	比重	资源	比重	资源	比重	资源	比重	资源	比重	资源	
发生火灾的可能性	3	6	2	4	10	10	10	10	2	2	2	2	10	5	284
老年人医疗保健缺乏	8	1	1	1	3	6	5	10	10	10	5	1	4	5	202
预防性的行为不足（乳腺癌筛查）	1	5	1	5	5	8	10	10	10	10	10	10	10	10	450

Muecke 法和 Stanhope & Lancaster 法均显示"预防性的行为不足（乳腺癌筛查）"得分最高，是社区护理计划中最要优先解决的问题。对于存在的健康问题和健康需求，在确定优先顺序时，护士应考虑这一问题是不是单纯地通过护理措施可以解决的问题、护士解决此问题的能力以及以目前可用的资源能否有效解决该问题。案例中"发生火灾的可能性"相对于"老年人医疗保健缺乏""预防性的行为不足（乳腺癌筛查）"，问题的严重性得分最高，而可利用的资源、护士的能力得分最低。因为"发生火灾的可能性"这一健康问题不是单纯通过护理措施可以解决的问题。所以，"预防性的行为不足（乳腺癌筛查）"是社区护理计划中最要优先解决的问题。

三、奥马哈系统及应用

奥马哈系统（Omaha System，OS）是一个以研究为基础的标准化术语分类，在20世纪70年代由美国奥马哈家访护士协会在社区护理实践中建立起来。通过众多护理专家及护士进一步研究和改进，在实践中证实了奥马哈系统的可靠性、有效性和适用性，成为 NANDA International 认可的 12 种标准化护理语言之一。奥马哈系统的目的是全面地找出健康问题、明确其严重程度和干预方案。

奥马哈系统由相互联系的 3 个部分组成：奥马哈问题分类系统、干预分类系统和结果评定系统。

（一）奥马哈问题分类系统

奥马哈问题分类系统（Omaha Classification System，OCS）是奥马哈系统的第一部分，由环境、心理社会、生理及健康相关行为 4 个领域共 42 个健康问题组成（表3-8）。每一个问题可选择 2 种修饰语："个人/家庭/社区"和"健康促进/潜在的/现存的"。OCS还列出每个问题针对性的症状/体征。例如,"心理社会领域"为"行为、情感、沟通、关系和发展的模式";在此领域中,可能出现的问题如"社交",现存的症状和体征为:①有限的社交接触。②通过健康照顾者进行社交接触。③极少外界刺激/休闲活动。④其他。

表3-8 奥马哈问题分类系统

领域	护理诊断/问题分类
环境	收入、卫生、住宅、邻居/工作场所的安全
心理社会	联络社区资源、社交、角色改变、人际关系、灵性、哀伤、精神健康、性、照顾/育儿、疏忽、虐待、成长和发育
生理	听觉、视觉、说话和语言、口腔卫生、认知、疼痛、意识、皮肤、神经-肌肉-骨骼功能、呼吸、循环、消化-水合、排便功能、泌尿功能、生殖功能、怀孕、产后、传染/感染情况
健康相关行为	营养、睡眠和休息型态、身体活动、个人照顾、物质滥用、计划生育、健康照顾督导、药物治疗方案

(二)奥马哈干预分类系统

奥马哈干预分类系统包括教育、指导和咨询,治疗和程序,个案管理,监测4个范畴的护理干预(表3-9)。

1. **教育、指导和咨询** 为提供信息和材料,鼓励自我照顾和应对的行为和责任,以及协助个体、家庭或社区做出决定和解决问题而设计的活动。

2. **治疗和程序** 为个体、家庭或社区预防、降低或减轻症状和体征而设计的技术性活动,如伤口护理、标本采集、阻力训练和药物处方。

3. **个案管理** 促进服务提供便利,增进自信,指导个人、家庭或社区使用恰当的资源,以及改善健康和人类服务提供者之间的沟通的活动,如协调、倡导和转介等。

4. **监测** 鉴定与特定情况或现象相关的个人、家庭、社区状况的活动,如检测、测量、评判性分析和监察。

表3-9 奥马哈干预分类系统

项目	内容
类别	教育、指导和咨询,治疗和程序,个案管理,监测
活动	解剖/生理、愤怒管理、行为修正、膀胱护理、联结/依附、排便护理、心脏护理、照护/育儿技巧、石膏护理、沟通、社区外展工作者服务、连续护理、应对技巧、日间护理/暂托、饮食管理、训导、换药/伤口护理、耐用医疗物品、教育、就业、临终关怀、环境、运动、计划生育护理、喂食程序、财务管理、步态训练、遗传、生长/发育护理、住宅、家政/家务、预防感染、互动、传译员/翻译服务、实验室结果、法律制度、医疗/牙科保健、药物作用/副作用、服用药物、药物协调/订购、药物处方、药物设置、身体活动/转移、护理照顾、营养师护理、职业治疗护理、造口护理、其他社区资源、辅助性专业人员/助理服务、个人卫生、物理治疗护理、体位、娱乐治疗护理、放松/呼吸技巧、呼吸护理、呼吸治疗护理、休息/睡眠、安全、筛检程序、疾病/创伤护理、症状/体征——精神性/情感性、症状/体征——生理性、皮肤护理、社会工作/咨询服务、标本采集、说话和语言治疗护理、灵性护理、刺激/培育、压力管理、终止物质滥用、补给、支持小组、支持系统、交通运送、保健、其他

(三)奥马哈结果评定系统

以5分计分法测量护理对象在护理过程中的表现,包括知识、行为和状态三个方面(表3-10)。结果评定系统可帮助护士确定问题的严重程度和优先顺序,也可反映护理的进展情况,作为评定护理质量的参考。

Note:

表3-10 奥马哈结果评定系统

概念	得分				
	1分	2分	3分	4分	5分
知识： 服务对象记忆和理解信息的能力	缺乏认知	少许认知	基本认知	足够认知	充分认知
行为： 服务对象为配合特定的情景或目的而做出可观察的反应、行动或行为	不恰当	甚少恰当	间有恰当	通常恰当	一贯恰当
状态： 病人呈现与主观和客观的界定特征相关的状况	极严重的症状和体征	严重的症状和体征	中度的症状和体征	轻微的症状和体征	没有症状和体征

（四）奥马哈系统使用步骤

为便于实施和管理，奥哈马系统已发展出完整的一套电脑化记录系统。其基本步骤包括：①建立个人资料记录。②以问题分类表作为收集资料及评估指南，并输入资料库。③根据资料做出问题表。④以结果评定表排出优先顺序。⑤综合出一份以问题为导向的护理计划，采取干预措施表提供的建议，执行护理措施，并随时修正计划。⑥根据计划，为个案提供护理。⑦评定护理质量。

奥马哈系统促进了社区卫生护理业务的科学化，提供了社区护理服务量化空间，符合社区卫生应用的实际性，能配合护理程序的运用，可减少个案记录的重复和时间；它相对简单，分有层级，并能与计算机兼容；它为开放资源，结构、术语、定义和代码不受版权限制，可免费使用。但该系统在我国使用尚不多，应用过程中需注意结合我国的文化特点。

第四节 社区护理计划、实施与评价

一、社区护理计划

社区护理计划（community nursing planning）是一种由多方合作、合理利用资源、体现优先顺序的行动方案，是社区护士帮助护理对象达到预定目标所采取的具体方法。社区护士经过合理评估、资料整理和分析、确立健康问题和健康需求以及解决问题的优先顺序后，需要制订社区护理计划。制订社区护理计划既要反映群体的健康问题和健康需求，又要利用可及的社区资源，还要鼓励社区居民积极参与，从而提供持续、高质量的护理服务。

（一）社区护理目标的分类

护理目标是期望服务对象在接受护理干预后所能达到的结果，包括功能、认知、情感及行为等方面的改变。

护理目标可分为长期目标和短期目标，需要根据具体社区护理计划完成时间而确定短期、长期的时间。有时长期目标中期望的结果往往需要一系列短期目标才能更好地实现，一系列的短期目标不仅可以使社区护士分清各阶段的工作任务，也可以因短期目标的逐步实现而增加实现长期目标的信心。

（二）制定社区护理目标的原则

制订社区护理目标时可遵循 SMART 原则，即针对性（specific）、可衡量性（measurable）、可行性（attainable）、相关性（relevant）和时限性（time-based）。

1. **针对性** 一个社区护理目标只能针对一个社区护理诊断/问题。

2. **可衡量性** 制订的目标应该是可观察、可测量的。如提高妇女乳腺癌筛查率，可测量的指标就是妇女乳腺癌的筛查行为，妇女乳腺癌筛查率的改变也是可以量化的。

3. 可行性 制订的目标是利用可及的资源能够解决的健康问题。如提高社区妇女乳腺癌筛查率是可以实现的护理目标。

4. 相关性 目标需要与社区护理有关。如提高社区内青少年预防龋齿的知识,就是社区护理工作的内容之一,与社区护理有关;而提高社区内青少年的学科成绩,则不属于社区护理范畴。

5. 时限性 制订的目标是有时间限制的。如提高妇女乳腺癌筛查率的健康活动,时间限制为1年,目标设定为1年内乳腺癌筛查参与率达到50%以上。

（三）社区护理目标的陈述

1. 目标内容 包括4W1H:Who——参与者、What——参与者的任务、When——执行时间、Where——地点及How——执行的方法。

2. 目标陈述 应针对提出的社区护理诊断/问题,简单明了,使用可测量或可观察到的指标,实施起来更有针对性;一个护理诊断/问题可制订多个目标,但是一个目标只针对一个护理诊断/问题;有时可以使用长期与短期目标相结合的方法。以"关注妇女乳腺健康,重视乳腺癌筛查"项目在××社区实施1年为例。短期目标:①1个月内90%的妇女知道乳腺癌筛查的方法。②3~6个月内70%的妇女相信乳腺癌筛查可以早发现、早诊断、早治疗,以降低乳腺癌的死亡率;60%的妇女表示愿意参与乳腺癌筛查。长期目标:通过健康教育与健康促进项目,1年内30岁以上妇女乳腺癌筛查参与率达到50%以上。这一计划的具体目标中回答了"参与者:30岁以上妇女;参与者的任务:乳腺癌筛查知信行改变;执行时间:1个月、3~6个月、1年;地点:××社区;执行的方法:健康教育与健康促进。"

（四）社区护理计划的制订

1. 社区护理计划的内容制订 社区护理实施计划时应首先确定目标人群、社区护理计划实施领导小组和工作小组、达到目标的最佳干预策略和措施以及可利用的资源等,然后在反复评价和修改的基础上制订。

以下以"关注妇女乳腺健康,重视乳腺癌筛查"健康活动为例进一步阐述。在该健康活动计划中,包括以下内容:

（1）目标人群:30岁以上妇女。

（2）领导小组和工作小组:领导小组组长为区长,副组长为区卫健委主任,工作小组成员包括社区医护专业技术人员,医学院校教师、护生等。

（3）干预策略:①乳腺癌疾病及筛查知识的系统教育。②树立乳腺癌筛查的健康信念。③加强社会支持,强化筛查行为。④充分利用卫生资源,改善资源可及性。

（4）干预措施:①社区动员,与区政府、区妇联、街道、居委会联系。②社区宣传,张贴标语、布置展板,发放自行编制宣传手册。③群体教育,专家讲座,采用多媒体集体授课。④个体教育,本科护生进行一对一的个体化干预。⑤技能培训,播放录像、乳房硅胶模型示范、回示。⑥电话随访,提供信息,电话提醒。⑦邮寄宣传资料,第3、5个月再次发放宣传资料。

（5）可利用的资源:充分利用有限的卫生资源,开展"医学院校-社区"合作,医学院校的护理教师对高年级本科护生进行培训,利用护生开展个体化护理干预(表3-11)。

2. 社区护理计划的制订程序 社区护理计划实施措施的制订需要社区护士与个人、家庭或群体协商,选择合适的、具体的实施措施。

（1）选择合适的社区护理措施:目标确定后,社区护士要与护理对象进行充分协商,共同选取适当措施,以使护理对象能积极参与、为自己的健康负责。制订的措施可以是一级预防、二级预防和三级预防或综合性的措施,以真正实现群体健康水平的提高。

（2）为社区护理措施排序:可以参照社区护理诊断/问题的排序标准或马斯洛的需要层次论来对社区护理措施进行排序。通过排序可以及早执行有效并重要的措施,尽早控制社区健康问题。

（3）确定所需的资源及其来源:针对每项社区护理措施都要确定实施者及合作者、需要的场所、设备、经费,以及分析相关资源的可能来源与获取途径。

Note:

表 3-11 社区护理计划表

社区护理诊断 / 问题 社区应对无效：妇女乳腺癌筛查率低 与妇女乳房保健知识缺乏有关				
相关因素	**具体目标**	**实施计划**		
		实施内容		**执行者时间场所**
社区未开展妇女乳腺癌疾病及筛查相关的健康教育活动，也未开展妇女乳腺癌筛查的免费活动，妇女对乳腺癌筛查的重要性不了解；经济状况较差，舍不得花钱体检	短期目标： ① 1 个月内 90% 的妇女知道乳腺癌筛查的方法；② 3～6 个月内 70% 的妇女相信乳腺癌筛查可以早发现、早诊断、早治疗，以降低乳腺癌的死亡率；60% 的妇女表示愿意参与乳腺癌筛查 长期目标： 1 年内妇女乳腺癌筛查参与率达到 50% 以上	社区动员：与区政府、区妇联、街道、居委会联系		
		社区宣传：张贴标语、布置展板，发放自行编制宣传手册		
		群体教育：专家讲座，采用多媒体集体授课		×××
		个体教育：本科护生进行一对一的个体化干预		×××
				×××
		技能培训：播放录像、乳房硅胶模型示范、回示		
		电话随访：提供信息，电话提醒		
		邮寄宣传资料：第 3、5 个月再次发放宣传资料		

（4）记录社区护理计划：当社区护理措施确定后，将确定的社区护理诊断 / 问题、目标、具体措施等完整记录下来。

（5）修改和评价社区护理计划：记录成书面形式后，要和护理对象共同探讨，及时发现问题并修改，使实施更顺利。评价社区护理计划时可参照目标内容 4W1H 和目标原则。

二、社区护理实施

社区护理实施（community nursing implementation）指社区护士在制订社区护理计划后，根据计划的要求和具体措施开展护理实践活动。社区居民不仅仅是护理服务的被动接受者，更是护理计划实施过程中的主动参与者。

社区护理实施应具备五大要素：建立组织团队、制订实施进度表、人员培训、质量监控、设备物件与宣传材料。

1. 建立组织团队 成立领导小组，组建多部门多学科协作的工作团队。社区健康项目可涉及单一社区，但有时也包括多个社区甚至跨地域。实施项目的领导小组需根据工作所及的范围和部门来确定。一般地说，领导小组成员应包括计划实施直接有关部门领导和主持实施工作的业务负责人。工作小组成员为社区医护专业技术人员等。在领导小组领导下，卫生、宣传、街道、居委会、妇联等部门，积极协调，相互支持。任何一项社区健康工作都不是哪一个部门能够单独完成的，护士与其他部门卫生人员及非卫生人员协作，共同完成护理计划。

2. 制订实施进度表 实施进度表是项目管理的有力工具。在社区护理干预工作启动以后，各项措施和任务都应以进度表为指导有条不紊地进行，逐步实现工作目标。

进度表每一项具体工作包括：工作内容、工作地点、负责人、经费预算、所需传播材料、所需设备物件、备注等（表 3-12）。

3. 人员培训 除了对社区医护及相关人员进行系统的培养和训练外，人员培训更多的是针对解决特定的社区健康问题的人员进行培训。即根据特定项目的目的、实施策略、干预措施和其他要求而对项目有关人员所进行的一种培训。培训准备工作通常包括制订培训计划、确定学员、落实师资、准备教材、设计培训方法、落实教学场所和设施。

4. 质量监控 质量监控是指利用一系列方法来保证实施过程的质量。内容包括工作进度监测、

Note：

表3-12　项目实施进度表样式

实施时间（2013年1月—2013年12月）												工作内容	负责人	检测指标	预算	特殊需要	备注
1月	2月	3月	4月	5月	6月	7月	8月	9月	10月	11月	12月						
												成立领导小组、工作小组	×××	文件	××	投影仪	会议地点：区政府
												宣传材料制作	×××	印刷材料	××		宣传手册
												社区志愿者培训	×××	通知、名单	××	教材、教师、教室	培训志愿者200名
												社区卫生服务人员培训	×××	通知、名单	××	教材、教师、教室	项目实施社区卫生服务人员
												干预活动	×××	活动记录	××	物件、材料	
												宣传材料发放	×××	活动记录	××		
												过程评价	×××	监测报告	××		
												近期效果评价	×××	评价报告	××		定量调查
												远期效果评价	×××	评价报告	××		定量调查
												总结报告	×××	总结报告	××	电脑	

干预活动质量监测、项目工作人员能力监测、经费使用监测。方法包括记录与报告、召开例会、现场督导、审计等。

5. 设备物件与宣传材料　实施工作需要有一定的物质条件支持，如多媒体教室、投影仪、检查设备、演示模型等。这些设备物件可以来源于多种渠道，有些直接来源于执行机构，有些则需要用项目经费购置，还有些可以从有关单位借用、租用。总之，为了实施计划，所需设备物件应满足工作的需要，同时尽量节约开支。宣传材料有印刷材料和视听材料两种，根据目标人群的特点有针对性地制作、发放以传递健康信息。

三、社区护理评价

社区护理评价（community nursing evaluation）是护理程序的最后一个步骤，也是下一个护理程序的开始。社区护理评价要对整个护理过程进行评价，尤其要对实施护理活动后的效果做出评价，将护理对象的实际状态与护理目标做比较，确定达标的程度。评价并不意味着护理程序的终止，如果目标达到，说明通过护理措施解决了护理问题；如果目标未达到，则要对原因进行分析并重新评估，从而形成护理程序新循环。因此，社区护理干预的有效性依赖于对社区健康的连续性评估，以及根据实际情况的变化对护理计划的不断修改和实施。

（一）社区护理评价分类

社区护理评价分为过程评价和效果评价。

1. 过程评价（process evaluation）　是按护理程序中各个阶段的质量标准加以评价，贯穿于社区护理的全过程。在评估阶段,是否及时、准确、全面地收集社区资料;在确定健康问题阶段,问题是否反映了居民的健康需求,是否明确地提出了问题的原因和相关因素等;在计划、实施阶段,评价是否充分考虑居民的主观能动性和参与意识,是否考虑有效利用社区资源,实施是否按计划进行等。通过评价不断发现问题并解决问题,指导护理活动的不断完善。

2. 效果评价(effectiveness evaluation) 　是针对实施护理活动后的近期和远期效果进行的评价,即评价护理干预是否达到了预期目标。

（二）社区护理评价内容

斯坦霍普与兰卡斯特(Stanhope & Lancaster)2004 年提出了 7 个方面的评价内容:

1. 对干预计划的整体评价 　要评价护理计划的合理性,重新考虑干预计划各阶段的适合性,评价整个干预计划的实施缓解或解决了多少相关的问题。

2. 干预活动的力度 　评价干预活动的力度能否缓解或解决对象群体的健康需求,能否改善对象群体的健康状况。

3. 干预活动的进展 　查看干预活动的进展记录,包括活动的种类、举办次数、参与者数量、举办地点。

4. 费用开支计算 　每次活动的开支,思考是否存在既能减低开支又能达到预期效果的其他方法。

5. 干预计划的效果 　从资源开支角度思考是否有其他较节俭的干预方法;从生产成本的角度思考,如每个病人的费用;从病人所得益处角度思考护理干预行动对病人的真实益处;从病人角度思考,如病人对服务的满意度。

6. 干预计划对有关群体的长远影响 　在干预计划实施期间不断评估有关群体的健康状况,如发病率、死亡率和其他健康指标。

7. 干预计划的持久性 　监测干预计划的财政状况和人员的流动情况。

（三）社区护理评价指标

1. 社区卫生资源的评价指标 　卫生资源包括提供卫生服务的人力、物力、财力,具体分为卫生机构资源、卫生人力资源、病床资源和卫生费用资源。卫生机构资源的评价指标有机构数量和等级;卫生人力资源的评价指标有每千人口医生、护士、药剂师、技师、营养师数,医护比例,卫生技术人员职称、学历构成等;病床资源包括卫生机构病床数、每千人口床位数;卫生费用资源的评价指标包括卫生经费占国民总收入的比例、人均公共卫生费用投入等。

2. 社区卫生服务的评价指标

（1）公共卫生服务指标:①建立居民健康档案情况,如健康档案建档率、电子健康档案建档率、健康档案合格率、健康档案利用率等。②健康教育活动情况,如健康教育活动的执行和健康教育的效果。③预防接种情况,如预防接种建证率、免疫规划接种率、单种疫苗接种率。④重点人群健康管理情况,如儿童、孕产妇、老年人、慢性病病人、精神病病人等健康管理指标。⑤传染病、突发公共卫生事件报告和处理,包括传染病疫情、公共卫生事件信息报告率,报告及时率,以及相应的处理或执行情况。⑥卫生监督协管工作开展比例。⑦计划生育技术指导服务,包括人工流产率、节育率等。

（2）医疗服务指标:社区医疗服务类指标包括诊疗人次数、入院人次数、床位使用率、平均住院日;社区康复服务类包括残疾人普查、功能训练、残疾人建档率等。

（3）中医药服务指标:中医药服务利用情况,如老年人中医体质辨识、儿童中医调养开展情况等。

3. 社区卫生服务费用的评价指标 　投入的费用一般包括直接费用和间接费用。直接费用包括社区卫生服务中心医疗费以及设备费等实际消耗的费用;间接费用包括因疾病造成劳动能力丧失等理论消耗费用。常用的评价方法有成本 - 效果分析、成本 - 效益分析。

4. 社区卫生服务满意度的评价指标 　服务满意度评价包括社区居民对社区护理服务技术的满意度、服务态度的满意度及对社区护理服务价格的满意度等,同时也包括社区护士对本人工作内容的满意度、对本人业务能力的满意度等。

（四）影响社区护理评价的因素

社区护理评价过程中需要用社区护士的观察力、发现问题与分析问题的能力，而且社区护士解决问题的能力也会直接影响到评价的结果。因此，要求护士在工作过程中应用评判性思维对其过程和结果进行评价。

社区护理评价是社区护士对整个社区护理计划实施完成情况的回顾和总结，是社区护理程序的最后一个步骤，也是下一个护理程序的开始或制订下一步社区护理计划的基础。社区护士在护理实践中要重视社区护理评价的作用。

（张婧珺）

思 考 题

1. 简要说明社区诊断与临床诊断的区别。
2. 简述社区护理评估的内容及方法。

Note:

URSING

第四章

社区健康相关行为管理

04章 数字内容

学 习 目 标

知识目标：

1. 掌握健康相关行为概念、类型及影响因素，健康相关行为干预策略；合理营养与平衡膳食的概念及要点；身体活动的概念；烟草依赖、酒精滥用及酒精依赖的概念。

2. 熟悉中国居民膳食要求，社区营养管理实施策略与行动；身体活动分类与身体活动强度；吸烟行为、酒精依赖行为的矫治。

3. 了解社区营养管理实施目标，身体活动强度与健康效益，吸烟、酗酒对健康的危害。

能力目标：

1. 能开展社区营养调查，对社区居民进行营养教育。

2. 能正确实施身体活动水平的测量，并对个体身体活动进行指导。

3. 能应用心理、行为干预方法，对烟草、酒精依赖者进行干预。

素质目标：

认识到做好社区居民健康相关行为管理的重要性，致力于培养居民良好的行为生活方式，提升居民的健康素养。

2018年，WHO非传染性疾病问题独立高级别委员会提交了最新报告，呼吁采取紧急行动以应对慢性非传染性疾病流行。该报告指出，全球每年癌症、糖尿病、肺病和心脏病夺去4 100万人的生命，占全球总死亡数的71%。上述死亡病例中大多与不良健康行为有关，其中约600万人死于与烟草有关的疾病、330万人死于滥用酒精引发的疾病、320万人的死亡原因与缺乏锻炼有关、170万人的死亡原因与高盐饮食有关。据WHO发布的慢性病预防与管理报告，吸烟、酒精滥用、高脂、高盐、高糖饮食等不良生活方式和行为已经成为全球主要的致死原因之一。

请思考：

作为一名社区护士，如何做好社区居民不良生活方式和行为的干预，预防慢性非传染性疾病？

良好的健康状况是人类社会可持续发展的重要资源，促进、维护和恢复居民健康是社区护理的主要目标之一。在社区，要提升居民的健康水平，就要改变人们的不良行为和习惯，用科学的生活方式来预防疾病。

第一节 概　　述

一、相关概念

（一）行为

行为是有机体在内外环境刺激下为适应环境所产生的反应，也是机体为维持个体生存或种族延续，在适应不断变化的环境中所做出的反应。人的行为是指具有认知、思维能力、情感、意志等心理活动的人，对内外环境因素做出的能动反应。这种反应可能是外显的，能被直接观察到，如言谈举止、表情等；也可以是内隐的，不能被直接观察到，如思想、意识等心理活动。

（二）健康行为

健康行为（health behavior）是指人们为了增强体质、维护和促进身心健康和避免疾病而进行的各种活动。狭义的健康行为是指那些对个体健康起直接促进作用的行为，如充足有效的睡眠、均衡的饮食和适量的运动等。

卡索（Kasl）和科博（Cobb）将健康行为定义为以下3类：

1. 预防行为（preventive health behavior）　自认为健康者在无疾病症状情况下所采取的维护健康、预防疾病的行为，如合理运动、心理平衡等。

2. 疾病行为（illness behavior）　不确定是否健康或自我感觉生病者所采取的确定健康状况或寻求恰当治疗的行为，如求助行为等。

3. 患病角色行为（sick-role behavior）　被确诊为有病或自认为患病所采取的恢复健康的行为，包括主动获取治疗、照护、休息等。

（三）健康相关行为

人类个体和/或群体与周围环境互动后产生的行为反应，会直接或间接地与个体本身或他人的健康、疾病有关联，这些对健康有影响的行为即为健康相关行为（health related behavior）。由于行为主体的性质不同，健康相关行为可以表现为个体健康相关行为和团队健康相关行为。

二、健康相关行为的类型及影响因素

健康相关行为根据对行为者自身和他人健康状况的影响，可分为促进健康行为和危害健康行为两大类。

Note:

（一）促进健康行为

促进健康行为（health-promoted behavior）指个体或群体表现出的、客观上有益于自身和他人健康的行为。促进健康行为主要特点包括：①有利性，行为表现有益于自身、他人和整个社会的健康，如不抽烟、不酗酒、合理运动等；②规律性，行为表现有一定的重复性和持久性，如每天按时作息；③和谐性，个体行为既表现出个性，又能根据周围环境调整自身行为，使之与其所处的环境和谐；④一致性，个体外显行为与其内在的心理情绪一致，无矛盾；⑤适宜性，行为的强度能理性地控制，且强度是对健康有利的。促进健康行为可分为5大类：

1. **基本健康行为** 指日常生活中一系列有益于健康的基本行为，如合理营养、积极锻炼、规律作息等。

2. **戒除不良嗜好行为** 指戒除日常生活中对健康有危害的个人偏好，如吸烟、酗酒与滥用药品等。

3. **预警行为** 指对可能发生的危害健康事件预防性行为，以及在事故发生后正确处置的行为，如驾车使用安全带，溺水、车祸等意外事故发生后的自救和他救行为。

4. **避开环境危害行为** 指避免暴露于自然环境与心理社会环境中对健康有害的各种因素，采取措施减轻环境污染，积极应对紧张生活事件等。

5. **合理利用卫生服务行为** 指有效、合理地利用现有卫生保健服务，维护自身健康的行为，如定期体检、预防接种、及时就医、遵从医嘱、积极康复等。

知 识 链 接

健康显著相关简单行为

美国学者布莱斯勒（Breslow）等依据对近7 000人为期五年半的研究，发现了七项与人们期望寿命和良好健康显著相关的简单而基本的行为。它们是：每日正常而规律的三餐，避免零食；每天吃早餐；每周2～3次的适量运动；适当的睡眠（每晚7～8小时）；不吸烟；保持适当的体重；不饮酒或少饮酒。

（二）健康危险行为

健康危险行为（health-risky behavior）是指个人或群体在偏离个人、家庭、学校、社会的期望方向上表现出来的，对健康造成直接或者间接损害的行为。主要特点：①危害性，行为对自身、他人、乃至社会的健康有直接或间接的危害。②稳定性，行为非偶然发生，有一定的强度和持续时间。③习得性，危害健康的行为都是在个体后天的生活经历中学会的。

危害健康的行为可以分为以下四类：

1. **不良生活方式与习惯** 指一组习以为常的、对健康有害的行为习惯，如吸烟、酗酒、缺乏运动锻炼、高盐高脂饮食等。不良的生活方式与肥胖、心血管系统疾病、早衰、癌症等的发生关系密切。

2. **致病行为模式** 指导致特异性疾病发生的行为模式，如A型行为模式是一种与冠心病密切相关的行为模式，其核心表现为不耐烦和敌意。具有A型行为者冠心病的发生率、复发率和死亡率均显著地高于非A型行为者。C型行为模式是一种与肿瘤发生有关的行为模式，其核心行为表现是情绪过分压抑和自我克制，爱生闷气。C型行为者宫颈癌、胃癌、结肠癌、肝癌、恶性黑色素瘤的发生率高出其他人群3倍左右。

3. **不良疾病行为** 指个体从感知到自身有病到疾病全过程所表现出来的一系列行为。如疑病、恐惧、讳疾忌医、迷信、自暴自弃等。

4. **违反社会法律、道德的危害健康行为** 指直接危害个人健康，又严重影响社会健康与正常的社会秩序的行为。如吸毒、性乱等。

（三）健康相关行为的影响因素

人类的健康行为不是先天就具备的，大多数属于后天习得性行为，分析并理解健康行为的各种影响因素，有助于促进有利于健康行为的形成和巩固。健康相关行为的影响因素主要包括：

1. **个人因素** 包括行为者自身的需求、认知水平、对特定人、事物的态度和情感、意志力等四个方面。

2. **家庭因素** 家庭成员之间的相互影响，包括祖父母、父母与子女之间的相互影响，夫妻以及子女间的相互影响等，这些影响常导致家庭成员之间健康行为的相似度高于非家庭成员，出现健康状况的"家庭聚集现象"。

3. **社会环境因素** 社会环境因素的范围较广，包括经济、人口、文化、法律法规、社会制度、风俗习惯、就业情况、自然条件、人工设施等。

4. **教育与学习因素** 在行为发展的早期阶段，模仿是学习的重要方式，但行为发展进入自主阶段后，单纯的模仿就不够了，需通过系统教育和强化来学习。这种较高层次的学习过程比较复杂，主要是在教育者的启发下，使学习者全面理解和认识目标行为，使之对行为习得的需要上升到理性层面，再实现主动的行为学习，并使这些行为在不断的强化中得以巩固。

5. **大众传媒与新媒体** 大众传媒信息量大，传播速度快，覆盖面广，在社区形成强有力的信息环境，对居民的健康行为形成的影响具有较大作用，而新媒体的出现又为健康传播提供了新的信息平台。

三、健康相关行为改变理论

健康相关行为的改变是一个相当复杂的过程。近年来，行为科学在我国迅速发展，涉及与健康相关行为的发生、发展动力、转变过程和内外影响因素作用机制的相关理论很多，以期改变人们的健康相关行为，促进人类健康。根据行为生态学模型，将健康行为改变理论分为个体、人际、群体和社会三个水平。应用于个体水平的理论模式主要有健康信念模型、理性行为与计划行为理论、行为转变阶段模式等；应用于人际水平的理论模式主要有社会认知理论、社会网络和社会支持理论、紧张和应对互动模型等；应用于群体和社区的理论模式主要有组织机构改变理论、社区与社区建设理论、创新扩散理论等。

四、社区健康相关行为干预策略

（一）群体干预

群体干预主要是借助社区群体的力量，充分利用群体有群体目标、有组织等优势来促使社区居民健康相关行为的形成。社区中的家庭、居民小组，或者基于某一特定目标而组织起来的活动团队，如社区慢性病病人互助小组、社区健康俱乐部等，都可以作为基本单位开展群体干预活动。实践证明，一些人的行为和态度，如不合理饮食习惯、烟酒嗜好、缺乏运动等，在家人、同伴和朋友的帮助、督促和支持下，更容易做出改变。群体行为干预的基本策略有：

1. **建立规范** 群体中成员可以共同制定出大家必须遵守的一些规则作为行动规范。群体归属感和集体荣誉感使群体成员受到群体规范的制约，形成群体压力。当有违背者出现时，可以及时运用群体压力予以纠正或给予惩罚。

2. **树立榜样** 在具有群体归属感和集体荣誉感的群体环境中，态度积极坚定、技能掌握较快、率先改变行为的个体可能成为群体中的骨干，能起到示范与引领他人共同行动的作用。这种作用联合群体压力，能有效地促使群体中的个体形成健康行为，改变危险行为。

3. **增强凝聚力** 确立共同目标，集体决策，提高参与意识。同时，重视沟通交流，增进彼此了解，团结互助，共同进步，促成和巩固群体成员健康行为。

Note：

4. 支持强化　在群体间引入竞争和评价机制，评价可以总结成功的经验，发现存在的问题，以物质和精神奖励等激励行为干预取得良好效果的群体，督促还存在差距的群体，最终达到增强健康的目的。

（二）个体干预

行为是一个动态变化的过程。根据行为改变阶段理论，一个人的行为改变过程必须经历几个阶段，各个阶段有不同的心理需求。个体干预是指针对个体需求提供不同的干预措施，以促使干预对象向采纳健康的行为转变。

1. 个体干预过程中的总体策略　首先，要了解干预对象各自的状态和愿望，紧密结合其日常生活，确立个体化行为改变目标。其次，根据干预对象行为改变所处阶段，每阶段针对一个主要问题，制订具体化干预方案。最后，方案实施后要采取人性化管理措施，循序渐进、逐步改善，定期随访、指导督促，点滴做起，持之以恒。

2. 针对不同行为改变阶段心理发展特点的干预策略　行为转变阶段模式认为行为转变是一个复杂、渐进、连续的过程，强调个人的决策能力在行为变化过程中的影响。因此，应分析干预对象行为改变所处的不同阶段，制订相应干预策略，才能取得良好的效果。第一阶段即无意识阶段（对问题尚无了解，无心理准备）：提供信息，提高认识；第二阶段即有意识阶段（已认识到问题，引起关注但犹豫不决）：提高认识，激发动机；第三阶段即准备阶段（形成态度，做出承诺）：提供方法，鼓励尝试，环境支持；第四阶段即行动阶段（已经尝试新的行为）：支持鼓励，加以强化，环境支持；第五阶段即维持阶段（已经采纳新的行为）：不断支持和强化，预防复发。

第二节　营养膳食行为干预

合理膳食是健康的基础。研究结果显示，饮食风险因素导致的疾病负担占到15.9%，已成为影响人群健康的主要危险因素。然而，社区居民的不良饮食行为却普遍存在，由此引发心脑血管疾病、恶性肿瘤、代谢性疾病等健康问题也日益凸显。因此，开展有针对性的社区人群营养监测，并给予不同人群的营养健康与膳食指导，对促进居民合理膳食具有重要意义。

一、合理营养与平衡膳食

（一）合理营养

1. 合理营养（rational nutrition）　合理营养是指能够全面提供符合营养与卫生要求的营养，即促进人体正常的生长发育和保持良好的健康状态的营养状况。合理膳食的基本要求：①能保证供给必需的能量和各种营养素，且各种营养素间的比例平衡。②通过合理加工烹调，尽可能减少食物各种营养素的损失，提高其消化吸收率。③改善食物的感官性状，使其多样化，促进食欲，满足饱腹感。④食物本身清洁卫生，食之无害。⑤膳食制度要科学合理，三餐定时定量，分配合理，一般早、中、晚餐的能量分别占一天总能量的30%、40%、30%为宜。

2. 居民膳食营养素参考摄入量（dietary reference intakes，DRIs）　是指为了保证人体合理摄入营养素而设定的每日平均膳食营养素摄入量的一组参考值，其评价膳食营养素供给量能否满足人体需要、是否存在过量摄入风险以及有利于预防某些慢性非传染性疾病的一组参考值。包括：平均需要量（estimated average requirement，EAR）、推荐摄入量（recommended nutrient intake，RNI）、适宜摄入量（adequate intake，AI）、可耐受最高摄入量（tolerable upper intake level，UL）、宏量营养素可接受范围（acceptable macronutrient distribution ranges，AMDR）、预防非传染性慢性病的建议摄入量（proposed intakes for prevention non-communicable chronic diseases，PI-NCD，简称建议摄入量）、某些膳食成分的特定建议值（specific proposed levels，SPL）等。目前，各国在修订或制订膳食标准时，基本上使用相同的制订框架和上述参考值术语。

（二）平衡膳食

平衡膳食（balanced diet）是指食物中所含的营养素种类齐全、数量充足、比例恰当，膳食中所供给的营养素和能量与机体的需求保持平衡。包括：①营养素的平衡，氨基酸平衡、能力营养素平衡、酸碱平衡以及各种营养素摄入量之间的平衡。②机体摄取的能量及各种营养素能满足人体的生长发育、生理及体力活动的需要，且各种营养素之间保持适当比例以利于营养素的吸收和利用。③养成良好进食的习惯和行为，做到合理烹调食物，鼓励愉快进餐，保持食品安全和就餐环境安静。平衡膳食是实现合理营养的根本途径。

二、社区人群营养调查与评价

（一）营养调查的内容

社区人群营养调查的目的是掌握社区人群或个体膳食营养的摄入情况、营养状况与健康的关系、存在的营养问题、建立营养监测系统等，从而提出改进的方法与建议，促进平衡膳食、合理营养，保障居民健康。社区营养调查的内容有社区基础资料调查、膳食调查、营养状况的体格检查、人体营养水平的生化检验等。

1. 社区基础资料调查 社区的基础资料调查包括：①社区人口组成，如居民的年龄、性别、职业等，有助于评估当地的食物需要量和营养不良的发生状况。②社区居民的健康状况，如不同年龄的身高、体重和其他体格测量资料，与营养有关的疾病发生率、死亡率和死亡原因等资料。③经济状况，通过居民的职业、收入情况等帮助了解当地居民的购买力。④生活方式，如居民的个人卫生状况，饮食行为、吸烟、饮酒等个人嗜好等，有助于了解影响个人营养状况的因素。⑤宗教信仰，不同宗教信仰人群所消耗的食物品种及差别。⑥文化教育程度，可以为开展有针对性的营养教育宣传提供依据。

除以上资料，还应了解社区的供水情况、可能的资金来源等，以及当地正在执行的规划和社区服务设施中，有哪些可以利用的资源可以服务于社区营养工作。

2. 膳食调查 膳食调查是营养调查的基本组成部分，可以了解调查对象的膳食摄入量和食物过程，与供给量进行比较，从而评定营养需求的满足程度，常见的膳食调查方法包括称重法、记账法、询问法（24小时回顾法）等。

3. 营养状况的体格检查 人体的体格检查资料可作为营养状况的综合判断指标，主要包括身高、体重、胸围、腰围、臀围和皮褶厚度等。常用的指标有体重指数（BMI）、上臂肌围、皮褶厚度等。体格检查的优点是简单易行，适用于大规模人群的营养调查。

4. 人体营养水平的生化检验 人体营养水平的生化检验指标可客观反映营养缺乏的程度。如血液营养成分的水平检测，尿液营养成分排出的速率和代谢产物检测，人体血总蛋白、转铁蛋白、视黄醇蛋白测定，血或头发微量元素检测，如检测人体血维生素 A、维生素 C、维生素 E 的水平和尿维生素 B_1、维生素 B_2 水平，血或头发的锌、铬含量等。

除上述方法外，还可以采用营养计算器软件计算方法。将食物的种类及质量输入营养计算器软件，可快速计算食物的膳食营养素的量，分析每日营养素的摄入状况。目前，主要应用于膳食营养调查、营养标签制作和日常营养监测等。

（二）营养调查的评价

营养评价是把营养和健康调查的数据，包括膳食营养、营养状况的体格检查及营养水平的生活检测结果等进行综合评价，并客观地对调查对象的营养问题提出解决方案，为营养干预提供科学依据。

1. 膳食营养评价内容 包括食物构成和摄入能量以及各种营养素的供给量。膳食的结构模式应坚持以谷类食物及植物性食物为主，合理搭配蔬菜、肉类、豆类、乳类食物。能量及各种营养素的摄入量至少应占膳食营养素参考摄入量的90%，低于膳食营养素参考摄入量的80%为供给不足，长期供给不足将会导致营养不良；低于参考摄入量的60%为缺乏，将有损于身体。能量来源于碳水化合物、蛋白质、脂肪，其比例分别占总能量的 55%～65%、10%～15%、20%～30%。儿童的蛋白质、脂肪比例可适当增加。尤其是蛋白质的营养评价，要注意动物蛋白质和豆类蛋白质需占蛋白质总量的 1/3 以上，以发挥蛋白质的氨基酸互补作用。

2. 营养状况体检评价

（1）身高：虽然与遗传有关，但可作为反映营养状况的参考指标。参考计算公式：

身高（cm）=（年龄－2）×5＋85 或身高（cm）=年龄×5＋75

（2）体重：按年龄的体重计算公式计算。

婴儿：＜6 月龄体重（kg）=出生体重（kg）+月龄×0.7

6 月龄～1 岁体重（kg）=出生体重（kg）+6×0.7+（月龄－6）×0.5

2～12 岁儿童体重（kg）=（年龄－2）×2＋12 或体重（kg）=年龄×2＋8

成人：体重指数（BMI）=体重（kg）/[身高（m）]^2

标准体重（kg）=身高（cm）－105 或标准体重（kg）=[身高（cm）－100]×0.9

体重既能反映营养情况，又便于操作，常应用于评价个人或群体的营养状况。对儿童的生长发育程度，体重也是一个重要的评价指标。实际体重低于标准体重的 60% 为严重营养不良，在 60%～80% 的为中度营养不良，在 80%～90% 为轻度营养不良，在标准体重的 90%～110% 为正常，＞20% 为肥胖。成人体重指数：18.5～23.9 为正常，17.0～18.4 为轻度消瘦，24～27.9 为超重，28～32 为肥胖，＞32 为非常肥胖。

（3）体脂：成人三头肌皮脂厚度正常标准值：男性 12.5mm，女性 16.5mm；上臂肌围正常标准值：男性 25.3cm，女性 23.2cm。上臂肌围＝上臂围（cm）－3.14×头肌皮脂厚度（cm）。

3. 营养水平的生化评价 生化检测结果可早期发现体内的营养素处于正常、缺乏、过剩及储备水平，有利于及时采取膳食调整，进行营养干预。必要时口服维生素、微量元素等制剂。如血清总蛋白的评价：成人正常值应大于 6.5g/100ml，若低于 6.0g/100ml 为缺乏，在（6.0～6.4）g/100ml 为不足。

三、社区人群的营养干预

（一）社区营养管理

社区营养管理（community nutrition management）是以社区居民为对象，对营养与健康和疾病的危险因素进行检测、评估和干预的管理过程。社区营养管理的主要工作包括四个方面：①了解社区人群营养和健康状况及其影响因素。②持续进行社区营养监测、干预和评价。③积极实施社区营养改善措施，如改善卫生条件、改善家庭的食品安全、补充营养素防治营养缺乏、调整膳食结构预防慢性病等。④社区营养教育和咨询服务。社区营养管理要坚持政府引导的原则，整合资源、完善制度、健全体系、营造全社会共同参与国民营养健康工作的政策环境；加强适宜技术的研发和应用，提高国民营养健康素养；充分发挥社区营养相关专业学术团队、行业协会等社会组织，以及企业、个人在实施居民营养管理中的重要作用。为提高居民营养健康水平，国务院办公厅印发《国民营养计划（2017—2030 年）》（国办发〔2017〕60 号）（以下简称《计划》），明确了国民营养管理的主要目标和实施策略。

《计划》提出了六项具体行动：①生命早期 1 000 天营养健康行动，提高孕产妇、婴幼儿的营养健康水平。②学生营养改善行动，包括指导学生营养就餐，超重、肥胖干预等内容。③老年人群营养改善行动，采取多种措施满足老年人群营养改善需求，促进"健康老龄化"。④贫困地区营养干预行动，采取干预、防控、指导等措施切实改善贫困地区人群营养现状。⑤吃动平衡行动，推广健康生活方式，开展以"三减三健"为重点的专项行动，即减盐、减油、减糖、健康口腔、健康体重、健康骨骼。⑥对成年人超重、肥胖者进行饮食和运动干预，构建以预防为主、防治结合的营养运动健康管理模式。

（二）社区营养教育

营养教育（nutrition education）是健康教育的一个分支和组成部分。WHO 将营养教育定义为"通过改变人们的饮食行为而达到改善营养状况目的的一种有计划的活动"。营养教育的目的在于提高社区各类人群对营养与健康的认识，消除或减少不利于健康的饮食营养因素，改善营养状况，预防营养性疾病的发生，从而提高居民的健康水平和生活质量。社区营养教育的途径多、成本低、覆盖面广，对预防营养缺乏病和慢性非传染性疾病具有重要意义。

> **知 识 链 接**
>
> **健康指导**
>
> 健康指导（health coaching）是一项提供者可以帮助参与者改变与生活方式有关的行为，以改善健康状况和生活质量，建立并实现健康促进的目标的服务。内容包括以参与者为中心，帮助其确立自己的健康目标，建立行动计划，进行自我监测，并进行行为改变过程反思，促进健康行为持续改进。多项研究显示，进行 3 个月以上的健康指导并采取多项健康指导策略，可显著改善健康行为，提高生活质量。

第三节　身体活动行为干预

据 WHO 报道，全球人口的 17.1% 缺乏身体活动，40.6% 身体活动不足。我国 2014 年全民健身活动状况调查显示：城乡社区居民经常参加体育锻炼的比例为 33.9%，缺乏身体活动成为慢性病发生的主要原因之一。定期适量进行身体活动有助于预防和改善超重和肥胖及高血压、心脏病、卒中、糖尿病等慢性病，并能促进精神健康。因此，给予社区居民身体活动的科学指导，积极挖掘日常生活、工作、娱乐、交通等身体活动方式对健康的增益效应，将有利于居民掌握规律性身体活动的正确方法，提高健康水平。

一、身体活动与健康

（一）相关概念

1. 身体活动（physical activity，PA）　是指由于骨骼肌收缩产生机体能量消耗增加的活动，泛指能导致能量消耗的一切与身体动作有关的活动。进行身体活动时，人体的反应包括心跳、呼吸加快，循环血量增加，代谢和产热加速等，这些是身体活动产生健康效益的生理基础。

2. 身体运动　是身体活动中的一种，又称为"体育锻炼"，通常是指有计划、有组织、重复性的身体活动。

（二）身体活动的分类

身体活动可以有多种分类方法，通常按日常活动和能力代谢方式分类。

1. 按日常活动分类　根据身体活动的特点和内容，可分为职业性身体活动、交通往来性身体活动、家务性身体活动和运动锻炼性身体活动四类。运动锻炼性身体活动，属于休闲活动的一种形式。应大力提倡通过运动锻炼弥补人们身体活动量的不足。

2. 按能量代谢分类　人体通过营养物质的摄入和能量消耗来维持能量代谢的平衡。能量消耗主要包括基础代谢、身体活动和食物生热效应三方面，其中身体活动是能量代谢途径中可变性最大的部分，也是影响能量代谢平衡状态的关键。身体活动的本质是肌肉收缩做功。肌肉收缩的直接能量来源是三磷酸腺苷（ATP），ATP 的供应途径主要分为无氧和有氧两种过程。因此，身体活动可分为有氧代谢运动和无氧代谢运动，简称有氧运动和无氧运动。

Note:

（1）有氧运动：指躯干、四肢等大肌肉群参与为主的、有节律、时间较长、能够维持在一个稳定状态的身体活动（如慢跑、步行、骑车、游泳等）。有氧代谢为主要供能途径，有助于增进心肺功能、降低血压和血糖、增加胰岛素敏感性、改善血脂和内分泌系统的调节功能，提高骨密度、减少体内脂肪蓄积、控制体重。

（2）无氧运动：指以无氧代谢为主要供能途径的身体活动，一般为肌肉的强力收缩活动，因此不能维持一个稳定的状态（如短跑、举重、跳远、拔河、俯卧撑、肌肉训练等）。运动中用力肌群的能量主要靠无氧酵解供应。无氧运动也可发生在有氧运动末期，是抗阻力肌肉力量训练的主要形式。无氧运动同样有促进心血管健康和改善血糖调节能力等方面的作用，特别是对骨骼、关节和肌肉的强壮作用更大，不仅可以延缓身体运动功能丧失，还有助于预防骨折和跌倒及其造成的伤害，也有助于多种慢性疾病的预防控制。

3. **其他分类** 根据生理功能和运动方式，身体活动还可以有以下类别：

（1）关节柔韧性活动：指通过躯体或四肢的伸展、屈曲和旋转活动，锻炼关节的柔韧性和灵活性。由于对循环、呼吸和肌肉的负荷小，能量消耗低，故有助于预防跌倒和外伤，提高生活质量。

（2）抗阻力活动：指肌肉对抗阻力的重复运动，具有保持或增强肌肉力量、体积和耐力的作用，如举哑铃、沙袋、弹力等健身器械，俯卧撑、引体向上等，有助于保持和促进代谢，改善血糖调节能力，对骨骼系统形成的机械刺激也有益于骨健康，可以延缓肌肉萎缩引起的力量降低。

（3）身体平衡和协调性练习：指改善人体平衡和协调性的活动，如体操、拳操、舞蹈等，可以改善人体运动能力、预防跌倒和外伤，提高生活质量。

（三）身体活动强度

身体活动强度（intensity of physical activity）指单位时间内身体活动的能耗水平或对人体生理刺激的程度。身体活动强度可以从生理反应和物理学两个角度来衡量。身体活动者的生理反应，包括主观性反应指标如疲劳感，客观性指标如心率等。根据生理反应测定的身体活动强度，称为相对强度或生理强度；从物理学角度衡量，而不考虑个体的生理反应，即根据身体活动的绝对物理负荷量测定的身体活动强度，称为绝对强度或物理强度。身体活动指导中，通常将身体活动强度分为低、中、高3个级别，也有分为低、中、高、极高4个级别者（表4-1）。

表4-1 运动强度分级

运动强度	相当于最大心率百分数/%	自我感知运动强度/RPE	代谢当量/MET	相当于最大耗氧量/VO₂max%
低强度	40～60	较轻	<3	<40
中强度	60～70	稍累	3～6	40～60
高强度	71～85	累	7～9	60～75
极高强度	>85	很累	10～11	>75

1. **绝对强度** 有氧运动时，绝对强度表现为单位时间能量消耗量（如每千克体重每分钟耗氧量）。代谢当量（metabolism equivalent, MET）指相对于安静休息时身体活动的能量代谢水平。1MET相当于每分钟每千克体重消耗3.5ml氧，或每千克体重每分钟1.05kcal（44kJ）能量的活动强度。代谢当量是目前国际上反映身体活动绝对强度的常用单位。一般以大于等于6MET为高强度；3～5.9MET为中等强度；1.1～2.9MET为低强度。

2. **相对强度** 有氧运动时，生理强度常表达为个人最大耗氧量或最大心率的百分比。在一定条件下，身体活动的能耗水平与个体耗氧量或心率水平相关。成年人安静时的正常心率有显著的个体差异。健康成人的正常心率为60～100次/min。通常情况个体的最大心率可以用公式进行简单的估计：最大心率＝220－年龄。一般认为当心率达到最大心率的60%～75%时，身体活动水平达到了中等强度。

Note：

相对强度也可表达为自我感知运动强度（ratings of perceived exertion, RPE）。它以个体主观用力和疲劳感的程度来判断身体活动的强度。可通过 0～10 级 RPE 量表测量。0 级：休息状态，1～2 级：感觉弱或很弱，3～4 级感觉温和，5～6 级：中等，7～8 级：疲惫感，9～10 级：非常疲惫。其中 5～6 级表示达到了自我感知或主观用力的中等强度活动水平。

在考虑个体活动强度时，应以相对强度（如心率）为尺度，结合个人的运动反应和自我感知掌握，这不仅有利于预防运动意外伤害的发生，更有助于提高干预的依从性；由于个人条件不同，身体活动均应遵从循序渐进的原则。

二、身体活动水平的测量与评价

（一）身体活动水平的测量

身体活动的测量方法可分为两类，一类是借助于一些仪器、试剂进行测量的客观测量方法；另一类是以身体活动问卷为主要形式的主观测量方法。客观测量方法是从身体活动能量消耗角度对身体活动进行测量；主观测量法主要从身体活动的强度、频率和每次活动持续的时间 3 个方面来测量身体活动。

1. 体质测量

（1）身体形体和发育水平：常用衡量指标有身高、体重、体重指数、身体成分、躯干和肢体围度等。

（2）身体功能：常用衡量指标有心率 / 最大心率、血压、肺活量（反映人体肺的容积和扩张能力）、最大摄氧量（反映机体心肺功能水平）等。

（3）身体素质：身体活动的基本能力，主要衡量指标包括力量、耐力、灵敏性、柔韧性、协调能力等。

2. 日常身体活动水平的测量

（1）行为观察法：记录观察对象的相关身体活动的信息，如身体活动的类型、频率、强度和活动时间等。根据这些信息，对照各种活动的能力消耗表，计算出观察对象在一段时间内的能力消耗，依此判断观察对象的身体活动水平。

（2）心率监测法：心率是一个简单的测量方法，其原理是依据心率和耗氧量的线性关系来推测耗氧量，进而计算身体活动的能量消耗。不同的心率反映不同的身体活动水平，进而提示不同的健康效应：①心率在 110 次 /min 以下时，机体的血压、心电图等多项指标不会有明显变化，健康效应不明显；②心率在 130 次 /min 时，每搏输出量接近和达到一般人的最佳状态，促进健康效应明显；③心率在 150 次 /min 时，每搏输出量开始缓慢下降，当心率增加到 160～170 次 /min 之间时，虽无不良的异常反应，但已不能显示出更好的健康效应。

目前，心率记录设备体积小，不影响受试者的活动。但是，心率监测法也有明显缺陷：①容易受到环境温度、湿度、情绪变化和身体姿势的影响，单纯记录心率的方法不够准确。②对低水平的身体活动如步行测量结果不准确。

（3）双标水法：由 Lifson（利夫森）和他的同事共同提出并于 1982 年第一次应用于人类研究。此方法是使受试者服用经非放射性同位素 ^{2}H 和 ^{18}O 双重标记的水，通过测量尿液中同位素的含量，得到 ^{2}H 和 ^{18}O 的代谢速率，从而计算 CO_2 生成率和 O_2 消耗量（VO_2），得出单位时间的能量消耗，结合人体基础代谢率，就可以计算出身体活动消耗。双标水法测量准确、无毒副作用，而且不影响受试者的日常活动，所以一直被认为是身体活动测量的"金标准"。该方法适用于多种人群，如早产儿、病人、儿童、肥胖人群以及老年人群等，但是由于 ^{2}H 和 ^{18}O 价格昂贵，不适合在大人群中应用。

（4）运动传感器：通过感应肢体或躯体的运动或加速度来测量身体活动。常见的运动传感器为计步器和加速度传感器。

1）计步器：是机械式步伐计数器，可以感应垂直方向的运动，当人们以正常的步速行走时，计步器能够精确记录行走的步数，并可推算能量消耗。计步器不能记录非步伐的动作如骑车，不能测量不同速度的跑步和慢走时的能量消耗，不适合测量行走缓慢或步态失调的老年人。用计步器来估计运动量的大小，精确性和可靠性都较差，但其操作简单、易掌握，适合大样本人群的身体活动水平测量。

2）加速度传感器：是更为复杂的运动传感器，通过感应水平、侧面和垂直方向的加速度来测量身体活动的频率和强度。与计步器相比，加速度计的优点是可以提供活动强度和频率等信息，其输出结果更能反映人体的真实活动情况，但加速度计对上楼梯、骑自行车和搬运物体等非全身运动的测量不准确。

（二）身体活动水平的评价

身体活动评价方法与测量方法相关，对于使用双标水法等客观测量方法，评价时一般用身体活动水平作为评价指标；对于使用调查问卷的主观测量方法，一般通过身体活动强度、频率和每项活动持续时间进行分级。

1. 身体活动水平（physical activity level，PAL）　是对个体身体活动评价的指标，用公式表示为：PAL＝总能量消耗（TEE）/基础代谢能量消耗（BMR）。WHO 对身体活动的分级为轻身体活动：PAL 值 1.40～1.69；中等身体活动：PAL 值 1.70～1.99；剧烈身体活动：PAL 值 2.00～2.40。

2. 问卷身体活动评价方法　使用调查问卷也可以计算每周身体活动能量消耗，每周身体活动能量消耗＝身体活动强度×每周活动天数×每天活动时间。后两个变量可以通过受试者回忆得到，而身体活动强度则通过 MET、主观感觉、最大心率的方法获得。

国际身体活动问卷（IPAQ）（表 4-2）常用于对身体活动水平进行全面、准确的评价，其在对身体活动进行评价时，不仅关注身体活动的能量消耗，而且重视活动的频率和每天活动时间。研究表明：与活动强度相比，每周活动时间在减轻体重方面效果更显著。

表 4-2　IPAQ 身体活动评价标准

分级	标准
不足	不符合以下两级分类标准的活动
中等	符合以下任一项者： ①高强度身体活动每周≥3 天，每天≥20 分钟 ②中等强度身体活动和/或步行每周≥5 天，每天≥30 分钟 ③步行/骑自行车＋中等强度身体活动＋高强度身体活动＋重度/中等强度家务劳动每周≥5 天，且以上活动累计 MET－分钟/周≥600MET－分钟/周
充分	符合以下任一项者： ①高强度身体活动≥3 天，且高强度身体活动 MET－分钟/周≥1 500MET－分钟/周 ②步行/骑自行车＋中等强度身体活动＋高强度身体活动＋重度/中等强度家务劳动≥7 天，且以上活动累计 MET－分钟/周≥3 000MET－分钟/周

三、个体的身体活动指导

对个体身体活动进行指导之前，应进行个体健康状况和运动能力评估，并根据此制订相应的活动计划。活动内容可结合个人现有运动技能和兴趣爱好选择，活动量的安排则应参照个人体质和目前活动量水平。对个人身体活动的指导，主要包括以下几个方面：

1. 身体活动前的准备

（1）健康状况和运动能力的评估：通过收集病史、症状、体征等信息进行筛查，对个体健康状况和运动能力做出基本判断。必要时进行有关的医学检查。结合个人日常生活工作中现有活动内容和活动量对个人体质做出基本判断，然后根据个人体质与现有运动技能，选择活动内容及安排活动量。

（2）制订活动计划

1）基本信息收集：个人身体活动史、体质状况、兴趣和爱好、运动禁忌、运动环境等信息。

2）身体活动目标量：根据个人情况设定阶段目标，实施过程中依据个人的活动反应适时调整。

Note:

3）活动形式：以有氧耐力运动为主，结合抗阻力、关节柔韧性和日常生活中的身体活动。

4）活动强度和时间：有氧耐力运动应达到相对强度中等或以上。运动时间通常以一周为单位进行累计。累计时间和频率因强度而动，即强度大的活动，累计时间可短，频度可低；强度小的活动，累计时间应长，频度要更高。

5）活动进度：久坐少动的个体如开始参加规律的运动锻炼，在考虑个人的体质、健康状况、年龄以及身体活动量，制订阶段目标和总目标后，应以日常身体活动水平为基础，循序渐进地增加活动量、强度、时间和频度。

6）意外情况和不适的预防及处理：如出现外伤、晕厥等意外及不适症状，应视具体情况，制订预防和采取应急处理措施，并相应调整活动安排。

2. 身体活动中的反应　人体承受体力负荷时，心血管、呼吸、神经、肌肉骨骼关节系统和代谢过程等都会发生反应性变化。这些变化与体力负荷量、机体对体力负荷的适应程度、身体运动素质、个人健康和疾病状况等多种因素有关。应通过测量和分析这些变化，了解机体对其所承受体力负荷的耐受、适应程度，并据此判断产生的健康效益和存在伤害风险的可能性。

一般健康人可以根据活动中的心率来感觉和控制强度，但对于老年人和体质较差者，则应结合自己的体质和感觉来确定强度。对于曾发生过心血管急性事件的高危个体，如增加运动量时，需要了解和观察运动反应情况，一旦出现不适症状，要及时调整。中等强度的运动心率一般应达到150 - 年龄（次/min），除体质较好者外，运动心率一般不宜超过170 - 年龄（次/min）。

3. 身体活动后的恢复　疲劳、恢复和适应是人体身体活动过程中的三个关键环节。体力负荷使人体产生疲劳，停止活动后疲劳逐渐缓解。机体经历从疲劳到恢复的过程后，会对一定体力负荷逐渐适应。合理的身体活动计划应循序渐进地增加活动量、使机体能逐渐适应，运动后疲劳能够及时恢复。通过疲劳和恢复中各种生理、生化指标的变化，可及时对个体身体活动反应做出判断，并相应调整活动量目标以及活动形式、强度、时间、频度和总量等。

4. 身体活动伤害的预防　身体活动伤害是指活动中和活动后发生的疾病，如外伤和急性心血管事件。运动锻炼的风险与效益并存，有益健康的身体活动必须适度。因此，确定个体身体活动应权衡利弊，要采取措施取得最大利益，这些措施包括制订合理的身体活动计划、活动过程中采取安全措施、定期进行健康评估等。

平常很少活动的人、中老年人、患有疾病的人，在开始锻炼和增加活动量之前，需进行健康和运动能力评估，以降低发生运动伤害的风险。锻炼中注意量力而行、循序渐进、有必要的保护措施，如掌握安全注意事项、自我监测运动中不适症状，以及发生意外时的应急处置技能等。

第四节　烟酒消费行为干预

据2020年中国成年人烟草调查报告显示：我国15岁以上人群吸烟率为27.7%，即目前吸烟人数已达到3.16亿，约7.8亿人（68.1%）非吸烟者遭受二手烟的危害。烟草烟雾中含有多种已知的致癌物，有充分证据表明吸烟可以导致多种恶性肿瘤，还会导致呼吸系统和心脑血管系统等多个系统疾病，烟草对健康的危害已成为当今世界严重的公共卫生问题之一。戒烟是减少烟草所致危害的最有效方法。适量饮酒有助于健康，但近年来与酗酒相关的医学问题和社会问题也呈逐渐上升趋势。指导社区居民采用科学的方法戒烟限酒，将有助于提高居民的健康水平和生活质量。

一、吸烟与健康

烟草在不完全燃烧的过程中发生一系列的合成和分解反应，形成大量新物质，主要包括尼古丁、烟焦油、一氧化碳、放射性物质等一系列有毒物质。不仅对吸烟者本人，而且会对周围人群产生健康危害。

（一）吸烟对健康的危害

1. 主动吸烟的健康危害

（1）直接危害生命：动物实验结果显示，给强壮的马匹注射 8ml 尼古丁，马就会立即死亡；而 1 滴尼古丁注射到静脉，即可达到幼犬的致死量。

（2）破坏人体的营养成分：尼古丁对维生素 C 有直接的破坏作用，吸烟可以阻止人体对维生素 C 的吸收。而人体长期缺乏维生素 C 则有患维生素 C 缺乏症的风险。

（3）诱发多种疾病

1）癌症：吸烟是肺癌的重要致病因素之一，特别是鳞状细胞癌和小细胞未分化癌。吸烟者患肺癌的危险性是不吸烟者的 4～10 倍。同时，吸烟还是喉癌、唇癌、舌癌、口腔癌、食管癌、结肠癌、胰腺癌、膀胱癌等多种癌症的危险因素。烟雾中致癌物质还能通过胎盘影响胎儿，促使子代的癌症发病率显著增高。

2）心脑血管疾病：吸烟是心脑血管疾病的主要危险因素，吸烟者的高血压、脑血管及周围血管病的发病率均明显升高。此外，吸烟者易患闭塞性动脉硬化症和闭塞性血栓性动脉炎。

3）呼吸道疾病：吸烟可引起慢性阻塞性肺疾病，最终导致肺源性心脏病。吸烟还是慢性支气管炎、肺气肿和慢性气道阻塞的主要诱因之一。

2. 被动吸烟的危害

被动吸烟是指生活和工作在吸烟者周围的人们，不自觉地吸进烟雾尘粒和各种有毒物质。与吸烟者相比，被动吸烟者吸入烟焦油含量多 1 倍、苯并芘含量多 2 倍、一氧化碳多 4 倍。研究发现，经常在工作场所被动吸烟的女性，其冠心病发病率明显升高；而被动吸烟的男性，其阳痿发病率也明显高于没有或很少被动吸烟者。孕妇被动吸烟，可以影响胎儿正常生长发育；吸烟家庭儿童的呼吸道疾病发病率明显升高。

（二）烟草依赖的成因

1. 烟草依赖的诊断标准

（1）诊断标准：烟草依赖是一种慢性尼古丁成瘾性疾病。根据《中国临床戒烟指南（2015 年版）》对烟草依赖的诊断标准：①强烈渴求吸烟。②难以控制吸烟行为。③当停止吸烟或减少吸烟量后，出现戒断症状。④出现烟草耐受表现，即需要增加吸烟量才能获得过去吸较少量烟即可获得的吸烟感受。⑤为吸烟而放弃或减少其他活动及喜好。⑥不顾吸烟的危害而坚持吸烟。在过去 1 年内体验过或表现出上述 6 项中的至少 3 项，可以做出诊断。

（2）戒断反应：是指戒烟者停止吸烟后数十分钟到数小时又开始想吸烟，并感到坐立不安、心神不宁、烦躁、继而出现头痛、心慌、乏力、腹部不适、精神萎靡、注意力不集中、困倦及睡眠障碍等一系列症状。一般停止每日使用尼古丁后不久，体内的尼古丁水平很快就会开始下降，且通常会在停用尼古丁一天内开始产生戒断症状，在前 14 天最为强烈，并在停用尼古丁大约 1 个月后开始减弱，此症状可能持续长达 6 个月。尼古丁依赖程度可根据国际通用的尼古丁依赖量表（FTND）得分来确定。当 FTND≥6 分时，诊断为尼古丁高度依赖，病人戒烟后复吸的可能性较大，戒断症状会比较明显。

2. 烟草依赖的原因

引起烟草依赖的因素主要包括生物学因素、心理学因素和社会文化因素。

（1）生物学因素：尼古丁吸入人体后，可以刺激肾上腺素的分泌，而肾上腺素能明显增加人体的应激能力，从而使机体适应外界刺激的能力提高，导致主观上的舒适感。即使在停止使用烟草产品很长一段时间后，大脑的这种改变仍会持续存在。尼古丁的成瘾性常常导致吸烟者无法停止吸烟，并强化吸烟者的吸烟行为，使得吸烟者不愿意放弃吸烟习惯。

（2）心理学因素：人们吸烟除了生理因素之外，还有强大的心理因素。有研究显示吸烟者性格较为外向，也有研究指出吸烟者较为焦虑与敏感。吸烟者的行为取决于某些条件，这意味着吸烟与某些行为相关。如开始吸烟的时候，吸烟者会不自觉地有掏烟和点烟的动作，一旦这种习惯形成，吸烟者再吸烟的时候可能就不会意识到他们正在使用烟草产品。这些不断被强化的行为不仅可以导致躯体依赖，而且可以导致精神依赖。在烟草依赖形成之后，由于戒断症状的出现，烟草依赖者往往不能自拔，必须通过吸烟来解除戒断症状。

（3）社会文化因素：烟草在当今社会中扮演着一个非常重要的角色。吸烟行为既可能是群体识别的一部分，也可能是日常社会和文化交往的一部分。正是由于吸烟者具备这种社会文化属性，给戒烟带来了极大的困难。同时，不同的社会和文化背景的人，对烟草的传统和态度可能有所差异，且受家庭、同伴等多种因素影响。

二、吸烟行为的矫治

（一）戒烟对健康的益处

1. 促使身体短期内发生有利的变化　吸烟者在停止吸烟 20 分钟内血压和脉搏可以降至正常水平，8 小时内血液中 CO_2 和 O_2 的含量增加到正常水平，24 小时内心肌梗死的危险性降低；48 小时内神经末梢的功能逐渐恢复，嗅觉和味觉的敏感度增强；72 小时内支气管不再痉挛，呼吸变得舒畅，肺活量增加；2 周至一个月血液循环稳定，走路稳而轻，肺功能改善 30%；1～9 个月咳嗽、气短等症状减轻，气管和支气管黏膜上出现新的纤毛处理黏液的功能增强，痰液减少，身体的能量储备提高等。

2. 癌症的一级预防措施　吸烟者发生肺癌的危险性比不吸烟者平均高 4～10 倍，吸烟者戒烟 10 年后，其患肺癌的危险性将比继续吸烟者降低 30%～50%。戒烟还会降低喉癌、唇癌、舌癌、口腔癌、食管癌、胰腺癌、膀胱癌等癌症发病的危险度。

3. 降低心脑血管疾病死亡率　吸烟者死于卒中的相对危险度要比从不吸烟者高 1 倍，而吸烟者在戒烟后 5 年内就可把这种危险性降低到从不吸烟者的水平。吸烟者戒烟后 1 年之内，死于冠心病的危险性将会降低 50%，而坚持戒烟 15 年之后，这种危险性会接近从不吸烟者的水平。

4. 降低胎儿和婴儿的死亡率　孕妇吸烟会使胎儿和婴儿的死亡率较不吸烟者高 25%～50%，婴儿出生体重平均低于正常值 200g。若在怀孕前 4 个月开始戒烟，这些不良影响将可以逆转。

5. 改善健康状况和生活质量　戒烟可以改变"吸烟者面容"。长期吸烟者的面部有深沟皱纹和类似鸡爪样的皱纹，且往往表现出疲倦、憔悴、脸色发黄或灰暗、紫红等状态，被称为"吸烟者面容"。一般来说，50 岁以前就戒烟的人，在其以后 15 年内死亡的危险将会比继续吸烟者降低 50%。早戒烟者比晚戒烟者可以增加更多的寿命年数，且增加的均为"健康生命年数"。

6. 戒烟产生的间接益处　间接益处主要表现为减少周围人群，尤其是家庭成员和同事因被动吸烟而带来的健康损害；带给家庭、朋友、同事等良好的示范作用，特别是可以正确影响青少年的吸烟态度；减少因吸烟患病而花费的大量医疗费用等。

（二）戒烟的主要干预方法

烟草依赖干预方法是药物、心理和行为治疗相结合。对于愿意戒烟的吸烟者，树立坚强戒烟的毅力和信心是戒烟成功的基本条件。对于尼古丁生理性依赖比较重或合并各类心血管、呼吸系统疾病的病人，为避免戒烟失败，鼓励戒烟者使用戒烟药物。尼古丁依赖的药物治疗包括尼古丁替代治疗（NRT）相关制剂、安非他酮和伐尼克兰等。NRT 相关制剂包括尼古丁贴片、咀嚼剂、吸入剂、鼻喷剂和舌下含 5 种。

由于社区护士在人群戒烟中承担着重要的责任，发挥着重要作用，需掌握烟草依赖的心理行为干预方法，如帮助吸烟者戒烟的 5A 技能和 5R 技巧等。

1. 帮助吸烟者戒烟的 5A 技能

（1）询问（ask）：可利用每次机会，尽可能识别每位吸烟者，了解并记录吸烟者的吸烟情况。

（2）劝告（advice）：积极劝说所有吸烟者戒烟，告诉吸烟者应"毫不犹豫"地戒烟，强调戒烟的重要性以及告知吸烟者为什么要戒烟。

（3）评估（assess）：评估每一位吸烟者的吸烟动机与意愿。戒烟动机和决心大小对戒烟成败至关重要。对有意吸烟者及时提供治疗干预。

1）确定目标戒烟日期。对绝大多数吸烟者而言，采取在戒烟当天"断然戒烟法"更易成功。

2）制订个体化的"戒烟日"方案，营造一个有助于戒烟的环境。

3）鼓励宣布戒烟的决定。告诉配偶、家庭成员、朋友、同事和其他密切接触的人戒烟的决定，争取他们的支持和配合。

4）回顾以往戒烟经历，并从中找出哪些是对自己有帮助的，哪些是导致复吸的原因，总结成功和困难，以便在这次的戒烟过程中汲取经验教训。

5）对面临的挑战要有思想准备。制订一个包括充足水分和健康零食的健康饮食计划，以及增加运动的计划。如使用戒烟药物治疗，在停止吸烟前1周即应开始使用。

6）选择适当的戒烟方法。

7）签一份戒烟承诺书。

8）告知病人咨询方式，以便病人能随时与社区医务人员沟通，及时寻求到帮助。

（4）帮助（assist）：帮助解决戒烟过程中出现的困难与问题。

1）戒断症状：戒断症状的本质是尼古丁依赖和心理依赖。当戒烟者出现不适症状时，应给予相应的处理措施：有想吸烟的欲望时，可以做些使自己无法吸烟的事情，如刷牙、运动、种花，或者饮水、喝茶、咀嚼无糖口香糖等替代行为；出现不能集中精力，可让吸烟者尽量减少工作负担1周；有疲乏、嗜睡时，应保证充足睡眠，增加体育锻炼；食欲增加，可以多吃些蔬菜水果进行替代，多喝水，但不要吃高能量的零食，防止发胖。

2）戒烟后体重增加：由于戒烟后尼古丁对胃肠功能和人体代谢的影响消失，所以食欲会增加，加之消耗热量减少，体重可能会增加2～3kg。此外，如在戒烟过程中过多吃高热量的零食，也会使体重增加。因此，预防戒烟后体重增加，应改变饮食结构，多吃蔬菜和水果，多参加体力活动，如自己不能有效控制体重，可以主动寻求医生的帮助。

3）饮酒问题：指导戒烟时，饮酒是另一个需要提及的重要问题，需要提醒在戒烟期间不要饮酒。针对酒精依赖者，有必要转诊，接受相关治疗。

4）复吸问题：帮助吸烟者根据自己的具体情况，事先准备好有针对性的应对措施非常关键。

（5）安排随访：吸烟者开始戒烟后，应安排至少6个月的随访，以强化戒烟效果。随访时应注意鼓励每个戒烟者主动讨论从戒烟中获得的益处、取得的成绩，戒烟遇到的困难，戒烟药物的效果，戒烟过程中存在的问题，如何预防复吸等。对坚持戒烟者，给予鼓励和表扬。

2. 促使吸烟者戒烟的5R技巧

（1）相关（relevance）：要尽量帮助吸烟者认识到戒烟是与个人健康密切相关的事。

（2）风险（risks）：应让吸烟者知道，吸烟对其本人可能造成的短期和长期的负面影响，以及相关的环境危害等。

（3）益处（rewards）：应当让吸烟者认识戒烟的潜在益处，并说明和强调那些与吸烟者最可能相关的益处，如促进健康、增加食欲、节约金钱等。

（4）障碍（roadblocks）：应告知吸烟者在戒烟过程中可能遇到的障碍及挫折，并告知他们处理这些问题的正确方法。

（5）重复（repetition）：对不愿意戒烟的吸烟者，都应重复上述干预措施。对于曾经在戒烟尝试中失败的吸烟者，要告知他们大多数人都是在经历多次戒烟尝试后才成功戒烟的，只要坚持就有希望。

三、饮酒与健康

（一）酒精滥用和酒精依赖定义

酒精系精神活性物质，可以影响人类情绪、思维、行为及意识状态。长期嗜酒者可出现酒依赖综合征，即耐受性、戒断症状和冲动性觅酒行为。酗酒包括酒精滥用（alcohol abuse）和酒精依赖（alcohol dependence）。目前，多数研究者认为，酒精滥用与酒精依赖是一个逐渐加重的连续过程。

1. 酒精滥用 根据《精神疾病的诊断和统计手册》（diagnostic and statistical manual of mental

Note:

disorders，DSM-Ⅳ）中，酒精滥用的诊断标准有 4 条：①反复饮酒，导致无法履行主要社会义务。②在身体状况很差的情况下反复饮酒。③反复饮酒涉及的相关法律问题。④尽管存在持续或反复饮酒导致社会或人际问题，仍继续饮酒；同时症状从未符合酒精依赖的标准。只要个体饮酒达到上述标准中的任何一条均诊断为酒精滥用。国际疾病分类（ICD-10）中指出，酒精滥用是指对健康造成生理或精神损害的饮酒方式，同时没有酒精依赖综合征的同期诊断。简而言之，酒精滥用即经常喝酒误事，反复引起法律、人际或职业方面的损害。

2. 酒精依赖或称酒精中毒　是指饮酒的时间和饮酒量已达到一定的程度，饮酒者无法控制自己的饮酒行为，出现心理和躯体耐受的综合征，且有戒断反应。躯体耐受则是指饮用原酒量时，效应减退，需要增量才能达到期望的效应。戒断反应则是指减量或戒酒时，会出现戒断综合征。

（二）酒精依赖的分类

1. 轻度依赖　日饮酒量白酒 <250ml 或啤酒少于 4 瓶；饮酒史在 5 年以内，加重史在 1 年之内；每日饮酒的次数日益增多，酒量增大；酒后情绪激动、易怒，行为失控、打架、寻衅滋事、摔东西等；对酒精的耐受力增强；因为饮酒与家人争吵；因为饮酒耽误正常的工作。

2. 中度依赖　每日饮白酒在 250～500ml；饮酒史 5～10 年，加重史在 1～2 年；酒量减小，但是每天必喝；每日必饮成为生活当中最重要的事情；有偷酒、藏酒行为；一旦不饮，即感到身体不适，心悸、出汗、坐卧不宁等症状，饮酒后症状缓解；身体偏瘦，有肠胃不适等反应。

3. 重度依赖　每日饮酒量白酒 >500ml；饮酒史在 10 年之上，加重在 2 年以上；每日早晨起来空腹饮酒；每日必饮，每饮必醉，酒后不饮食，身体虚弱；有手抖、出虚汗、失眠等症状；已住院治疗多次或者强制戒酒均无效；因饮酒已出现胃出血、小脑萎缩、脂肪肝、酒精肝、肝硬化等并发症；出现人格改变，多疑，脾气改变，对家庭无责任感，对家人漠不关心；记忆力减退，耳鸣，高血压；有幻视、幻听、幻觉等精神障碍等。

（三）酒精依赖的影响因素

1. 遗传因素　有研究发现部分酒精依赖病人与先天性遗传有关。已经明确的与酒精依赖有关的基因包括乙醇脱氢酶（ADH）、乙醛脱氢酶（ALDH）等。

2. 心理因素　性情抑郁、焦虑、紧张、不善交际的人容易发生酒精依赖。有些人因事业、婚姻、恋爱等问题与酒结下不解之缘，也容易引发酒精依赖。

3. 社会因素　地区、种族、习俗、环境、职业等不同，对酒精依赖的发生也会产生一定的影响。

（四）酗酒的健康危害

1. 急性和慢性中毒

（1）急性中毒：一次饮酒过量可引起急性酒精中毒。临床表现为三期：①早期（兴奋期），血中酒精浓度达 500mg/L，表现为语无伦次、情感爆发、哭笑无常等；②中期（共济失调期），血中酒精浓度达 1 500mg/L，表现为语言不清、意识模糊、步态蹒跚等；③后期（昏迷期），血中酒精浓度达 2 500mg/L 以上，表现为昏迷、瞳孔散大、大小便失禁、面色苍白等。

（2）慢性中毒：长期经常饮酒可引起慢性酒精中毒。临床表现为震颤（以舌部震颤为主）、谵妄、共济失调、肢体麻木、情绪焦虑、不稳定和脆弱。随着饮酒时间的延长及年龄的增长，病人逐渐发生性格改变、精神异常 / 定向力差、记忆力减退、计算能力下降、反应迟钝，甚至发生痴呆。

2. 酗酒对身体各系统的影响

（1）对消化系统的影响：饮酒后，酒精首先被胃肠黏膜吸收，导致黏膜充血，消化功能被抑制。长期酗酒可引起胃炎、胰腺炎等消化道炎症，严重者导致胃和十二指肠溃疡、胃穿孔或出血，甚至引发食管癌、胃癌等。过量饮酒会增加肝脏负担，长期饮酒可发生肝脏病变，引起脂肪肝、肝硬化甚至肝癌。此外，过量饮酒会提高直肠癌的发病风险。

（2）对循环系统的影响：酒精经胃肠吸收到达血液循环，一方面使心肌纤维弹性下降，心脏扩大，导致动脉粥样硬化与冠心病的发生；另一方面抑制血管的运动中枢，增加外周血液循环量，使心脏负

Note：

担加重,引起高血压、心律失常等。酒精通过血液循环到达大脑中枢后,会抑制中枢神经系统的兴奋性。随着体内酒精含量的增加,会语无伦次、步伐不稳,严重者会出现大小便失禁,甚至昏迷休克。如果不及时救治,可能出现呼吸抑制,导致心脏停止或死亡。

（3）对神经系统的影响:酒精易透过血脑屏障与脑组织中的卵磷脂结合并且沉淀下来,从而引起中枢神经系统的损害,使神经细胞凋亡、大脑皮层萎缩,大脑功能障碍,出现精神神经症状、意识障碍等。慢性酒精中毒还可以造成末梢神经反应迟钝、出汗功能受损、皮肤干燥等。

（4）对生殖系统的损害:酒精可使男性血中睾酮水平下降,出现性欲减退、阳痿等。女性酗酒也会出现性欲减退、月经不调等症状。酒精极易透过胎盘进入胚胎体内,进而干扰胚胎的正常发育。

（5）对骨骼系统的损害:酒精会影响骨的重建和矿物质合成,引发骨密度下降,甚至出现骨质疏松症。另外,酒精可以抑制骨骼基质细胞增殖及其向成骨方向的转化,促使骨骼基质细胞向脂肪细胞转化等,损害骨骼的功能发挥。

3. 酗酒引发的伤害　酗酒者发生交通事故的危险性明显高于不饮酒者,酒精造成的致命性交通事故率达 25%。社区的酒精依赖病人的自杀企图率是其他精神疾病的 5 倍。酒精依赖也与高离婚率、暴力犯罪等社会问题明显相关,严重影响个人工作、生活、家庭及社会秩序。

四、酒精依赖行为的矫治

酒精依赖治疗往往需要采取多种形式的治疗方案,需同时关注酒精依赖者的生理、心理和社会问题。

（一）药物治疗

药物治疗是治疗酒精依赖的重要方法,可以有效缓解酒精依赖病人的戒断症状,改善酒精依赖症的并发症。但对于长期戒酒者而言,药物处于辅助地位,治疗酒精依赖没有特效药物。目前治疗酒精依赖的药物包括苯二氮䓬类药物和情绪稳定剂,若病人有精神症状,可使用抗精神病的药物,若病人出现营养不良、维生素缺乏,可使用营养支持的药物。

（二）心理治疗

心理治疗常用的包括认知疗法和行为疗法等。

1. 认知疗法　是改变病人的认知,让病人意识到酒精对人身体的伤害,从而矫正不良行为,主要包括合理情绪疗法和贝克认知转变疗法。

（1）合理情绪疗法(rational-emotive therapy):基本理论为 ABC 理论,A 是指诱发性事件;B 是指个体在遇到诱发事件后产生的信念,即对这一事件的看法、解释和评价;C 是指在特定情景下,个体的情绪及行为结果。ABC 理论指出,诱发性事件 A 只是引起情绪及行为反应的间接原因,而人们对诱发性事件所持有的信念、看法、理解,即 B 才是引起人的情绪即行为反应的更直接的原因。因此,人们的情绪及行为反应与其对事物的想法、看法有关。

在治疗酒精依赖病人的过程中,治疗者首先要与其建立良好的关系,帮助病人树立信心,并且掌握其所关心的所有问题,找到病人核心的 ABC。同时需要让病人了解 ABC 理论,以强化治疗。在此过程中,应对病人存在的不合理信念进行讨论或辩论,这是治疗的关键,旨在消除病人对酒精的依赖性,帮助其树立正确、合理的饮食习惯,脱离不合理信念的困扰,在减轻酒精依赖的同时,还能让病人开始更健康的生活方式。

（2）贝克认知转变疗法(Beck's cognitive therapy):原理是个体如果不能正确处理日常生活中的问题,或对自己自动化思维中的某些错误观念不加以内省,或是过分按规则行事,无论哪种情况出现,都会造成认知歪曲,产生不良的情绪和不适应的行为。认知转变疗法的主要目标在于改变病人歪曲的认知,从而改善失调的情绪与行为。

贝克认知疗法在治疗酒精依赖病人时,最重要的就是能够清楚地找到病人的自动化思维。治疗者应详细了解病人不同饮酒情境中所遇到的问题,总结规律,找出共性,并以此为基础,积极塑造病人新的认知结构，并检验其是否可行；并不断让病人巩固新的认知结构，对现实产生正确认识。该疗法对于酒精依赖病人而言，尽管治疗时间长，但具有显著康复效果。

2. 行为疗法　主要包括系统脱敏疗法、厌恶疗法、行为塑造法等。

（1）系统脱敏疗法（systematic desensitization）：对戒除酒瘾具有显著效果，且有痛苦小、成功率高的特点。实施系统脱敏治疗时，应从能引起个体较低程度酒精戒断反应开始治疗，一旦某个刺激不再引起病人的反应时，治疗者便可向处于放松状态的酒精依赖病人给予比前一刺激略强的刺激。注意每一次给予的刺激所引起的酒精戒断症状反应需在病人能够忍受的范围内。这样经过多次循序渐进地减少病人的酒精依赖水平，并结合奖励给予强化，在心理医生的监督和指导下，病人不再对该刺激感到焦虑和恐怖，达到戒断酒瘾的目的。

（2）厌恶疗法（aversion therapy）：常用于治疗酒精依赖病人，通过对病人的条件训练，使其形成一种新的条件行为，以此消除病人的酒精依赖行为。注意治疗时的厌恶性刺激应达到足够强度，能使病人产生痛苦或者厌恶性反应。该疗法的特点是治疗期较短，效果较好。厌恶治疗的形式主要包括电击厌恶治疗和药物厌恶疗法。

（3）行为塑造法（shaping）：基于 Burrhus Frederic Skinner（伯鲁斯·弗雷德里克·斯金纳）的操作条件反射原理，通过强化（即奖励）而引发某种期望出现良好行为的一种治疗方案。具体方法是：采用逐步减少饮酒量的方式，并且在出现戒断反应时给予支持和奖励，促使病人能够较快地克服戒酒阶段的反应。譬如将病人每次的饮酒量做成图表状，根据图表显示出的进展，当达到一定指标时给予奖励，目的在于形成对行为改善的强大推动力。此外，可通过让病人得到喜爱的食物或娱乐方式等办法，通过塑造新的行为，以取代饮酒行为。

（三）多形式治疗

酒精依赖病人除药物和心理治疗外，还可以针对酒精依赖者所处的社会环境条件，采取相应的措施。例如给予病人职业治疗，帮助他们学习或再学习工作技能；通过放松训练，教会他们如何缓解没有酒精时的紧张；通过家庭婚姻治疗，解决酒精依赖者的相关家庭问题，而这些问题可能是导致他们喝酒的原因。病人同时接受多种形式的综合治疗，将有助于病人从根本上解决由酒精依赖导致的各种心理障碍，实现戒除酒精依赖的目的。

（冯　辉）

思　考　题

1. 某社区有学龄前儿童 3 200 人，有 46.7% 的学龄前儿童体重超重，如何通过膳食调查了解该社区儿童体重超重的原因。

2. 《健康中国行动（2019—2030 年）》中指出，我国现有吸烟者逾 3 亿，每年因吸烟相关疾病所致的死亡人数超过 100 万，迫切需要对烟草危害加以预防。如果你是社区护士，拟采取何种方案降低社区内烟草消费带来的危害。

URSING

第五章

社区健康教育与健康促进

05章 数字内容

———— 学 习 目 标 ————

- 知识目标：
  1. 掌握社区健康教育、社区健康促进的概念，了解不同人群的健康教育特点。
  2. 熟悉不同社区健康教育及健康促进相关理论要点。
  3. 了解社区健康教育的形式，掌握社区健康教育的设计与实施步骤。
- 能力目标：
  结合社区不同人群特点，能应用社区健康教育相关理论，组织开展社区健康教育活动。
- 素质目标：
  具有社区居民健康"守门人"的责任感，做社区健康传播的践行者。

———————————————— 导入情境与思考 ————————————————

　　社区护士王某在到某中学医务室了解中学生健康行为时获悉,该校初二年级不时有学生因看到其他同学吸烟感到好玩而开始吸烟,从而影响了学生的健康和学校健康氛围。于是,社区护士计划在该学校组织一项关于戒烟的健康教育项目。

　　请思考:
　　1. 根据行为转变阶段模式,有同学尝试吸烟的行为属于哪个阶段?
　　2. 在该健康教育项目开展过程中,实施要点有哪些?

第一节　概　　述

一、社区健康教育概念及目的

(一)社区健康教育的概念

　　1. 健康教育(health education)　是通过信息传播和行为干预,帮助个体或群体掌握卫生保健知识,树立健康观念,自愿采纳有利于健康的行为和生活方式的教育活动与过程。

　　健康教育的实质是一种有计划、有组织、有评价的教育活动和社会活动,其目的是教育个体和群体建立健康意识,促使人们自觉地采纳健康的行为和生活方式,减轻或消除影响健康的危险因素,预防疾病,促进健康和提高生活质量。

　　2. 社区健康教育(community health education)　是以社区为基本单位,以社区人群为教育对象,以促进居民健康为目标,有目的、有计划、有组织、有评价的系统健康教育活动。

　　3. 健康素养(health literacy)　是个体获得、理解和处理基本健康信息或服务并做出正确的健康相关决策的能力。健康素养包括功能性健康素养、互动性健康素养、批判性健康素养等层次。其中,功能性健康素养是基础,互动性健康素养是更高级别的功能性健康素养,直接影响健康行为的直接形成,批判性健康素养是最高层次。

(二)社区健康教育的目的

　　社区健康教育的目的包括:①提高社区人群的健康素养水平,培养居民的健康责任感;②增进居民自我保健的知识和技能;③促使居民养成有利于健康的行为和生活方式;④合理利用社区的保健服务资源;⑤减少和消除健康危险因素。

二、社区健康促进概念及活动领域

(一)社区健康促进的概念

　　1. 健康促进(health promotion)　是指一切能促使行为和生活条件向有益于健康改变的教育与环境支持的综合体。其中,教育是指健康教育,环境包括对健康教育能产生有效支持的自然环境、社会环境和自然政治环境的总和,而支持包括政府的承诺、政策、立法、财政、组织等各个系统。

　　2. 社区健康促进(community health promotion)　是指通过健康教育和环境支持,改变个体和群体行为、生活方式与社会的影响,降低本地区发病率和死亡率,为提高社区居民生活质量和文明素质而进行的活动。社区健康促进的构成要素包括健康教育以及一切能够促使行为、环境有益于健康改变的政策、组织、经济等支持系统。

(二)社区健康促进的活动领域与策略

1. 社区健康促进的活动领域

(1)制定促进健康的公共政策:健康促进的内涵超出卫生保健的范畴,将健康问题提到各部门、各级政府和组织的决策者议事日程上,要求非卫生部门实行健康促进政策,其目的是使整体人群能够做出更有利于健康的选择。

(2)创造支持性环境:健康促进必须创造安全的、满意的和愉快的生活和工作环境。系统地评估环境对健康的影响,以保证社会和自然环境有利于健康的发展。

(3)加强社区行动:充分发动社区力量,积极有效地参与卫生保健计划的制订和执行,开发和利用社区资源,帮助社区人群认识自身健康问题,并提出解决问题的有效方法。

(4)发展个人技能:通过提供健康信息,教育并帮助社区人群提高做出健康选择的技能来支持个体和社区的健康发展。

(5)调整卫生服务方向:健康促进中的卫生服务责任由个人、社会团体、卫生专业人员、卫生部门、工商机构和政府共同承担。各部门共同协作,建立一个有助于社区健康发展的卫生保健系统。

2. 社区健康促进的策略 根据社区健康促进的概念和活动领域,可将健康促进策略分为以下四个方面:倡导、赋权、协调和社会动员。其中前三者是《渥太华宣言》明确指出的三大基本策略,第四项是联合国儿童基金会(UNICEF)在开展致力于改善妇女、儿童群体健康的过程中提出的健康促进策略。

(1)倡导(advocacy):主要强调针对政策决策者,促进有利于健康的公共政策制定与出台。此外,倡导策略还可用于说服与动员多部门关注健康,激发各部门参与的积极性,共同协作以创造促进健康的社会环境。

(2)赋权(empowerment):开展社区及其人群的能力建设,增强其维护健康的意识,提高其掌握科学知识和可行技术的能力,激发社区和个人的潜能,最终使个体、家庭与社区具备担负起各自健康责任的能力,并付诸行动。

(3)协调(mediation):使政府、各部门、社会团体、非政府组织、社区及个人有效发挥各自的作用,并能相互支持与配合,关注到各自的利益与行动,形成促进健康的强大联盟和社会支持体系,努力实现维护和增进社会健康的共同目标。

(4)社会动员(social mobilization):主要对象包括社区、个人以及社会其他各方面的力量。有效的社会动员需要以远大的目标感召人们,以各方利益得到最大满足来打动人们,促使各方积极行动,产生切实成效。

知 识 链 接

《健康促进学校全球标准》

教育和健康是所有人相互依存的基本人权,是任何人权的核心,对社会和经济发展至关重要。学校在学生、家庭及其社区的福祉方面发挥着至关重要的作用。联合国教科文组织提出,一所不致力于促进健康的学校不再是合理和可接受的,呼吁将每所学校都建成为健康促进学校。

健康促进学校方法于1995年由世界卫生组织、联合国教科文组织和联合国儿童基金会首次提出,并被90多个国家和地区采用。然而,很少有国家大规模地予以实施,更没有几个国家有效地调整其教育系统以融入健康促进工作。

《健康促进学校全球标准》是一个为改善全世界19亿学龄儿童和青少年健康和福祉的资源包。该资源包基于一套八项全球标准,旨在创建培养教育和健康的学校,并为学生提供健康和福祉、就业和生活所需的知识和技能。这些全球标准将于2021年起,在博茨瓦纳、埃及、埃塞俄比亚、肯尼亚和巴拉圭试行。健康促进学校的倡议有助于实现WHO《第十三个工作总规划》的目标,即到2023年"让10亿人的生活变得更健康",以及由联合国教科文组织协调的2030年全球教育议程。

三、社区健康教育与健康促进

社区健康促进以健康教育为基础,强调健康教育与支持性环境的整合,重点解决社会动员、社会倡导和相关部门协调问题。社区健康教育与健康促进的比较见表5-1。

表5-1　社区健康教育与健康促进的比较

比较项目	社区健康教育	社区健康促进
内涵与本质	通过教育使个体或群体参与,从而改变行为	强调行为改变,重视建立可持续性的社区环境支持
主要方法	以教育为主 结合知识传播 有计划、有组织、有评价	多因素、全方位、整合性,强调组织行为和支持性环境的营造 有计划、有组织、有评价
特点	双向传播、对象明确、以行为改变为核心,常局限于疾病危险因素	全社会参与,多部门合作,对影响健康危险因素进行立体的全方位的干预
效果	可引起知识、态度和行为的变化,可带来个体健康水平的提高,但难以持久	侧重于个体和群体健康水平的提高及效果的持久性

第二节　社区健康教育及健康促进相关理论

一、行为生活方式与健康关系

健康行为生活方式指个体或群体在日常生活中表现为有利于自身和他人健康的行为。疾病发生常与不良行为生活方式息息相关,改变不良生活方式被看作是预防疾病发生、提高健康生活质量的重要途径。医学不再是应对健康威胁的必然途径,健康的行为生活方式是应对健康威胁的有益手段。

1. 不良行为生活方式导致疾病发生　国内外大量研究发现,影响社区居民健康的主要因素已发生根本性变化。吸烟、过度饮食等个体行为,社会交往失败、污染等社会行为及环境等成为影响健康的重要因素。营养不合理、吸烟、酗酒、缺少运动和心理健康水平低等不良行为生活方式相互作用、长期累积,常导致癌症、高血压、糖尿病等慢性疾病的发生。慢性病病因复杂、病程长且隐匿,需长期甚至终身治疗,严重影响人群健康和生活质量,并增加社会负担。因而,不良生活方式矫正对于慢性病预防和疾病控制具有重要意义。

2. 健康行为生活方式提高居民生活质量　养成健康、科学的生活方式,识别行为生活方式中的危险因素,排除危险行为生活方式,将有助于社区居民远离疾病并保证良好的身体健康水平。健康生活方式的形成包括充足的休息与睡眠、合理膳食、适量运动、心理健康、自我保健等方面。

二、健康相关行为改变理论

(一)知信行模式

1. 知信行模式的主要内容　知信行模式(knowledge, attitude, practice, KAP)是知识、信念与态度、行为的简称,其实质上是认知理论在健康教育中的应用。其中,"知"是指知识,是建立积极正确的信念与态度,是进而改变健康相关行为的基础;"信"是指信念和态度,是行为改变的动力;"行"是目标,是产生促进健康行为、消除危害健康行为等行为改变过程。

从知识转化到行为改变是一个复杂的过程,在这一过程中,有许多因素可影响知识向行为的转变。知识、信念与态度、行为之间存在着因果关系,但不存在必然关系。知识是基础,是行为转变的必要条件,但不是充分条件。即知识是行为转变所必不可少的,但有了知识却并不一定会引起行为的落实或转变,其中两个关键步骤是信念的确立和态度的转变。在信念确立以后,如果没有积极的

Note:

态度转变,行为转变的目标就无法实现。因此,态度的转变是行为转变的前提和关键,要转变行为必须先转变态度。

2. 影响态度转变的因素

(1)信息的权威性:信息的权威性越强,可靠性和说服力就越强,态度转变的可能性就越大。

(2)传播的效能:传播的感染力越强,越能激发和唤起受教育者的情感,就越有利于态度的转变。

(3)"恐惧因素":恐惧使人感到事态的严重性,但恐惧因素需要使用得当,否则会引起极端反应或逆反心理。

(4)行为效果和效益:这是很有吸引力的因素,不仅有利于强化自己的行为,同时常能促使信心不足者发生态度的转变。只有全面掌握知、信、行转变的复杂过程,才能及时、有效地减弱或消除不利的影响,促进有利环境的形成,进而达到转变行为的目的。

(二)健康信念模式

1. 健康信念模式的主要内容 健康信念模式(health belief model,HBM)是在认知理论和刺激反应论基础上而发展起来的(图 5-1)。认知理论强调个体主观假设和期望的重要作用,认为行为由行为结果的主观价值和实现的可能性决定。刺激反应论认为行为的频率由其结果和强化决定。健康信念模式最早用于分析人们参与预防和筛查疾病的失败原因,进而扩展到解释人们对于疾病症状的反应以及应对疾病处方行为的反应,在慢性病、健康危险行为、社区疾病筛查等健康教育活动中得到了广泛应用。健康信念模式包括感知易感性、感知严重性、感知益处、感知障碍、自我效能感、社会人口学因素以及行为线索等。

(1)感知易感性(perceived susceptibility):指关于患病或产生症状的可能性信念。通过评估感知的易感性,可以用于定义危机人群及危险等级,从而在个体性格或行为的基础上将危险个体化。

(2)感知严重性(perceived severity):指对患有疾病或不予治疗严重性的感知。感知的严重性包括可能的临床结局以及可能的社会影响。通过评估感知的严重性可以将症状和危险的后果具体化。感知严重性和感知易感性一起被称作感知的威胁。

(3)感知益处(perceived benefits of action):指对健康状况的改善及由此带来的其他好处的感知。益处常包括缓解病情、减少并发症、降低疾病对生活质量的影响、降低患病危险因素水平,以及行为实施过程中可能带来的积极情绪体验等。

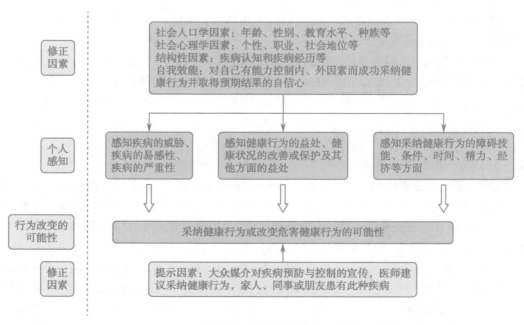

图 5-1 健康信念模式

（4）感知障碍（perceived barriers of action）：指对采取行为需付出的代价的感知。障碍包括增加行为改变所需时间从而社交活动减少、支出增加、行为实施过程中可能带来的消极情绪体验等。

（5）自我效能感（self-efficacy）：指个体对自己控制内外因素而成功采取健康行为能力的评价和判断，以及取得预期结果的信念。自我效能感在实践应用中有两个层面，一个是特定领域（domain-specific）下的自我效能感，即个体在应对不同的挑战或面对新事物时总体性的一般自我效能感；另一个是在具体情境（task special context）下的自我效能感，即针对具体健康行为的效能感。个体能否采取健康行为并坚持，受到个体对此行为的信心和意志力的影响，如果个体坚信行为能够产生好的结果，并且具有达不到目的不罢休的意志力，则其自我效能感水平较高，更容易维持健康行为。

（6）社会人口学因素：健康行为的发生及维持受到社会人口学因素的影响，这些社会人口学因素包括个体的社会、生理学特征，如性别、年龄、人格特点、社会经济地位、同伴影响等，以及个体所具有的疾病与健康知识。总体而言，具有健康知识的人更容易采纳健康行为。不同性别、年龄、人格特点和生活环境的人，对于采纳健康行为的态度和采纳程度并不相同，具有明显的调节因素特征。

（7）行为线索（cues to action）：指诱发健康行为发生的因素，即导致个体行为改变的最后驱动力，是促进个体行为改变的内在或外在的关键事件和线索。内在关键事件和线索主要是指身体出现不适症状，外在关键事件和线索包括医生的告知、家人或朋友的患病体验分享、媒体有关健康危害行为严重后果的报道等。

2. 健康信念模式的关键问题　健康信念模式在社区健康教育中具有广泛的应用空间。在应用时，需要着重解决以下关键问题：①使行为主体觉察到疾病的威胁以及威胁的严重性，并感知采取健康行为的益处和可能遇到的障碍；②设计激发事件，从而创造行为线索；③提高行为主体的自我效能感，保证行为的持续性。

（三）行为转变阶段模式

行为转变阶段模式（stages of behavior change model）认为，行为的变化实际上是一个连续、动态、漫长而复杂的过程，强调个人的决策能力在行为变化过程中的影响。应用该模式进行行为干预时，首先要确定人们所处的阶段，并根据不同的阶段给予相应的干预措施才能取得良好的效果。进入21世纪以后，世界各国的学者们在此模式的基础上，进一步研究发展，将其发展为行为改变的跨理论模型（trans-theoretical model of change，TTM），并广泛应用于多种健康行为改变的研究中。

该模式由4部分构成：变化阶段、变化过程、自我效能、决策平衡。变化阶段反映了人们在何时产生行为改变；变化过程体现了人们的行为改变过程；贯穿于变化阶段和变化过程中的自我效能和决策平衡反映影响人们行为改变的因素。其中，变化阶段和变化过程是核心部分，自我效能和决策平衡是强化部分。

1. 行为改变阶段　该模式将行为转变划分为5个阶段：无意识阶段、有意识阶段、准备阶段、行动阶段、维持阶段，这5个阶段是该理论最核心的内容（图5-2）。

（1）无意识阶段（pre-contemplation）：处于这一阶段的人们没有行为转变的意向。他们不知道或未意识到自己存在不健康的行为，或曾多次尝试改变行为但最终失败而丧失信心。对行为转变毫无兴趣，常有抵触情绪或找一些不转变的借口。针对此阶段的转变策略：协助提高认识，唤起情感，消除负面情绪；推荐有关读物和提供建议；在他们有需要时再次提供具体帮助。

（2）有意识阶段（contemplation）：在这一阶段，人们开始意识到问题的存在及其严重性，开始考虑要改变自己的行为（通常指在未来6个月内），并意识到改变行为的益处、困难与障碍，内心比较矛盾，犹豫不决。针对此阶段的转变策略：需要帮助他们促进行为转变，协助他们拟定行为转变计划，通过提供专题文章或邀请参加专题讲座等途径帮助其获取必要的信息；提供转变该行为的技能，指导行为转变的具体方法和步骤。

（3）准备阶段（preparation）：处于这一阶段的人们开始作出行为转变的承诺（向亲朋好友宣布行为转变的决定，承诺还应包括建立必胜的信念），并进行相应的准备，如向他人咨询有关转变某行

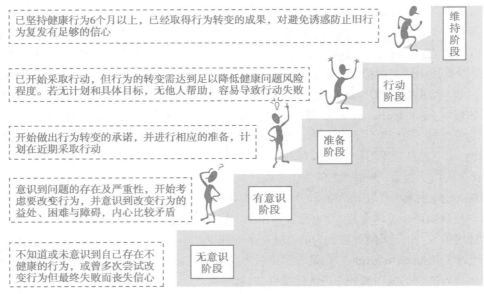

已坚持健康行为6个月以上，已经取得行为转变的成果，对避免诱惑防止旧行为复发有足够的信心

已开始采取行动，但行为的转变需达到足以降低健康问题风险程度。若无计划和具体目标，无他人帮助，容易导致行动失败

开始做出行为转变的承诺，并进行相应的准备，计划在近期采取行动

意识到问题的存在及严重性，开始考虑要改变行为，并意识到改变行为的益处、困难与障碍，内心比较矛盾

不知道或未意识到自己存在不健康的行为，或曾多次尝试改变行为但最终失败而丧失信心

维持阶段

行动阶段

准备阶段

有意识阶段

无意识阶段

图 5-2　行为转变阶段模式

为的事宜，购买自我帮助的资料，制订行为转变计划表等，计划在近期采取行动（通常在未来 1 个月内）。针对此阶段的转变策略：提供规范性行为转变指南，确定切实可行的目标；采取逐步转变行为的步骤，寻求社会支持，包括同事、朋友、家属和社区的支持，确定倾向因素和促成因素；尽可能克服在行为转变过程中将会出现的困难。

（4）行动阶段（action）：进入该阶段（通常在过去 6 个月内）的人们已经开始采取行动，但若在行为转变过程中没有计划、具体目标、他人帮助，容易导致行动的失败。而且，并非所有的行动都可视为行为转变，只有那些达到足以降低健康问题风险程度的行动才能被看作是行为转变。针对此阶段的转变策略：争取社会的支持和环境的支持（如从家里和办公室移走烟灰缸、不购买高脂食品、张贴警示标语等）；替代方法（如用饭后百步走替代饭后一支烟）；邀请行为转变成功者进行同伴教育；争取家属与同事的理解、帮助和支持；给予相关激励等。

（5）维持阶段（maintenance）：此阶段的人们已坚持健康行为 6 个月以上，已经取得行为转变的成果，对避免诱惑防止旧行为复发有足够的信心。一些人在取得了行为转变成功之后，由于放松警戒而造成旧行为复发。常见的复发原因有过度自信、难以抵制引诱、精神或情绪困扰、自暴自弃等。针对此阶段的转变策略：这一阶段需要做取得行为转变成功的一切工作，包括创造支持性环境和建立互助组等。

2. **行为变化过程（processes of change）**　是指人们在行为转变过程中常表现出一系列的行为，包括认知层面和行为层面（表 5-2）。其中针对认知层面变化过程中的干预策略被认为更有利于无意识阶段和有意识阶段的向前发展，而针对行为层面变化过程中的干预策略被认为在准备阶段和行动阶段应用更有效。

表 5-2　行为变化过程的行为表现

行为变化过程	具体表现
认知层面	
提高认识（consciousness raising）	发现和学习新知识、新思想，向健康的行为方向努力
情感唤起（emotional arousal）	知觉到如果采取适当的行动，可减低不良行为带来的负面社会影响
自我再评价（self-reevaluation）	在认知与情感上对自己的健康风险行为进行自我评价，认识到行为改变的重要性
环境再评价（environmental reevaluation）	在认知与情感上对自己的健康风险行为对社会环境产生的影响进行评价

续表

行为变化过程	具体表现
自我解放（self-liberation）	在建立行动信念的基础上作出要改变行为的承诺
社会解放（social-liberation）	意识到有一个尊重个人及有利于健康的社会环境支持健康行为
行为层面	
反思习惯（counter conditioning）	认识到不健康行为习惯的危害，学习一种健康的行为取代它
强化管理（reinforcement management）	增加对健康行为的奖赏，反之实施处罚，使改变后的健康行为不断出现
控制刺激（stimulus control）	消除诱发不健康行为的因素，增加有利于行为向健康方向改变的提示
求助关系（helping relationships）	在健康行为形成过程中，向社会支持网络寻求支持

三、健康促进相关理论

（一）PRECEDE-PROCEED模式

1. PRECEDE-PROCEED模式的主要内容　格林模式（PRECEDE-PROCEED model）是当前最有代表性、应用也最广泛的健康促进诊断与评价模式，对健康教育与健康促进全程具有重要的指导意义（图5-3）。该模式将健康促进计划设计分为2个阶段，9个步骤（表5-3）。

表5-3　格林模式的阶段与步骤

2个阶段	9个步骤
PRECEDE阶段，即评估阶段 PRECEDE（predisposing, reinforcing and enabling constructs in educational diagnosis and evaluation） 由在教育诊断和评价中的倾向因素、促成因素和强化因素的英文首字母排列而成	社会诊断 流行病学诊断 行为与环境诊断 教育与组织诊断 管理与政策诊断
PROCEED阶段，即计划实施和评价阶段 PROCEED（policy, regulatory and organizational constructs in educational and ecological development） 由政策、法规和组织手段的英文首字母组成	实施计划 过程评价 效应评价 结局评价

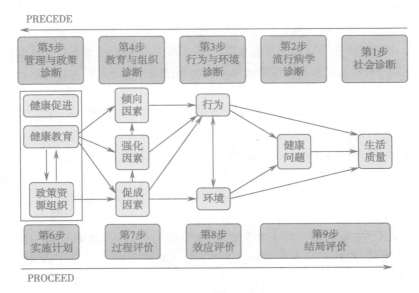

图5-3　**格林模式**

2. PRECEDE-PROCEED 模式的步骤 格林模式的 9 个步骤为社区健康促进工作提供了思路和方法，它不仅解释了个体的行为改变，还考虑纳入周围环境，由个体健康扩展到群体健康。它强调健康促进的社区参与，并将社会环境与人群健康紧密联系在一起，最终目标是提高整体人群的健康水平和生活质量。该模式 9 个步骤的具体内容如下：

（1）社会诊断（social diagnosis）：包括生活质量和社会环境评价等。生活质量受社会政策、社会服务、卫生政策和社会经济水平的影响。社会环境评价包括对社会政策环境、社会经济环境、社会文化环境、卫生服务系统健康教育工作完善性、社会资源利用状况和对健康投入情况的评价。

（2）流行病学诊断（epidemiological diagnosis）：包括威胁社区人群生命与健康的主要问题及其危险因素；健康问题的易感人群及其分布特征；疾病或健康问题在地域、季节、持续时间上的分布规律；干预措施敏感程度；可能获得的预期效果等，为确定干预重点和目标人群提供依据。

（3）行为与环境诊断（behavioral and environmental diagnosis）：确定导致健康问题发生的行为和环境因素，通过分析各因素的重要性和可变性，确定与健康问题相关的、能够确定为干预目标的行为和环境。

（4）教育与组织诊断（educational and organizational diagnosis）：明确特定的健康行为后，分析其影响因素，并根据各因素的重要程度以及资源情况确定优先目标，明确健康促进干预的重点。这些影响因素分为倾向因素（predisposing factor）、促成因素（enabling factor）和强化因素（reinforcing factor）。①倾向因素：行为发生发展的内在基础，包括个人知识、信念、态度、自我效能、现有技能等；②促成因素：允许行为动机和意愿得以实现的先行因素，即实现或形成某行为所必需的技能、资源和社会条件，包括保健设施、经济收入、交通工具、相应的政策法规等行为改变的必需资源，也包括相应的技能和方法；③强化因素：在行为发生之后，为行为的长期维持或重复提供持续奖励或激励的因素。主要来自父母、同伴、亲属、病友以及医护人员的支持和肯定，也包括自身对行为结果的感受。这三类因素常共同作用，影响人们的健康行为。其中倾向因素是内在动力，促成因素和强化因素是外在条件。

（5）管理与政策诊断（administrative and policy diagnosis）：包括制订和执行计划的组织与管理能力，支持健康促进计划的资源以及条件（如人力、时间等），有无进行健康促进的机构及其对健康促进的重视程度，政策和规章制度对健康促进项目开展的支持程度等。

（6）实施计划（implementation）：即按照已制订的计划执行、实施健康促进各项活动。实施过程包括事先制订工作时间表，做好充分的准备，组建实施项目的组织机构，并组织和培训相关工作人员，实施过程进行质量控制，配置必要的健康教育设备和材料等。

（7）过程评价（process evaluation）：在实施健康促进的过程中，不断进行评价，评价内容包括各项活动的执行情况，教育对象的参与情况及满意度，项目资源的消耗情况是否符合计划，相关组织间的沟通情况，项目档案、资料的记录和留存情况等。找出存在的问题并及时对计划进行调整，促使健康促进项目的顺利完成。

（8）效应评价（impact evaluation）：对健康促进所产生的影响及短期效应进行及时的评价。主要评价指标有干预对象的知识、态度、信念等的转变。

（9）结局评价（outcome evaluation）：当健康促进活动结束时，按照计划检查是否达到长、短期目标，重点是长期目标。评价健康促进是否促进了身心健康、提高了生活质量。常用评价指标有发病率、伤残率和死亡率等。对于营养健康教育，则可以参与者的体重变化为指标。

（二）健康促进模式

1. 健康促进模式的主要内容 健康促进模式整合了护理和行为医学所形成的概念性架构，归纳出影响健康行为的因素，提出一个人的健康促进生活方式取决于认知 - 知觉因素和修正因素。健康促进模式包含个人特质和经验、行为特定性的认知和情感、行为结果三要素。

（1）个人特质和经验：个人特质和经验中的先前相关行为是指过去相同或相似的行为作为目前

行为预测的指标；而个人因素则分为生理、心理和社会文化三方面，如年龄、性别、自我激励、对健康的定义、种族、文化程度等。

（2）行为特定性的认知和情感：行为特定性的认知和情感是模式中最主要的激励部分，由知觉行动利益、知觉行动障碍、活动相关情感、人际影响及情境影响共同组成重要的核心，包括了个人、社区和社会在健康促进中的地位和影响方式，可以由护理活动来修正而影响健康促进行为，护理行为可以使个体认识到行为的预期利益而产生特定的健康行为。

（3）行为的结果：行为的结果包含了行动计划的承诺、竞争性需求和喜好，以及健康促进行为，整个健康促进模式的最终目标是使个体形成健康促进行为，并整合为健康促进生活方式。

2. 健康促进模式对健康行为的分类 健康促进模式认为，健康促进生活方式包含的健康行为有两种：一种是健康保护行为，其目的是降低或消除疾病发生的概率；另一种是健康促进行为，其目的是积极地增进个体健康、自我实现和自我满足，以促使个体转向正向且适度的安适状态。

（三）生态学模型

健康促进的生态学模型（ecological models of health promotion）认为，促进健康应以对各种环境和个体因素间的相互动态作用的理解为基础，强调将社会文化、政策和物质环境结合到行为改变和健康教育项目之中，从而鼓励和支持人们做出健康的选择并采取健康的行动，具有较强的综合性和多元性（图5-4）。

（1）生态学模型对环境的划分：该模型将影响人们行为与健康的环境分为相互作用的四个系统：微观系统、中间系统、外部系统及宏观系统。

1）微观系统：指个人成长和生活的过程中直接接触的环境，包括自然环境、物理环境等，同时也包括个体特征（如性格、观点、知识等）。

2）中间系统：指各微小系统间的互动关系，如个体与家庭和学校、个体与同伴之间的互动等。

3）外部系统：指相对较大的环境，如学校环境、社区组织与服务等，常有几个外部环境共同影响个人的生活，并对微观系统和中间系统产生影响。

4）宏观系统：指整个社会的大环境，包括社会阶层、文化价值观、行为规范、法律法规等。

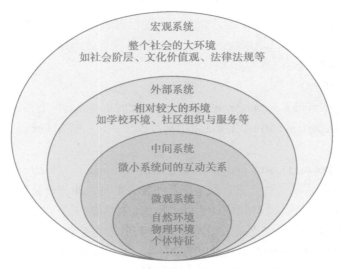

图5-4 健康促进的生态学模型

（2）健康促进的生态学模型的应用原则

1）考虑环境因素的多层性：行为受多种环境因素支配。这些因素分布在环境中的不同层次，例如人际、社区、社会等。这些因素不是独立的、静止的，而是动态的、相互作用、相互依存的。它们可以在同一时间影响某一行为，但影响的大小和方向不同。在生态学模型的实际运用过程中，研究者

Note:

和实践者应充分考虑到影响健康行为的所有重要因素和因素间的相互作用关系。

2）考虑环境因素的多维性：影响行为的环境因素不但存在于环境中的不同层面，还存在于环境中的不同方面。大的环境方面主要包括物质环境和社会环境，在这些不同的方面中，各环境因素又从不同维度影响个人的行为。研究者和实践者应在实验设计过程中和在健康干预过程中，对环境中各重要变量的不同方面进行全面的、准确的测量和控制。

3）具体问题具体分析：生态学模型强调的是一种思路和方法，在实践中一定要考虑到人们不同行为的特异性和环境的具体性。

4）针对多层次进行健康干预：健康促进的生态学模型强调，建立在基于环境多层面的干预会比针对单层面的干预更有效。

5）多种模型的联合应用：健康促进的生态学模型是一个宏观模型，强调的是一种思维方式，而不是某个具体变量。在设计健康促进项目时，可以生态学模型为整体框架，同时结合使用其他微观的、具体的行为理论，如在"个人"层面联合使用健康信念模式。

（四）创新扩散理论

社区健康促进是一项长期、系统的工作，再有效的社区健康促进项目如果不能有效、广泛地被传播利用，其作用就无法真正得到发挥。社区健康促进的创新扩散理论着重研究人们在接受有益于健康的行为过程中的影响因素，以及如何在实践中加以应用。

（1）影响创新扩散的因素

1）创新自身的特征，如与原有方法相比健康促进项目是否更优越、健康促进是否易于开展、健康促进的成果是否易于测量、采纳健康促进活动所具备的风险性和不确定性等。

2）创新采纳者即行为主体的个体特征，如健康促进对象的教育经历、社会经济状况、同等创新采纳程度等。

3）组织与环境特征，如社会传播网络、社区文化等。

（2）创新扩散的过程：社区健康促进创新扩散的过程最主要的就是使健康促进项目的特征、社区行为主体、组织与环境特征协调一致。创新扩散的过程包括资源体系、积极扩散、连接体系、用户体系、实施过程等要素。①资源体系包括健康促进的研究者、发展者、培训者、咨询者等；②积极扩散是指将一项健康促进活动扩散至特定目标人群所进行的活动过程；③连接体系由资源体系的代表、用户体系的代表、策略计划活动组成；④用户体系由社区居民个体、组织、机构和社会网络组成；⑤实施过程由经过培训的健康促进人员执行。

（五）社区组织理论

社区组织理论（community organization theory）强调社区参与和社区发展，注重在计划、评价和解决社会问题时依靠社区的力量。社区组织理论由社区参与、社区发展、区域发展、社区计划、社区行动等组成。

（1）社区参与（community participation）与社区发展（community development）：在很多社区健康促进中，项目的成功与否以及持续性常有赖于广泛的社区参与。即使是最健康的卫生政策，也需要社区居民的积极参与，方能将这些政策成功地付诸实践。社区参与通过社会组织和社会建设影响健康促进的重要性主要体现在：①健康是一项人的基本权利，参与到影响自身健康的决策中是每个人的权利；②社会参与能够增加人们对自身健康的责任感，社区群体亲身致力于改善与社区健康促进，比单纯增加医疗卫生服务更为有效；③在社区健康促进的各阶段中，加强社区参与有助于提高社区群体对于健康促进项目的主动权和影响力。社区发展的目标与策略与社区组织相近，社区发展的目的在于促进社区居民积极、主动参与社区工作中，从而促进社区的进步。社区发展的目的与社区健康促进相一致，工作理念也都是扩大社区居民的参与性，完善社区职能，促进社区成长。

（2）区域发展、社区计划与社区行动：区域发展体现的是过程导向性，要求社区居民识别、解决他们所面临的问题，强调舆论的作用、任务的明确性以及社区能力建设的重要性。社区计划体现的是问题导向性,包括技术帮助、提出任务目标、明确问题解决方案。社区行动体现的是过程导向性和问题导向性的结合,强调社区居民的集体意识和行为能力。

第三节　社区健康教育设计与实施

一、社区不同人群健康教育特点

（一）儿童、青少年健康教育特点

1. 应重在生活教育　儿童、青少年健康教育的内容需要与儿童、青少年的日常生活相结合,对儿童、青少年进行生活习惯、饮食营养、预防意外伤害、身体活动、计划免疫等内容的生活教育。

2. 应多采用形象教育法　儿童、青少年求知欲强、模仿性强,对于儿童、青少年的健康教育应多采用直观、形象和示范性强的形象教育法。如利用儿童及青少年爱听、爱看,容易记忆的特点,采用录像、故事等方式,有利于培训良好的行为习惯,促进儿童、青少年的健康成长。

3. 需要学校、家庭、社会共同协作　儿童、青少年生活的主要场所是学校和家庭。在学校,儿童、青少年健康行为的养成更需要学校保健护士、老师的努力。同时,儿童、青少年健康教育也需要家长的通力协作,一方面要家长参与学校健康教育的实施和监督,另一方面需要促进家长提高自身健康教育能力。此外,儿童、青少年健康教育还需要社区、社会密切合作,共同为儿童、青少年的健康发展创造良好的条件。

（二）老年人健康教育特点

1. 日常生活行为　是老年人健康教育的重要内容,旨在通过指导老年人选择科学、合理的行为方式,纠正不健康的生活方式和行为习惯。一般日常生活行为教育的对象除了普通老年人,还包括需要康复指导维持日常生活行为的老年人。

2. 选择恰当的健康教育方法　随着年龄的增加,老年人的感觉器官逐渐不能正常有效地接受信息,对于各种记忆信息的储存能力也不断降低。对于老年人的健康教育,要引导老年人利用位置法、联想法、归类复述法等,以提高健康教育的效果。

3. 重视老年人心理健康教育　由于身体器官老化、功能减退,加之退休等环境改变,老年人心理、情绪变化情况十分复杂,存在再社会化的需要,常出现消极悲观情绪,常出现退休后角色变化适应不良,孤独、抑郁等负性情绪表现等。老年人心理健康教育的目的是通过心理健康知识的咨询与传播,培养老年人成熟、健全的人格,保持良好的情绪和社会适应能力,提高晚年生活质量。

（三）慢性病患者健康教育特点

1. 加强高危人群的预防教育　除了针对全社区居民的一般人群慢性病健康教育外,为控制慢性病的发病率,需要加强对社区居民中具有某些慢性病危险的高危人群进行重点干预,这对于当前我国慢性病预防与控制具有重要积极意义。高危人群的预防教育常采用人群筛查、危险因素分层、慢性病基本知识与技能培训、定期随访监测等方法。

2. 强调通过健康赋权着重提高自我保健能力　赋权指的是个体控制生活及所处环境的一种参与过程。赋权被看作是个体不断挖掘自身潜力的过程。健康赋权指的是利用多种手段和方式帮助患者实现对疾病的有效自我管理。健康赋权是获取掌握感、控制生活,同时拥有改变所处环境的资源、技能、权威以及机会的全过程。赋权概念的核心是改变自我,而不仅是个体活动或行为的改变,强调自我意识的改变,做出自我决策。对于已患慢性病患者健康教育而言,要利用多途径通过健康赋权,提高慢性病患者的自我保健能力。

3. 重视社会心理因素干预　社会心理因素在慢性病发病中的作用日益受到重视。重大生活事件、情绪可以直接作为致病因素,也是某些慢性病发生的诱发因素或促成因素,尤其是对癌症和心血管疾病等至关重要,因而在社区健康教育中要把行为干预与社会心理因素干预相结合,提高健康教育效果。

Note:

二、社区健康教育的设计

（一）社区健康教育的形式

在实施健康教育时，应根据任务内容和形式要求，因地制宜、因人制宜，正确选择最有效的信息传播方法，以不断提高健康教育实施效果。根据信息传播方式特点，健康教育方法可分为以下几类：

1. 口头教育法 指通过语言的沟通与交流，讲解、宣传健康护理知识的方法，实施形式包括讲授法、座谈法、咨询法、谈话法等。此种方法的特点是简便易行、不受一般客观条件限制，不需要特殊设备，随时随地即可开展，具有较大的灵活性。

2. 文字教育法 指通过一定的文字传播媒介和学习者的阅读能力来达到健康教育目标的一种方法，具体形式为读书指导法、作业法、标语法、传单法、墙报法等。该法的特点是不受时间、空间条件的制约，既可针对大众进行广泛宣传，又可针对个体进行个别教育，同时，学习者可以对宣传内容进行反复学习，经济便捷。

3. 实践教育法 指通过指导学习者的实践操作，达到掌握一定健康护理技能，并应用于自我或家庭护理的一种教育方法。例如指导糖尿病患者掌握血糖自测法，教会高血压患者掌握自测血压方法等。

4. 电化教育法 应用现代化的声、光设备，向学习者传递信息的教育方法，如广播录音法、幻灯投影法、电影电视法等。电化教育的特点是将形象、文字、语言、艺术、音乐等有机结合在一起，形式新颖、形象逼真，为学习者所喜闻乐见。但是，运用电化教育方法需要具备一定的物资设备与专业技术人员。

5. 体验式教育法 随着虚拟现实技术（virtual reality，VR）、体感技术等的现实应用日益广泛，体验式教育逐渐成为新的社区健康教育形式。VR、体感技术的沉浸感能将社区居民置身于"真实的"场景，通过简单的肢体动作、手势控制操作视频、图片、游戏等内容，实现了人机交互，让体验者享受到创意感受。体验式教育在灾害逃生、缓解孤独症、预防艾滋病等具有广阔的应用前景。

6. 自媒体教育法 自媒体（we media），也称公民媒体、个人媒体，是私人化、平民化、普泛化、自主化的传播者，以现代化、电子化的手段，向不特定的大多数或者特定的单个人传递规范性和非规范性信息的新媒体的总称。自媒体教育法强调健康的自我传播，是便携式网络终端普及时代背景下较新的一种健康教育形态。

7. 综合教育法 将口头、文字、电化、实践、民间传统等多种教育方法适当结合、综合应用的一种健康教育方法，例如举办健康教育展览、知识竞赛或健康游园会等。综合方法具有广泛的宣传性，适合大型的宣传活动。

8. 健康教育处方 通过医嘱或护嘱形式提供的健康文字材料，供医护人员在患者就诊时发放。健康教育处方是针对某种疾病的特点，对患者进行防治知识、用药及生活方式指导，使患者在药物治疗的同时多注重预防保健和自我护理。使用健康教育处方是口头教育内容的补充完善，便于患者保存阅读，是指导患者进行自我保健和家庭保健护理的有效辅助手段之一。

（二）社区健康教育的评估与诊断

1. 社区健康教育评估 是指通过收集健康教育对象与环境的相关信息，并对资料进行分析，了解健康教育对象的健康教育需求的过程。收集的资料包括以下4个方面内容：

（1）教育对象：首先应明确教育对象的健康教育需求。健康教育需求由多种因素决定，护士应重点收集的资料有：①一般资料，包括性别、年龄、健康状况、生物遗传因素等。②生活方式，主要有吸烟、酗酒、饮食、睡眠、性生活型态、活动与锻炼等。③学习能力，主要包括文化程度、学习经历、认知与学习特点、学习方式、学习兴趣、态度及心理压力等。④对健康知识的认知与掌握情况，包括常见病相关知识，疾病预防、急危重症突发应对、并发症识别的方法，用药的注意事项，不健康生活方式和生活习惯对疾病影响的认识等。

（2）教育环境：包括生态环境、学习环境和社会环境。需要收集职业、经济收入、住房状况、交通工具、学习条件等信息。

（3）医疗卫生服务资源：包括医疗卫生机构的数量与位置，享受基本医疗卫生服务的状况，卫生立法与卫生政策、社会与经济状况等。

（4）教育者：包括教育者的能力、教育水平和经验，以及对健康教育工作的投入热情等。

2. 社区健康教育诊断　是对健康教育评估收集的资料进行整理与分析，针对社区群体共同的健康教育需求，确定健康教育问题、健康教育诊断，并明确健康教育的优先项目。具体步骤为：

（1）分析资料，列出现存的或潜在的健康问题。

（2）分析健康问题对教育对象的健康构成威胁的程度。

（3）分析开展健康教育可利用的资源。

（4）挑选出能够通过健康教育改善或解决的问题。

（5）找出与健康问题相关的行为、环境和促进行为改变的因素。

（三）社区健康教育的计划

1. 社区健康教育计划制订原则　合理、科学地制订健康教育计划，是社区健康教育工作环节的关键，是组织和实施健康教育活动的基础和必要前提。

（1）目标性：每一项计划的设计都必须有明确的目标，计划的制订应围绕目标开展。

（2）整体性：社区健康教育是社区卫生服务工作的一个组成部分，不能脱离社区卫生服务而独立存在。所制订的健康教育计划应符合社区卫生发展的整体目标与规划。

（3）前瞻性：计划是面向未来发展的，因此，在制订社区健康教育计划时要预测未来，考虑并把握未来发展要求。前瞻性强调计划中制订的目标要具有一定的先进性，要能体现社区卫生工作未来发展需要，如果目标过低，将失去计划的激励功能。

（4）弹性：计划一旦制订，原则上不能随意进行更改，但计划毕竟是面向未来制订的，存在一些不可预测的因素。因此，在制订健康教育计划时，应尽可能考虑到实施过程中可能遇到的问题，留有余地，并制订应变对策，以确保计划的顺利实施。弹性原则并非鼓励随意更改计划，计划的修改必须通过评价和反馈，当出现明显的修改计划的指征时方可进行，这是一项重要原则。

（5）可行性：制订计划不能从主观意愿出发，要根据社区可利用的人力、物力、资金、政策等资源，因地制宜地制订可执行性强的计划。

（6）参与性：任何一个项目都是为解决社区实际问题而设立的。社区管理者与社区居民都是最了解社区的人，要想使目标更贴合社区实际、符合社区要求，必须使社区群众参与到项目立项、计划设计和实施的整个过程。得到社区支持，是保证项目成功的一个重要原则。

2. 社区健康教育计划制订步骤　制订健康教育计划时，要以教育对象为中心，明确健康教育目标，确定健康教育内容并选择适当的健康信息传播方法，选择有效的健康教育评价方式及指标。

（1）设置目标：目标是指通过社区健康教育最终期望达到的结果。根据目标的时效性可分为近期目标和远期目标；根据任务内容可分为教育目标、行为目标、健康目标和政策环境目标4个方面，每个方面的目标数量根据实际情况而定。

（2）确定教育者和教育对象：健康教育的实施者应是具有专业知识水平的卫生工作者，包括社区护士、全科医师、其他社区卫生服务工作者和专业培训师等。教育者应具备全面的、科学的、与时俱进的知识信息，具备良好的职业道德与职业形象，具有吸引力与威信，自愿并能够学习教育策略和方法。根据健康教育对象和实施地点的特殊性，也可考虑与学校健康教育工作者、企业职工健康维护工作者协作。

（3）确定内容：健康教育的内容应根据教育对象的需求确定，根据教育对象的健康状态，一般可将健康教育内容划分为一般性教育、特殊性教育、卫生管理法规教育等。

（4）选择教育方法：健康教育的实施方法应根据教育内容、教育对象的文化水平、认知特点和学习能力进行确定。同时应考虑不同信息传播方法的适用范围及其优、缺点，注重多种方法联合使用、优势互补。

（5）明确实施时间和地点：根据健康教育项目目的、教育对象和教育内容、方法，健康教育地点可设为社区卫生服务中心、学校、社区、企业或机构、居民家中、公共场所等。

三、社区健康教育的实施

（一）社区健康教育的实施要点

实施是社区健康教育的主体工作部分，是将社区健康教育计划付诸实践的过程，其实施要点主要包括以下几点：

1. 制订实施细则　包括健康教育的活动内容安排表、进度安排、各活动间的联系等，对于实施内容进行具体规定，明确各方面工作人员的职责范围，对在健康教育过程中可能出现的问题进行预测及提前制订解决方案。

2. 建立组织机构　建立社区健康教育的领导机构、执行机构、参与部门，健全各机构与部门间联系。

3. 培训实施人员　在进行较大规模的社区健康教育工作中，仅依靠少数社区护士是不够的，必须得到社区各部门的协作和社区居民的支持与配合。对于参加的实施人员，要根据需要对于健康教育的方法与流程等进行统一培训。适宜的培训时间一般为1～2天。完整的培训过程还包括对于培训效果的评价与分析。

4. 建立质量管控制度　建立质量管控制度是保证社区健康教育顺利实施和取得预期效果的重要前提。通过建立质量管控制度，可以及时发现实施过程中存在的问题，并结合提前制订的解决方案和实际情况，解决问题并调整健康教育计划。质量管控制度的内容通常包括社区健康教育工作流程的监测、项目经费支出监测、项目开展情况监测、教育对象满意度监测等。

（二）社区健康教育的评价

1. 过程评价　指在健康教育实施过程中的评价，着重关注项目活动是否按照计划实施，同时担负着修正与优化计划、使之更符合实际情况的责任。主要包括对健康教育执行者的评价、针对健康教育组织的评价、针对政策与环境的评价。常用的评价指标包括：活动的执行率、活动的覆盖率、目标人群参与度和满意度、活动经费使用率等。评价方法包括查阅资料、目标人群调查、参与式观察等方法。

2. 近期效果评价　是指评估健康教育使目标人群所产生的健康相关行为及其影响因素的变化。评价指标包括：健康知识合格率、健康知识知晓率、健康信念持有率、行为改变率等。

3. 远期效果评价　是评估循序渐进的健康教育实施对目标人群健康状况、生活质量的影响情况。评价内容包括目标人群生理、心理健康指标的变化，疾病与死亡指标的改变，以及目标人群生活质量指数、生活满意度指数或主观幸福感指数等的变化。评价可通过人口学调查、问卷调查等形式实现。

（李现文）

思 考 题

1. 简述社区健康教育与健康促进的区别点。

2. 举例说明常用的社区健康教育相关理论应用要点。

3. 分析不同人群社区健康教育的特点。

Note:

第六章

社区家庭健康管理

06章 数字内容

学习目标

知识目标:

1. 掌握家庭结构、家庭功能、家庭生活周期和家庭资源相关知识;家庭、健康家庭、家庭访视、居家护理的概念以及健康家庭应具备的条件。
2. 熟悉家庭健康照护理论、健康家庭的特点、居家护理的形式、家庭访视的类型与程序。
3. 了解家庭对健康的影响。

能力目标:

1. 能对社区家庭进行护理评估。
2. 能对家庭照顾者进行护理评估。
3. 能对社区服务对象进行家庭访视。

素质目标:

具有保护服务家庭隐私、尊重服务家庭意愿的职业精神。

王女士,60岁,教师,原发性高血压多年,口服降压药治疗。与老伴(李先生,65岁,工程师)一起生活,二人均已退休,均有医保;有一子,儿子一家居住美国。

近日李先生突发脑出血,医院治疗1个月后回家休养;李先生神志清,左下肢偏瘫,左下肢肌力3级,依靠助行器能行走,日常生活由王女士照顾,每周三去社区康复中心接受康复治疗。

社区护士发现夫妇二人血压控制均不平稳,喜高脂高盐饮食,指导夫妇改变饮食习惯,二人均不能接受清淡饮食,坚持认为只需服用降压药。王女士年事已高,照顾李先生1周后,已明显感到疲劳。

请思考:

1. 如何对该家庭进行家庭护理评估?

2. 如何对王女士进行照顾者评估?

3. 社区护士在该家庭护理中起什么作用?

个人健康与家庭健康相互影响。以家庭为单位的照护是社区护理的一项重要原则,需要社区护士走进家庭提供服务。家庭服务的重点是促使家庭更好地照顾病人和为病人的康复创造良好条件。

第一节　家　庭

一、家庭的概念与家庭结构

(一)家庭的概念

家庭是个人和社会之间的缓冲地带。家庭是具有血缘、婚姻、供养与情感承诺的永久关系的社会团体,是人类社会中最基本的单位。家庭的健康与个人的生理、心理健康的发展紧密相关,家庭已成为家庭成员健康保健的重要场所。

(二)家庭结构

家庭结构(family structure)是指家庭的组织结构和家庭成员间的相互关系;分为家庭外部结构和家庭内部结构。

家庭外部结构是指家庭人口结构,即家庭的类型;家庭内部结构是指家庭成员间的互动行为,包括家庭角色、家庭权力、家庭沟通与家庭价值观四个因素。

1. 家庭类型　我国常见的类型有以下几种:

(1)核心家庭(nuclear family):核心家庭是指由夫妇及其婚生或领养的未婚子女组成的家庭,包括仅有夫妇两人的家庭。其中由父母及其未婚子女组成的家庭为标准核心家庭。由夫妇两人组成且夫妻双方选择不生育的无子女家庭称为丁克家庭。只有夫妻二人组成的家庭为夫妇核心家庭,丁克家庭、子女因工作或婚姻离家而父母独居的空巢家庭均属于夫妇核心家庭。

核心家庭已成为我国主要的家庭类型,其特点是家庭人员少、结构简单、关系单纯、规模小。核心家庭的成员间容易沟通,家庭内部只有一个权力与活动中心,便于决策家庭重要事件;对亲属依赖性较小,可利用的家庭资源也少,家庭关系既亲密又脆弱,家庭内、外的支持较少,如果出现家庭危机,易陷其中,甚至有致家庭解体的可能。

(2)直系家庭(linear family):又称主干家庭。直系家庭是指由父母、已婚子女及第三代人组成的家庭。直系家庭可细分为:①二代直系家庭,指夫妇和一个已婚子女组成的家庭。②三代直系家庭,指夫妇和一个已婚子女及孙子女组成的家庭。或者户主夫妇与父母及其子女组成的家庭也是三代直系家庭。③四代直系家庭,指户主夫妇与父母、子女夫妇及孙子女组成的家庭。

Note:

直系家庭的人数相对较多,结构较复杂。往往有一个权力中心和一个次中心存在。直系家庭可利用的家庭资源较多,应对家庭危机的能力较强,有利于维持家庭的稳定。

(3)旁系家庭(composite family):又称联合家庭、复式家庭,是指由两对或两对以上的同代夫妇及其未婚子女组成的家庭,包括由父母同几对已婚子女及孙子女构成的家庭,两对以上已婚兄弟姐妹组成的家庭等。

旁系家庭内存在一个权力和活动中心及几个次中心,或几个权力和活动中心并存,结构相对松散、不稳定,多种关系和利益交织,其决策过程复杂。但家庭内外资源较多,有利于家庭对危机的适应与处理。

(4)其他:如单亲家庭、单身家庭、同居家庭、同性恋家庭等。

我国多数家庭以婚姻为基础、法律为保障,传统观念较强,家庭关系比较稳定。随着经济与社会的发展,家庭结构发生了变化,以核心家庭为主,空巢、独居老年人增多,社会养老负担增加。此外,由于人口流动性增加、离婚率增高、青年晚婚、未婚生育、人类预期寿命延长和丧偶等,单身家庭与单亲家庭也呈现增多趋势,为维持家庭正常功能,其家庭成员必须做出角色调适,该类家庭容易出现家庭健康问题,需得到社区护士的关注。

2. 家庭内部结构

(1)家庭角色(family role):指家庭成员在家庭中所占有的特定身份。代表着成员在家庭中应执行的职能,也反映家庭成员在家庭中的相对位置及与其他成员的相互关系。①角色期待:指家庭成员在遵守或默认一定标准、期望或要求下,所形成的某种特定角色定位。所有的家庭成员都存在角色期待,如母亲和妻子的传统角色被认为应富于感情和慈爱的形象,其职责是抚养子女、操持家务;父亲和丈夫的传统角色被认为应富于力量和威严,其职责是养家糊口、负责家庭中的重要决策;随着社会变迁,上述的各种家庭角色正发生变化。健康的角色期待对家庭成员是关心和鞭策,有利于成员的成长和自我实现,促进家庭发展。②角色学习:家庭成员要实现角色期待,需通过不断学习来完成相应的角色行为,这个不断学习的过程称为角色学习。家庭成员要学习家庭角色的情感、态度、权力和责任。角色学习是一种综合性、无止境的学习,家庭成员需要不断适应角色的转变。如一位女士,原来是女儿的角色,首先要学习做个好女儿,长大成家后要学习做妻子、做母亲及做儿媳等角色;③角色冲突:当家庭成员不能实现家庭对其的角色期待,或当角色转变时不能适应,便会在内心产生矛盾、冲突的心理,称为角色冲突。它可由自身、他人或环境对角色期待的差异而引起。角色冲突常会导致个人情绪和心理功能紊乱,严重时会出现躯体功能障碍,表现出相关的症状与体征,影响家庭的正常功能,甚至导致家庭功能障碍,影响家庭健康。

家庭角色功能的优劣是影响家庭功能的重要因素之一。社区护士在进行以家庭为单位照护时,应考虑家庭角色问题,在家庭角色评估时,判断家庭成员的家庭角色功能是否正常,可依据以下标准进行评估:①家庭对某一角色的角色期待是否一致。②每位家庭成员是否都能适应自己的角色模式。③家庭成员的角色行为是否与社会规范一致,能否被社会所接受。④家庭成员的角色能否满足其他家庭成员的心理需求。⑤家庭角色是否具有一定弹性而适应角色转换,并承担多种角色。

(2)家庭权力(family authority):指家庭成员对家庭的影响力、控制权和支配权,可分为传统独裁型、情况权威型、分享权威型三种。①传统独裁型:由传统而来,是由家庭所在的社会文化传统规定而来的权威。如男性主导的社会,父亲是一家之主,家庭成员均以父亲为权威人物,而不考虑其社会地位、职业等;②情况权威型:指家庭权力会因家庭情况的变化而产生权力转移,即家庭中谁负责供养家庭、主宰家庭经济大权,其权力便最大,可以是丈夫,也可以是妻子或子女;③分享权威型:是指家庭成员分享权威,共同商量做出决定。每个家庭可以有多种权力结构并存,不同时期也可以有不同类型。

(3)家庭沟通(family communication):指家庭成员间在情感、愿望、需求、意见、信息与价值观等方面进行交换的过程,最能反映家庭成员间的相互关系。家庭成员间良好的沟通能化解家庭矛盾、解决家庭问题,促进家庭成员间的关系。

(4)家庭价值观(family values):指家庭成员对家庭活动的行为准则及生活目标的思想、态度和信念。家庭价值观指导家庭成员与家庭的行为,影响家庭生活方式、教育方式、健康观念与健康行为等,其形成受到家庭所处的社会文化、宗教信仰与现实状况的影响,是家庭生活的重要组成部分。社区护士了解家庭价值观,尤其是健康观,有助于确认健康问题在家庭中的地位,有助于与家庭成员一起制订出切实可行的家庭护理计划,有效解决家庭健康问题。

二、家庭功能与家庭生活周期

(一)家庭功能

家庭功能(family function)是指家庭成员在家庭生产和社会生活中所发挥的有效作用。其主要功能是通过满足家庭成员的需求,维护家庭的完整性,实现社会对家庭的期望。随着社会飞速发展,家庭功能不断地分解和转变。

1. 情感功能　是指家庭成员以血缘和情感为纽带,通过彼此相互理解、关爱和支持,满足爱与被爱的需要。情感功能是形成和维持家庭的重要基础,是家庭的基本功能之一。夫妻之间、父母与子女之间、兄弟姐妹之间的关爱与支持可以使家庭成员获得归属感与安全感。

2. 经济功能　指维系家庭生活需要的经济资源,包括物质、空间及金钱等,以满足家庭成员的衣、食、住、行、教育、医疗、娱乐等方面的需要。

3. 生殖养育功能　指家庭具有繁衍和养育下一代、赡养老年人的功能。通过生育子女、赡养老年人,起到延续人类、延续种群和延续社会的作用。

4. 社会化功能　主要指家庭有培养其年幼成员走向社会的责任与义务,为其提供适应社会的教育,帮助其适应社会;帮助年幼成员学习语言、知识和社会规范,使其具有正确的人生观、价值观和健康观。

5. 健康照顾功能　指家庭有家庭成员间的相互照顾,保护、促进家庭成员的健康,为患病家庭成员提供各种照顾与支持的功能。主要内容包括:提供合理饮食、保持有益于健康的环境、提供适宜衣物、提供保持健康的卫生资源与配合社区整体健康工作等。

(二)家庭生活周期

1. 定义　家庭生活周期(family life cycle)是指从夫妇组成家庭开始,经过子女出生、成长、工作、相继结婚并组建自己家庭而离去,夫妇又回到二人相处的局面,最后因夫妇相继去世而消失。

家庭生活周期是家庭遵循社会与自然规律而经历的形成、发展甚至消亡的过程。

2. 阶段划分及其发展任务　家庭在家庭生活周期的不同阶段有不同的家庭发展任务。家庭发展任务是指家庭在各发展阶段所面临的、由正常变化所致的与家庭健康相关的课题。家庭的每个发展阶段,家庭成员都有不同的角色与责任,健康家庭会妥善处理各阶段的发展任务,使家庭生活平稳发展;相反,问题家庭会在家庭某发展阶段出现矛盾,在家庭成员中产生一些健康问题。

目前健康领域多用美国杜瓦尔(Duvall)的家庭生活周期理论(表6-1)。杜瓦尔认为,就像人的生命那样,家庭也有其生命周期和不同发展阶段上的各种任务。而家庭作为一个单位要继续生存,需要满足不同阶段的需求,包括生理需求、文化规范、人的愿望和价值观。家庭的发展任务要满足人们成长的需要,否则将对健康带来不利的影响。

实际上,并非上述8个阶段每个家庭都一一经历,可在任何一阶段开始或结束,如再婚或离婚,这样的家庭可能发生更多的家庭问题,需要社区护士予以关注。

社区护士了解家庭生活周期理论有助于鉴别家庭正常与异常发展状态,帮助处于不同发展阶段的家庭及家庭成员良好完成发展任务,促进家庭健康发展。

表6-1　Duvall 家庭生活周期表及发展任务

序号	阶段	平均长度/年	定义	发展任务
1	新婚期	2（最短）	男女结合	• 双方适应与沟通 • 性生活协调 • 计划生育
2	婴幼儿期	2.5	最大孩子介于0～30个月	• 父母角色的适应 • 存在经济和照顾孩子的压力 • 婴幼儿的健康照顾 • 母亲的康复
3	学龄前儿童期	3.5	最大孩子介于30个月～6岁	• 儿童的身心发育 • 孩子与父母部分分离（上幼儿园） • 意外伤害的预防
4	学龄儿童期	7	最大孩子介于6～13岁	• 儿童的身心发展 • 上学问题 • 使孩子适应上学 • 逐步社会化
5	青少年期	7	最大孩子介于13～20岁	• 青少年的教育与沟通 • 青少年与异性交往 • 青少年性教育
6	孩子离家创业期	8	最大孩子离家至最小孩子离家	• 父母与孩子关系改为成人关系 • 父母逐渐有孤独感 • 父母的慢性病及危险因素
7	空巢期	15	所有孩子离家至家长退休	• 恢复夫妇二人世界 • 重新适应婚姻关系 • 感到孤独，开始计划退休后生活 • 老年相关疾病的预防工作
8	退休期	10～15	退休至死亡	• 经济及生活的依赖性高 • 面临各种老年疾病及死亡的打击

三、家庭健康照护理论

家庭健康照护常用理论有家庭系统理论、结构功能理论、成长发展理论、家庭压力理论和以家庭为中心的护理模式等。在实际家庭护理工作中，社区护士根据情况灵活应用各种理论框架。

1. 家庭系统理论（family system theory） 系统思想是家庭系统理论的基本立场和出发点。家庭系统理论是一种关于人类情绪与行为的理论，最初由美国心理治疗家默里·鲍恩（Murray Bowen）教授在20世纪40年代末提出，经由约翰·豪威尔、玛格丽特·辛格等研究者的深入研究与拓展，目前已发展为一系列比较完善、丰富的理论体系。家庭系统理论认为：家庭是一个系统，家庭成员是系统的组成部分，家庭成员之间相互联系、彼此影响，一个成员的情绪与行为会影响其他成员的行为、认知和情感。社区护士在社区护理工作中，应充分考虑家庭成员间关系的影响，采取有效措施促成家庭系统良性运转。

2. 结构功能理论（structural-functional theory） 结构功能理论是第二次世界大战以后在美国崛起的最重要的社会学流派。其主要代表人物是 Parsons & Merton（帕森斯和默顿）。结构功能理论又称和谐理论或均衡理论。它认为社会是具有一定结构或组织化手段的系统，社会的各组成部分以有序的方式相互关联，并对社会整体发挥着必要的功能。如果某一部分不能发挥其功能，社会就

Note:

会出现不和谐。整体是以平衡的状态存在着，当社会需要与各组成部分需求一致时，社会将保持平衡，任何部分的变化都会趋于新的平衡。

家庭是社会结构之一，社会各家庭以有序方式相互关联，如果某家庭不能发挥其功能，社会就会出现不和谐。社区护理工作中，应关注家庭的情感、社会化、生殖、经济、照护及卫生保健等功能是否正常，从而使家庭健康有序发展。

3. 家庭压力理论（family stress theory） 家庭压力是指家庭系统的平衡受到影响。特点是压力会持续在家庭内一段时间，并且家庭可能会因为不同的时间段或是在不同的情景，其所感受到的压力强度会不一致；当一个家庭因无法承受压力而导致其家庭功能无法正常发挥，则可表示为家庭处于家庭危机的状态中。凡能造成家庭系统中的结构、目标、角色、过程等发生改变的事件都成为压力事件或是压力源。

Hill（希尔）提出了经典的 ABCX 家庭压力模型。ABCX 模型认为，A 是引发压力的事件/情境，B 是在压力发生时家庭拥有的内部和外部资源，C 是家庭对压力事件的认知，ABC 因素共同作用构成了 X，即压力或危机的程度。该模型认为具有资源优势和对压力持正向认知的家庭有较强的协调与缓解家庭压力的能力。

社区工作中，要解析一个家庭所面临的压力事件或压力情景会产生家庭压力或危机时，既要了解家庭所面临的压力本身特性和家庭的内外部资源，还要考虑到家庭成员对压力事件的认知及赋予的意义。

4. 成长发展理论（growth development theory） 成长发展理论主要研究社会心理方面的发展，即人格发展理论。代表性的理论有弗洛伊德心性心理发展学说、艾瑞克森的心理社会发展学说和皮亚杰的认知发展学说。这些理论从不同的角度划分人格发展阶段，但都强调每个发展阶段有其特殊的发展任务，成功地完成这些发展任务是顺利通过下一阶段的基础。如果某一阶段心理冲突不能很好地解决，则为以后的发展带来困难，最终造成人格发展的缺陷。

家庭有其产生、发展和结束的过程，不同时期的家庭有不同的任务与内容，家庭成员在家庭发展过程中随时调整自己以完成发展任务。

5. 以家庭为中心的护理模式（family center care） 该模式的雏形最早出现在第二次世界大战时期儿科护理工作中。芬德和卢西亚诺（Fond & Luciano）于 1972 年首次提出以家庭为中心的护理理念，随着时代的发展，以家庭为中心的护理模式应用的学科领域越来越广泛，已被国内外医疗系统广泛接受。

以家庭为中心的护理模式是一种医生、护士、病人及病人家属共同参与疾病护理的模式，该模式充分调动家庭成员疾病管理能力及积极性，使家庭成员全面参与病人疾病护理，从而促使病人康复。

实施以家庭为中心的护理过程中，应遵循以下九大原则：①家庭作用贯穿于病人一生。②促进医护人员与家庭在维护健康过程中全方位合作。③尊重家庭的种族、文化、道德和社会经济背景。④尊重不同家庭的应对方式。⑤持续与家庭分享完整、准确的信息。⑥鼓励促进家庭间支持系统的网络化建设。⑦将满足病人及家庭的发展性需要作为健康维护和一部分。⑧为家庭提供心理、情感和经济支持。⑨健康维护计划应当可行、灵活、适应文化差异。

第二节　家　庭　健　康

一、健康家庭概述

1. 健康家庭的概念 健康家庭是指能有效运作、每一个家庭成员都能感受到家庭的凝聚力、能够满足并承担个体的成长、能够应对生活中各种挑战的家庭。健康家庭是针对家庭整体而言，而不是针对每一位个体成员。健康家庭能真正发挥家庭功能，能维护和促进家庭成员的健康。

家庭研究者从不同角度阐述健康家庭。健康家庭能够有效执行家庭功能和完成家庭发展任务是角色执行模式的观点；临床模式认为健康家庭是家庭成员没有生理、心理疾病，社会适应良好，家庭功能正常；适应模式认为健康家庭是家庭能有效、灵活地与环境相互作用，完成家庭各阶段发展任务，适应家庭不同时期的变化。

2. 健康家庭的特点　健康家庭一般具有以下特点：

（1）家庭成员健康：家庭成员不仅身心健康，还要有良好的社会适应和有道德。

（2）家庭功能健全。

（3）家庭发展任务顺利完成。

（4）家庭内在结构健全。

（5）家庭与社会、环境相互作用良好。

（6）家庭有适应变化的能力。

健康家庭中，父母与子女平等对话，交流顺畅，父母关系亲密，与子女关系同等重要，家庭成员关心家庭的共同目标，常常会有很多共同行动；家庭成员各自有自己的理想与奋斗目标，相互尊重，家庭与社会适度交往；家庭成员精神健全，互相欣赏，相互间有承诺、有感情、积极交流；家庭有应对压力和处理危机的能力，家庭出现变化时家庭成员适应能力较强，能调整家庭角色，能充分利用家庭内、外资源。

3. 家庭资源（family resource）　是指为了维持家庭基本功能、应对紧张事件和危机状态，家庭所需要的物质和精神上的支持，可分为家庭内资源和家庭外资源。

（1）家庭内资源（family internal resource）：包括经济支持、维护支持、健康防护、情感支持、信息教育、结构支持六个方面。①经济支持：指一定的经济来源，以保证家庭成员的基本生活、教育、文化、医疗和娱乐需要；②维护支持：支持维护家庭成员的名誉、地位和权利；③健康防护：为家庭成员提供、安排医疗照顾，维护家庭成员的健康；④情感支持：关怀、精神支持家庭成员，满足家人的情感需求；⑤信息教育：为家庭成员提供医疗咨询、建议及家庭内的健康教育；⑥结构支持：建设或改建家庭住所或设施，以满足患病家庭成员的需求。

（2）家庭外资源（family external resource）：包括社会资源、文化资源、宗教资源、经济资源、教育资源、环境资源和卫生服务资源七个方面。①社会资源：是指来自亲朋和社会团体的关怀支持；②文化资源：是指文化、传统、习俗等支持；③宗教资源：指宗教团体的支持及宗教信仰；④经济资源：指家庭外的赞助、收入、福利与保险等；⑤教育资源：指教育制度、教育方式和教育水平等；⑥环境资源：指家庭内居住环境、社区设施和公共环境；⑦卫生服务资源：指提供医疗服务的生产要素的总称，通常包括人员、医疗费用、医疗机构、医疗床位、医疗设施和装备、知识技能、信息和卫生保健制度等。

家庭资源的充足与否，直接关系到家庭的健康发展。可通过与病人、家属会谈或家访的形式了解病人家庭资源的状况，评估内外资源的丰富程度，发挥协调者的作用。

二、健康家庭应具备的条件

1. 有良好的交流氛围　家庭成员能彼此分享感受、理想、相互关心，使用有效沟通的方式促进相互间的了解，并能化解家庭冲突。

2. 能促进家庭成员的发展　健康家庭给家庭成员有足够的自由空间和情感支持，家庭成员有成长的机会，能够适应家庭的变化。

3. 能积极面对及解决问题　面对家庭各种问题，不回避、不消极，积极解决问题，寻求帮助，必要时寻求外援帮助，家庭成员对家庭负责任。

4. 有健康的居住环境及生活方式　家庭有健康的居住环境，家庭成员能认识健康生活方式的重要性，促进家庭成员形成健康的生活方式，自觉抵制、改变危害健康行为。

5. 与社会保持联系　不脱离社会，充分运用社会网络，合理利用家庭内、外资源。

Note：

三、家庭对健康的影响

家庭是社会的基本细胞,是重要的社会组织、经济组织,也是重要的精神家园。家庭健康的可持续发展是社会稳定、国家发展的基石。健康是人的基本权利,是人生的第一财富。家庭对健康有以下影响:

1. **遗传**　遗传影响人类健康、人口素质,决定人类生长、发育、衰老和死亡,很大程度上决定人类个体健康状况和后代的遗传素质。一些疾病如血友病、胃癌、糖尿病、癌症等与遗传因素有关。

2. **生长发育**　家庭是孩子生长发育的基本环境,家庭空间环境(如大小、湿温度等)、家庭成员间的关系、与孩子的互动模式、教育方式、家庭价值观等都直接、间接影响孩子的健康。

3. **疾病发生、发展及传播**　家庭的健康观、防病意识、就医和遵医行为、生活和卫生习惯直接影响疾病在家庭中的发生、发展及传播。

4. **康复与死亡**　家庭成员患病后,其他家庭成员对其关心、照顾及支持的程度将影响其康复或疾病加重甚至死亡。

第三节　家庭健康护理评估

一、家庭护理评估

家庭护理评估(family health nursing assessment)是为确定家庭健康问题而收集主、客观资料的过程。包括家庭成员的个人评估、健康状态、生活方式、家庭的结构与功能、家庭发展阶段及其发展任务、家庭健康需求及心理社会变化的评估。

（一）评估内容

家庭护理评估的内容见表6-2。

表 6-2　**家庭护理评估内容**

评估项目	评估具体内容
家庭一般资料	1. 家庭地址、电话 2. 家庭成员基本资料(姓名、性别、年龄、家庭角色、职业、文化程度、婚姻状况、宗教信仰) 3. 家庭成员健康状况及医疗保险形式 4. 家庭成员生活习惯(饮食、睡眠、家务、育婴和休假情况) 5. 家庭健康管理状况
家庭环境	1. 家庭地理位置,距离社区卫生服务机构的远近 2. 家庭周围环境(空气、绿化、噪声、辐射等) 3. 居家环境(居住面积、空间分配、设施、卫生、潜在危害、食物和水的安全等)
家庭中患病成员的状况	1. 疾病的种类及预后 2. 日常生活能力及受损程度 3. 家庭角色履行情况 4. 疾病消费
家庭发展阶段及发展任务	1. 家庭目前所处的发展阶段与发展任务 2. 家庭履行发展任务的情况
家庭结构	1. 家庭结构及病人与家庭成员间及其他家庭成员间的关系 2. 家庭沟通类型(思想交流、情感交流与语言交流) 3. 家庭成员的分工及角色(平素及家庭成员患病后的变化) 4. 家庭权力(传统权威型、情况权威型、分享权威型) 5. 家庭价值系统(家庭成员的个人观念、态度、信仰、健康观及家庭价值与信念)

续表

评估项目	评估具体内容
家庭功能	1. 家庭自我保健行为 2. 培养子女社会化的情况 3. 家庭成员间的情感 4. 家庭凝聚力 5. 经济支持
家庭资源	1. 家庭内资源 2. 家庭外资源
家庭与社会的关系	1. 家庭与亲属、社区、社会的关系 2. 对社区的看法 3. 对家庭外利用社会资源的利用及需求
家庭应对和处理问题的能力与方法	1. 家庭成员对健康问题的认识（疾病的理解和认识等） 2. 家庭成员间情绪上的变化 3. 家庭战胜疾病的决心 4. 家庭应对健康问题的方法 5. 生活调整（饮食、运动及作息） 6. 家庭的经济应对能力 7. 家庭成员的照顾能力

（二）评估常用工具

家庭健康评估常用家系图、家庭功能和社会支持度评估工具。

1. 家系图（genogram） 是以家谱的形式展示家庭结构和关系、家庭人口学信息、家庭生活事件、健康问题等家庭信息。社区医务人员根据家系图能够迅速评估家庭基本情况、判断危及家庭健康的问题和家庭高危人员等。

家系图可包含三代或三代以上人口，不同性别、角色、关系用不同符号表示（图6-1，图6-2）。第一代在上方，第二代或其他后代在下方；同代人从左开始，依出生顺序从左到右排列，年龄大者排在左边。每个成员符号旁，可标注年龄、婚姻状况、出生或死亡日期、患病情况。也可根据需要标注家庭成员的职业、文化程度、家庭决策者、家庭重要事件及主要健康问题。

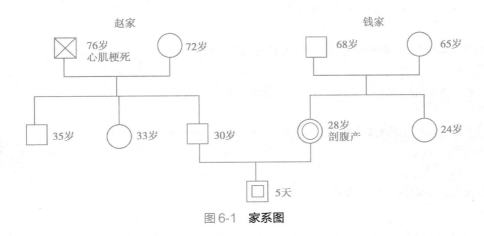

图 6-1　家系图

2. APGAR 家庭功能评估表 又称家庭关怀度指数测评表，是斯密克汀（Smilkstein）设计的检测家庭功能的主观自评问卷，适用于初次家访对家庭功能的简单了解。其名称含义如下：适应度（adaptation）、合作度（partnership）、成熟度（growth）、情感度（affection）和亲密度（resolve），简称 APGAR 家庭功能评估表。问卷包括两部分，第一部分测量个人对家庭功能整体的满意度（表6-3），第二部分用于了解个人和家庭其他成员间的关系（表 6-4）。由于回答问题少，评分容易，可以粗略、快速地评价家庭功能，适宜在社区工作中使用。

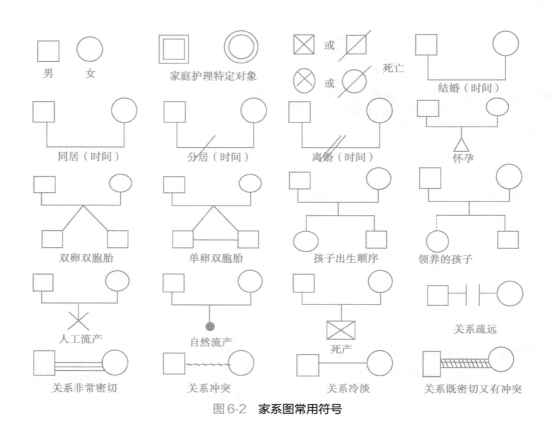

图 6-2　家系图常用符号

表 6-3　APGAR 家庭功能评估表（第一部分）

	经常 （2 分）	有时 （1 分）	几乎从不 （0 分）
1. 当我遇到问题时，可以从家人处得到满意的帮助（适应度） 补充说明	□	□	□
2. 我很满意家人与我讨论各种事情以及分担问题的方式（合作度） 补充说明	□	□	□
3. 当我希望从事新的活动或发展时，家人都能接受且给予支持（成熟度） 补充说明	□	□	□
4. 我很满意家人对我表达感情的方式以及对我情绪（如愤怒、悲伤、爱） 的反应（情感度） 补充说明	□	□	□
5. 我很满意家人与我共度时光的方式（亲密度） 补充说明	□	□	□

注：0～3 分家庭功能严重障碍；4～6 分家庭功能中度障碍；7～10 分家庭功能良好。

3. 社会支持度　社会支持度体现以服务对象为中心的家庭内、外的相互作用。单线表示两者间有联系，双线表示关系密切。社会支持度图有助于社区护士较完整地认识家庭目前的社会关系以及可利用的资源（图 6-3）。

Note：

表6-4　家庭APGAR问卷（第二部分）

将与您同住的人（配偶、子女、朋友等）按密切程度排序			与这些人相处的关系（配偶、子女、朋友等）		
关系	年龄	性别	好	一般	不好

如果您和家人不住在一起，您经常求助的人（家庭成员、朋友、同事、邻居）			与这些人相处的关系（家庭成员、朋友、同事、邻居）		
关系	年龄	性别	好	一般	不好

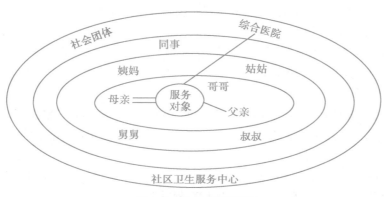

图6-3　社会支持度图

（三）评估注意事项

1. 收集的资料要全面　运用多种方法收集资料，观察法和交谈法是收集资料的主要方法。利用观察法，主要收集家庭环境和家庭成员间的沟通状况；利用交谈法，和家庭成员进行交流，了解家庭成员的健康状况、家庭状况和家庭成员间的关系等；同时还应充分利用其他人员收集的资料，以便全面客观地掌握家庭成员的健康状况，如医院的病历记录、社区居民的健康档案及社区人口资料等。

收集资料时，除收集病人（或存在健康问题）及其他家庭成员相关资料外，更要注意收集与家庭功能、家庭发展阶段、家庭环境、家庭与社会的关系以及家庭利用资源状况等相关资料，同时考虑家庭发展的动态变化、病人与家庭成员间的关系、家庭功能等。在取得家庭信任的基础上，充分挖掘和发现家庭深层次的健康问题。

2. 认识家庭的多样性　家庭护理评估时，社区护士应充分认识到家庭的多样性。不同的家庭处理同一个健康问题的方法可能有所不同，因此要充分重视家庭的独特性。

二、家庭照顾者评估

照顾者分为正式照顾者和非正式照顾者，正式照顾者一般是指经过正规化培训，有资质为病人提供照顾并且收取一定酬劳的工作人员，如护士、护工、社区工作者；非正式照顾者是指未经过专业化培训，免费为病人提供照顾的病人亲属（包括家属、亲朋）。在我国传统文化环境下，病人配偶、子女与病人关系最为亲密，能更好照顾病人，称为家庭照顾者。

家庭照顾者评估是为解决照顾问题而收集主、客观资料的过程。

（一）家庭照顾者评估内容

从以下几个方面对家庭照顾者进行护理评估：

1. 一般资料 评估家庭照顾者的家庭地址、电话；基本资料（姓名、性别、年龄、家庭成员、家庭角色、职业、文化程度、婚姻状况、宗教信仰、家庭收入、与照顾者的关系）；健康状况及医疗保险形式；生活习惯（饮食、睡眠、家务、育婴和休假情况）；经济状况；照顾时长；照顾意愿；以及照顾对收入的影响等。

2. 需求 健康需求；支持性服务需求，如信息支持、情感支持、家政服务、日间照护、社区送餐、交通等服务需求。

3. 照护知识 包含营养认知水平及相关疾病知识等。

4. 照护技能 如照顾能力、疾病管理能力、自我管理水平、照顾知识与技能学习能力以及获取社会照护资源能力等。

5. 照顾素养 包含健康行为、照护行为、营养素养等。

6. 心理状况 如积极感受与积极情绪、死亡焦虑、不确定感、病耻感、希望水平、抗逆能力等。

7. 社会支持 可以从主客观支持以及支持利用度几方面评估家庭照顾者社会支持状况。

8. 生活质量 可以主观生活质量、客观生活质量两方面进行评估。

9. 照顾负荷 包含健康情况、精神状态、经济和社会生活几方面。

10. 能力感受 可以从对被照顾者的满意度、对自己照顾行为的满意度和照顾行为对照顾者个人生活带来的影响几方面来进行评估。

（二）常用评价工具

1. 照顾能力测量量表（family caregiver task inventory, FCTI） 家庭照顾者照顾能力是照顾者对疾病的相关知识、照护技能的掌握程度，以及寻求社会支持处理事情的能力。照顾能力测量量表在 1983 年由国外学者 Clark 及 Rakowski 编制，被翻译成多个语言版本。可应用于普通人群、老年人群的家庭照顾者，具有普适性且应用广泛。该量表有 5 个维度，25 个条目，具体是适应照顾角色（条目 1~5）、应变需要及提供协助（条目 6~10）、处理个人情绪（条目 11~15）、评估家人及社区资源（条目 16~20）、调整个人生活及满足照顾需求（条目 21~25）。每个条目选项分为不困难（0 分），困难（1 分），非常困难（2 分），总分在 0~50 分，分数越高，说明家庭照顾者照顾病人时遇到的困难越多，照顾能力越低。

2. 照顾者积极感受量表（positive aspects of caregiving, PAC） 该量表英文版由美国学者 Tarlow 于 2004 年提出，中国学者于 2006 年引入并汉化，用于评价照顾者积极感受，具有较好的信效度。该量表包括自我肯定（5 个条目）和生活展望（4 个条目）2 个维度，采用 Likert 5 级评分法，1~5 分分别代表"非常不同意~非常同意"，各维度得分之和为总分，得分越高表示照顾者积极感受程度越高。

3. Zarit 照顾者负担量表（Zarit caregiver burden interview, ZBI） 该量表是 Zarit 等在 20 世纪 80 年代结合临床与护理负担测量理论开发。目前已经被译成 8 个版本，用于多个国家。该量表有照顾者健康情况、精神状态、经济、社会生活 4 个维度，共 22 个条目，每道题分值是 0~4 分，总分为 21~40 分表示无负担或轻度负担，41~60 分表示有中到重度负担。2006 年国内学者王烈等将 ZBI 译制为中文版，中文版量表信效度较好。此量表不仅涉及照顾者的身体和社交负担，还涉及心理和经济负担，全面评估照顾者的负担，是目前国内研究者使用最多的一个量表。

（三）评估注意事项

1. 评估方法要恰当 有意识地运用多种方法收集资料。收集资料时充分考虑被照顾者所患疾病、病情进展、配合程度以及家庭照顾者的照顾能力、照护素养、精神健康状况等选择合适的评估方法。有关家庭照顾者的一般资料、健康态度、心理状况等可以通过交谈方式获取，对需求、照顾行为等可以通过观察法获取，必要时用调查方法进一步进行护理评估。采用问卷调查时除根据家庭照顾者实际情况选用合适调查问卷外，还要特别注意问卷内容不宜过多，占用家庭照顾者时间勿过长。

2. 认识被照顾者所患疾病差异 家庭照顾者护理评估时，社区护士应充分认识到被照顾者所患疾病的差异。被照顾者疾病、病情进展对家庭照顾者的身心有着极大影响，评估时要充分考虑。

社区护士在进行家庭健康护理时,在护理评估基础上,找出家庭护理问题,制定家庭护理计划、实施并评价。

知 识 链 接

家庭护理问题举例

家庭护理问题又称为家庭护理诊断,可运用北美护理诊断协会(NANDA)的诊断系统,根据家庭实际情况提出。常见家庭护理问题有:

1. 母乳喂养有效
2. 母乳喂养不当或无效
3. 母乳喂养中断
4. 照顾者角色紧张
5. 有照顾者角色紧张的危险
6. 沟通障碍
7. 语言沟通障碍
8. 家庭有增强应对的愿望
9. 家庭妥协性应对
10. 家庭应对能力缺陷
11. 决策冲突
12. 娱乐活动缺乏
13. 家庭运作中断
14. 成人缺乏生命活力
15. 健康维持无效
16. 寻求健康行为(特定)
17. 持家能力障碍
18. 知识缺乏

三、社区护士在家庭健康护理中的作用

家庭健康护理是以家庭为服务对象,运用家庭护理方法,社区护士与家庭共同参与,维护家庭健康的一系列护理活动。其目的是维护和促进家庭及家庭成员的健康。社区护士在家庭健康护理中主要起以下作用:

1. 提供护理服务及保健指导　为缺乏自我护理能力的服务对象提供适当、有效的护理服务。为家庭提供有关促进健康和预防疾病的健康教育,提高家庭及成员的自我健康管理能力,促进家庭及成员掌握与疾病相关的保健与护理知识,有效促进家庭功能。

2. 协助家庭成员心理适应和社会适应　了解家庭及家庭成员的心理状况及社会适应状况,及时予以帮助。

3. 协助家庭成员改善和建立有利于健康的环境和生活　了解家庭生活环境中影响家庭健康的因素,消除阻碍家庭健康的危险因素,帮助家庭改善和建立健康的生活环境。

4. 协助家庭利用健康资源　根据家庭具体情况,帮助家庭有效利用社区和家庭的各种资源,进行有针对性的家庭护理。

5. 了解家庭成员的相互作用关系　深入家庭,了解家庭成员间的关系,引导家庭成员间互相给予情感支持。

Note：

6. **帮助社区卫生服务团队与家庭建立良好关系**　深入的家庭健康护理,能加深社区护士对服务对象的了解,便于社区护士与服务对象建立融洽的关系,有利于家庭护理计划的实施。

知 识 链 接

阻碍家庭护理结果产生的情况

1. 家庭漠然。
2. 家庭不能预见家庭护理的结果或对护理措施犹豫不决。
3. 护士强加给家庭的观点。
4. 羞耻感。
5. 家庭的优点被忽略。
6. 忽略文化或性别方面的影响。
7. 家庭的无望感。
8. 害怕失败。
9. 得到资源或支持的途径有限。
10. 对社区卫生系统的害怕和不信任。

第四节　家庭健康护理的方法

家庭访视与居家护理是家庭护理的基本方法。社区护士通过家庭访视和居家护理,完成对家庭护理服务对象的预防保健、健康促进、护理照顾和康复护理工作。

一、家庭访视

(一)概念

家庭访视(home visit)是指到服务对象家中实施的,为了维持和促进健康而对服务对象所提供的有目的的护理服务活动。家庭访视是家庭护理的重要工作方法,是为服务对象提供的主要服务形式。

社区护士通过访视服务对象的家庭,能了解和发现服务对象的潜在或现存的健康问题,掌握服务对象的家庭现状,了解服务对象的家庭环境、家庭结构、家庭功能和家庭成员的健康状况,为服务对象及其家庭提供全面的医疗服务,以帮助服务对象早日康复,维持和促进服务对象的家庭健康。

(二)类型

1. **预防性家庭访视**　预防疾病和促进健康,主要用于妇幼保健性家庭访视等。
2. **评估性家庭访视**　对照顾对象的家庭进行评估,常用于有家庭危机或健康问题的病人及年老体弱者或残疾人的家庭。
3. **连续照顾性家庭访视**　为病人提供连续性的照顾,常定期进行。主要用于患有慢性疾病或需要康复护理的病人、某些急性病病人、行动不便的病人、临终病人及其家属。
4. **急诊性家庭访视**　解决临时性的、紧急的情况或问题,如外伤、家庭暴力等。

(三)家庭访视程序

1. **访视前准备**　全面充分的准备是家庭访视成功的首要条件。

(1)选择访视对象及优先顺序:在有限的时间、人力情况下,社区护士应安排好家访的优先顺序,以便充分利用时间和人力。家庭中有以下问题的优先访视:

1)影响人数多:家庭成员存在影响人数多的健康问题,需要安排优先访视。如传染病,若不优先加以控制,将会影响到更多人的健康。如霍乱、痢疾、甲型肝炎等,社区护士必须优先访视。

2）对生命有严重影响：对于家庭成员患有高致死率的疾病，应列为优先访视。如社区中的外伤、出血应优先访视，并积极配合急救或协助送就近医院治疗。具有先天性心脏病的小儿和肺心病病人的家庭，也应列为优先访视。

3）易产生疾病后遗症：疾病的后遗症会造成家庭和社会的负担，如心肌梗死、脑卒中等病人出院后仍需加强护理的病人，应优先访视和安排具体的家庭护理。

4）利用卫生资源能控制疾病：对于预约健康筛查未能如期进行的病人，如糖尿病、高血压病人，疾病的控制情况将很大程度上影响其今后生活质量及造成经济损失，会加重病人的痛苦和导致卫生资源的浪费，应列为优先访视对象。

5）其他：在优先访视病人中，各有不同的情况，要具体情况具体分析，灵活安排访视程序和路线。如果同时需要访视两个病人，一个居住较远且病情严重，另一个居住较近病情较轻，则应当优先访视前者。如果同时有两个病人，一个病情已基本得到控制的传染病病人，而居住较近，另一个也是一般性访视而且居住较远，则优先访视后者。如果一处有两个病人，一个病人躯体留置引流管需更换管路，另一位病人患有压力性损伤已破溃感染需换药，则应安排前者优先处置，洗手后再对后者进行换药。

（2）确定访视目的：社区护士在家庭访视前必须先确定访视目的，再制订访视中的具体程序。在第一次访视之前，要对所访视家庭的环境有一定了解，熟悉访视家庭的情况；对家庭做连续性的管理时，其管理目标也要列出具体的要求，当经过一段时间的管理后，便可根据目标评价管理效果，考察目标设定是否正确、是否需要制订新的措施、是否需要继续管理或是否可以结束现阶段访视。

（3）准备访视用物：根据访视目的和访视对象确定访视用物，访视物品分为两类：一类是访视前应准备的基本物品，一类是根据访视目的增设的访视物品。基本物品包括：①体检工具，如体温计、血压计、听诊器、手电筒、量尺等；②常用消毒物品和器械，如酒精、棉球、纱布、剪刀、止血钳等；③隔离用物，如消毒手套、围裙、口罩、帽子、工作衣等；④常用药物及注射工具；⑤其他如记录单、健康教育材料及联系工具（地图、电话本）等。增设的访视物品包括：①对新生儿访视时增加体重秤；②有关母乳喂养和预防接种的宣传材料等。

（4）联络被访家庭：具体访视时间，原则上需要事先与访视家庭预约，一般是通过电话预约。如果因为预约使家庭有所准备而掩盖了想要了解的真实情况时，可以安排临时性突击访视（即急诊性家庭访视）。

（5）安排访视路线：社区护士根据具体情况安排一天的家庭访视路线，可由远而近，或由近而远，并在访视机构留下访视目的、出发时间及预定回归时间和被访家庭的住址、路线和联络方式，以备有特殊情况时，访视机构能尽早与访视护士取得联络。

2. 访视中的工作　访视分为初次访视和连续性访视。初次访视的主要目的是建立关系，获取基本资料，确定主要健康问题的家庭成员，初次访视时由于社区护士接触的是一个陌生环境，访视工作相对较为困难。连续性访视是社区护士对上次访视计划进行评价和修订后，制订下次的访视计划并按新计划进行护理。同时不断收集资料，为进一步访视提供依据。

（1）确立关系：与服务对象及家庭建立信任、友好、合作的关系。访视目标的实现需要服务对象及家庭成员的配合，否则会影响资料的真实性。

1）自我介绍：初次访视时，社区护士要向访视对象介绍所属单位的名称和本人的姓名，向访视对象确认住址和姓名。通过简短的社交过程使访视对象放松并取得信任。

2）尊重对象，提供有关信息：社区护士应向访视对象解释访视目的、必要性、所提供的服务、所需时间等。在访视对象愿意接受的情况下提供服务和收集资料，还可以向访视对象明确其权利，必要时可签订家庭访视协议。

（2）评估、计划与实施

1）评估：包括初步的个体评估、家庭评估、环境评估，对资源设备、知识水平、社区资源的评估等。掌握现存的健康问题或自上次访问后的变化情况。初次访视不一定要求获取所有资料,具体内容见本章家庭评估的内容。

2)计划:根据评估结果,与护理对象共同制订或调整护理计划。

3)实施护理干预,进行健康教育或护理操作:护理操作过程中,注意防止交叉感染,严格执行无菌技术操作原则,消毒隔离制度,排除其他干扰(如电视等),及时回答护理对象的提问,必要时向其介绍转诊机构。操作后还要妥当处理污染物,避免污染,整理用物并洗手。

(3)简要记录访视情况:在访视时,对收集到的主、客观资料以及进行护理措施和指导的主要内容进行记录。记录时注意只记录重点内容,不要为了记录而忽略了访视对象的谈话。

(4)结束访视:当访视目的达到后,根据访视对象问题的轻重缓急,征求访视对象意见后,与访视对象预约下次访视时间和内容。并告知访视对象访视者的有关信息,如联系电话、工作单位地址等。

3. 访视后的工作

(1)消毒及物品的补充:访视结束后回到社区卫生服务中心,把所有使用的物品进行必要的处理、整理和补充访视包内的物品。

(2)记录和总结:整理和补充家访记录,包括护理对象的反应、检查结果、现存的健康问题、协商内容和注意事项等,分析和评价护理效果和护理目标达成的情况,最好建立资料库或记录系统,建立家庭健康档案和病历。

(3)修改护理计划:根据收集的家庭健康资料和新出现的问题,修改并完善护理计划。如果访视对象的健康问题已解决,即可停止访视。

(4)协调合作:与其他社区工作人员交流访视对象的情况,商讨解决办法,如个案讨论、汇报等。如果现有资源不能满足访视对象的需求,而且该问题在社区护士职权范围内不能得到解决时,应与其他服务机构、医生、设备供应商等联系。

(四)家庭访视中的注意事项

1. 着装　着装得体,整洁、协调、便于工作,适合社区护士身份。不佩戴贵重首饰。随身带身份证、工作证、通信工具及零钱等,以应急。

2. 态度　要求合乎礼节,稳重大方,尊重被访对象及其家庭的交流方式、文化背景、社会经历等,保守被访家庭的秘密。

3. 访视时间　以1小时以内为宜,避开家庭的吃饭和会客时间。访视时间单次低于20分钟,最好将两次访视合并,但如果家庭要求提供重要物品或信息,则继续访视。若单次访视时间超过1小时,最好分成两次进行,以免时间过长影响访视对象的个人安排。

4. 服务项目与收费　护患双方要明确收费项目与免费项目,一般家访人员不直接参与收费。

5. 应对特殊情况　①家访时如果遇上一些有敌意、发怒、情绪反复无常的服务对象,或对周围的环境陌生,提供急需护理后立刻离开现场。②尽量要求护理对象的家属在场,访视家庭是单独的异性时,应考虑是否需要一个陪同者同行。③家访的路程经过一些偏僻场所时,护士有权要求有陪同人员同行。④在访视对象家中看到一些如打架、酗酒、吸毒、有武器等不安全因素,可立即离开,并与有关部门联系。

二、居家护理

(一)概念

居家护理(home care)是指社区护士直接到病人家中,向居住在家的病人、残障人、精神障碍者,提供连续的、系统的基本医疗护理服务。病人在家中不仅能享受到专业人员的照顾,还能享有正常的家庭生活,能减少家属照顾的来回奔波,节省医疗和护理费用。

(二)目的

1. 病人方面　①提供连续性治疗与护理。②有利于方便生活,增强自我照顾的意识与能力。

③缩短住院时间。④控制并发症,降低疾病复发率及再住院率。

2. 家庭方面　①增强家庭照顾病人的意识。②提供病人护理相关知识与技能。③减少家庭经济负担。

3. 专业方面　①可增加医院病床利用率,降低医疗费用。②扩展护理专业的工作领域,促进护理专业的发展。

（三）提供形式

居家护理主要有两种形式,即家庭病床和家庭护理服务中心。

1. 家庭病床（hospital bed at home）　家庭病床是以家庭作为治疗护理场所,设立病床,使病人在熟悉的环境中接受医疗和护理,也最大限度地满足社会医疗护理要求,是医院住院服务的院外补充形式,是社区卫生服务的一种重要形式。

家庭病床符合社会健康产业的发展目标和方向,各地卫生行政部门非常重视家庭病床服务,很多地区规范了社区卫生服务中心病人申请建立家庭病床的标准和收费标准。

知 识 链 接

家庭病床的管理模式

目前,家庭病床的管理模式主要有以下三种:

1. 一条线管理模式　由医院家庭病床科统一管理。

2. 分块管理模式　由社区医生组成一个服务团队,共同分担家庭病床工作。

3. 条块结合管理模式　将统一管理与分散管理相结合。由于现在大部分社区卫生服务中心因没有建立家庭病床科而主要采用第二种管理模式。

---

2. 家庭护理服务中心（family nursing care center）　是对家庭中需要护理服务的人提供护理的机构。美国称之为家庭服务中心,日本又把它称为访问护理中心。国际发达国家正积极推广和使用这种方式,是居家护理的发展方向。

目前我国一些看护服务公司借鉴发达国家经验与做法,推出了专业的居家护理试点机构,聘请具有丰富临床护理经验的护理人员,为居家病人或老年人提供病情观察、生活照料、合理用药和居家安全指导、老年常见病护理、康复护理等专业居家护理服务。

（1）机构设置:机构是由社会财团、医院或者民间组织等设置。其经费独立核算,经费来源主要是护理保险机构,少部分由服务对象承担。

（2）工作人员:其工作人员固定,由主任 1 名、副主任 1 名、医师 1~2 名、社区护士数十名、护理员和家政服务员数十名、康复医师数名、心理咨询医师 1 名、营养师 1 名组成。护士是护理服务中心的主体。中心主任和副主任多数是由社区护士担任,也有的地方由医师担任。

（3）服务方式:首先由想接受服务的服务对象到服务中心申请,服务中心接到申请后,由社区护士到申请者家中访视,进行评估。评估内容包括:需要护理情况,需要医师诊查情况,家庭环境,需要心理咨询医师的介入情况,需要护理员进行生活护理情况,需要家庭服务员家务服务情况等。无论是哪种形式的居家护理,都需要满足以下条件,才能得到良好发展。

1）病人家中必须有能担负照顾责任的人:因为护士只能定期到家中进行护理和指导,24 小时的照护主要依靠病人自己和家属。

2）护理费用纳入相关保险:是居家护理的基本保证。

3）有明确的经营方向和资源管理方法:这样才能使居家护理得到发展。

4）建全相关制度:要有明确的制度规定,如居家病人病情变化需要住院时的诊疗方法,需要继续治疗和护理的病人出院后获得居家护理的方法等。

（四）居家护理内容

1. 心理护理　居家病人由于病程较长而易出现紧张、焦虑、抑郁甚至绝望心理，社区护士应鼓励病人表达内心真实想法，并耐心倾听。帮助病人以积极乐观的态度面对生活。与病人亲朋联系，鼓励多探望病人，病情许可情况下，可带病人外出，加强与外界接触。

2. 运动指导　指导居家病人合理运动，改善生理状况，促进机体功能恢复。社区护士应根据病人病情及耐受情况进行综合评估，对病人进行合理运动指导。向居家病人及照顾者详细讲解运动方式、时间、量及强度等。对于卧床病人，应根据病情，指导其在床上进行主动或被动运动，防止肌肉萎缩，促进康复。

3. 环境指导　社区护士应针对居家病人的家庭环境进行相应指导。阴暗潮湿的家庭环境，不但会损害视力，而且增加意外伤害的发生率。因此，应指导家庭采取合适照明措施，保持光线适宜柔和。注意开窗通风，同时避免风直接吹在病人身上。对伴有残疾且需依赖轮椅的居家病人家庭，应指导其进行无障碍家庭环境改造。

4. 营养指导　合理膳食能增进居家病人的食欲，改善营养状况，促进机体康复。社区护士应指导居家病人家庭在食物烹饪时选择食物应多样化，粗细、荤素合理搭配，注意平衡膳食，并尽量满足病人的口味，做到色香味俱全，以促进病人食欲。根据病人病情制订适宜饮食计划。

5. 康复训练指导　居家病人常常伴有身体缺陷或功能障碍，社区护士应协调全科团队为病人制订合理的康复训练计划，指导督促病人进行康复训练，防止功能障碍进一步加重。

（王爱红）

思 考 题

---

1. 请叙述我国常见的家庭类型。
2. 请简述家庭护理评估的主要内容。
3. 请简述健康家庭应具备的条件。

Note:

NURSING

第七章

社区儿童和青少年保健

07章 数字内容

学 习 目 标

● 知识目标：

1. 掌握预防接种及新生儿期营养与喂养；各年龄期儿童疾病预防及意外伤害紧急处理与预防。

2. 熟悉社区儿童青少年保健概念及各年龄期保健指导内容。

3. 了解社区儿童青少年健康管理内容及托幼机构卫生保健管理工作内容。

● 能力目标：

1. 能运用护理程序及相关保健知识与技能，进行新生儿家庭访视。

2. 能运用相关保健知识与技能，对儿童青少年及其家长进行保健指导。

3. 能运用预防接种知识与技能，进行规范的预防接种。

● 素质目标：

1. 具有关爱儿童青少年，并同理其家长的职业素养。

2. 具有以家庭为中心护理理念为儿童青少年提供健康保健服务的素质。

小明，男孩，5月龄17天，来社区卫生服务中心进行疫苗接种和健康检查。经询问，该儿童出生后由于母乳不足，一直采取混合喂养，目前尚未添加辅助食品。经检查，该儿童的体格与智力发育均处于正常水平。

　　请思考：

　　1. 根据国家免疫规划疫苗儿童免疫程序，该儿童此次应接种哪种疫苗？

　　2. 该儿童6岁入学前还需来社区卫生服务中心接受哪些健康管理服务？

　　3. 目前应该为该儿童家长进行哪些保健指导？

　　儿童和青少年是祖国的未来，是社会可持续发展的重要资源。儿童青少年健康是全民健康的基础。儿童青少年正处于生长发育的特殊时期，其生理特点、健康需求与成年人有所不同，他们是最脆弱的人群，需要全社会共同关注。然而受社会经济、文化等因素影响，我国儿童青少年的健康与发展仍然面临着诸多问题与挑战，因此，儿童青少年保健仍然是社区卫生服务工作的重点。

第一节　概　　述

一、社区儿童和青少年保健的概念

　　社区儿童青少年保健是指社区卫生服务人员根据儿童青少年不同时期的生长发育特点，以满足健康需求为目的，以解决健康问题为核心，为其所提供的系统化服务。《国家基本卫生服务规范（2017年版）》规定，我国现阶段儿童保健的重点人群为0～6岁的学龄前儿童。

二、社区儿童和青少年健康管理内容

　　儿童和青少年正处于生长发育的动态变化过程中，是人类生命周期中身心发育最快的特殊时期。根据其生理、心理生长发育特点，一般将生长发育过程分为新生儿期、婴幼儿期、学龄前期、学龄期和青少年期五个阶段。各年龄期之间并非截然分开，既有联系又有区别。国家卫生计生委颁布的《国家基本公共卫生服务规范（2017年版）》中明确规定了社区卫生服务机构对各年龄期儿童提供的系统保健管理内容。

（一）0～6岁儿童健康管理内容

　　1. 新生儿期　　是指从胎儿娩出脐带结扎至出生后28天。此期的健康管理是通过社区卫生服务人员进入家庭，为新生儿及其家庭提供家庭访视来实现。内容包括：对新生儿进行健康检查、评估与处置；对家长进行喂养、发育、新生儿日常生活护理、预防接种及常见疾病和意外伤害的预防等方面的保健指导。

　　2. 婴幼儿期　　是指出生后28天至满3岁之前。其中，婴儿期是从出生后28天到1周岁，幼儿期是从1～3周岁。此期健康管理是在乡镇卫生院或社区卫生服务中心进行定期的保健服务。服务内容除按免疫规划进行预防接种外，还需进行8次随访，时间分别在3、6、8、12、18、24、30、36月龄时，必要时可增加随访次数。每次随访内容包括：询问婴幼儿喂养、患病等情况；进行体格检查、生长发育和心理行为发育的评估；进行科学喂养、生长发育、口腔保健、意外伤害及疾病预防等方面的健康指导。在婴幼儿6～8、18、30月龄时分别进行1次血常规检测。在6、12、24、36月龄时分别进行1次听力筛查。

　　3. 学龄前期　　是指3岁至6～7岁。社区卫生机构除继续按免疫规划进行预防接种外，还应为此期儿童每年提供1次健康管理服务。散居儿童健康管理服务在乡镇卫生院或社区卫生服务中心进行，集居儿童可在托幼机构进行。健康管理内容包括：询问膳食、患病等情况；进行体格检查和心理行为发育评估；血常规检测和视力筛查；进行合理膳食、生长发育、疾病与意外伤害预防、口腔保健等方面的健康指导。

（二）学龄期儿童和青少年健康管理内容

学龄期是指6～7岁至青春期。青少年期也称青春期，是10～20岁，由儿童发育到成年的一段过渡时期，即从开始出现青春发育征象到生殖功能发育成熟的一段时期。社区卫生服务机构与学校密切配合，为儿童青少年提供每年1次健康管理服务。服务内容包括：定期体格检查、生长发育和心理行为发育状况的评估，如测量身高和体重、血常规检测、口腔检查及视力筛查等；通过宣传板报、健康教育讲座等形式，普及常见健康问题与疾病防治以及青春期性教育等方面的知识。

在上述各年龄阶段儿童的健康管理中，如果发现营养不良、贫血、单纯性肥胖等情况，应分析原因，给出指导或转诊建议。对生理、心理行为发育可能存在问题的儿童应及时转诊，并追踪随访转诊后结果。

三、以家庭为中心护理在社区儿童和青少年保健中的应用

人一生中大部分时间在家庭中度过，个体健康状况及健康行为的建立与家庭密切相关，尤其是儿童青少年，家庭对他们的健康起着正性和负性的双重作用。美国儿童健康护理委员会对以家庭为中心护理（family centered care，FCC）概念界定为：尊重并认同家庭在有健康需求小儿中所起的关键作用，支持家庭承担其独特的护理角色，对监护者与医护人员所提供的护理视为同等重要的一种护理模式或理念。FCC在内涵上秉承了整体护理理念，同时又是整体护理的深化和发展，它更加强调人是生理、心理和社会的综合体。

FCC是以建立患儿、家庭和照顾者之间的良好关系为基础，传递健康信念，尊重患儿和家庭的选择权，并强调三者间的协作。主要包括如下原则：

1. 家庭对于患儿的影响是恒定的，其带来的影响力远远超出外界力量。
2. 家庭与医护人员应全方位合作，共同完成医护决策。
3. 在护理决策时应尊重家庭的种族、伦理、文化与社会背景等。
4. 认同患儿家庭的力量和个体性，不同的家庭应采用不同的处理方式。
5. 鼓励患儿及家庭成员参与医护方案的制订，尊重其医护方案的选择权。
6. 鼓励和支持患儿家庭与家庭之间的相互支持。
7. 患儿家庭的意见应得到理解，并被整合到护理计划中，满足整个家庭需求。
8. 给予家庭情感和经济上的支持。

FCC使护理的主体从护士变成了家长，患儿的依从度可得到明显提升，同时还为连续性护理提供保障。FCC更强调医护人员与家庭的良好配合，医护人员首先要对儿童家长做好指导，使其掌握照护儿童所需的知识与技能。在实施过程中，医护人员应定期随访，对存在的不足及时给予引导和纠正，确保其正确性。

第二节　社区0~6岁儿童健康管理

一、新生儿期保健指导

新生儿刚刚脱离母体开始独立生存，所处的内外环境发生了根本变化，加之其各系统器官尚未发育完善，对外界环境适应性差，免疫功能低下，因此该期是儿童发病率和死亡率较高的时期，因而对新生儿家长的保健指导尤为重要。该期保健指导主要通过新生儿家庭访视完成。

Note:

（一）生理特点

1. 呼吸与体温　新生儿安静时呼吸频率约为 40 次 /min，如持续超过 60～70 次 /min，常由呼吸或其他系统疾病所致。新生儿体温调节中枢功能尚不完善，皮下脂肪薄，体表面积相对较大，初期体温波动较大。如果环境温度过低，易发生低体温，环境温度过高、进水少及散热不足可使体温增高，易发生脱水热。

2. 生理性体重下降　出生后一周内因奶量摄入不足、水分丢失、胎粪排出，可出现暂时性体重下降，在出生后第 3～4 日达最低点，下降范围为 3%～9%，以后开始回升，至生后第 7～10 日应恢复到出生时的体重。若体重下降超过 10% 或至第 10 天未恢复到出生时体重，则为病理状态，应分析原因，必要时指导就医。

3. 新生儿黄疸　85% 的足月新生儿和绝大多数早产儿在新生儿期均会出现短暂性总胆红素增高，多为生理性黄疸。足月儿一般于出生后 2～3 天出现，4～5 天达高峰，5～7 天消退，最迟不超过 2 周。如果黄疸在出生后 24 小时内出现；持续时间足月儿 >2 周，早产儿 >4 周；黄疸退而复现，则提示为病理性黄疸。

4. 溢乳　新生儿的食管下部括约肌松弛，胃呈水平位，幽门括约肌较发达，易出现溢乳甚至呕吐。乳头过大、吞入气体过多等情况更易引起溢乳。

5. 暂时性原始反射　新生儿出生时已具备觅食、吸吮、握持、拥抱等条件反射，正常情况下，数月后自然消失。若这些反射在新生儿期减弱或消失，或数月后仍不消失，常提示有神经系统疾病。

（二）营养与喂养

1. 母乳喂养　母乳是婴儿最理想的食物，纯母乳喂养能满足婴儿 6 月龄以内所需要的全部液体、能量和营养素，对婴儿生长发育有不可替代的作用。

（1）母乳喂养时间与次数：婴儿出生后第一口食物应是母乳。WHO 和中国营养学会制定的《6 月龄内婴儿母乳喂养指南》提倡坚持 6 月龄内纯母乳喂养，并指出婴儿出生后生理性体重下降只要不超过出生体重的 7% 就应坚持纯母乳喂养。婴儿从 6 月龄起，在合理添加其他食物基础上，应继续母乳喂养，并可持续到 2 岁或以上。母乳喂养应从按需喂养向规律喂养模式递进。饥饿引起哭闹时应及时喂哺，不要强求喂奶次数和时间，一般每天哺喂的次数可在 8 次以上。随着婴儿月龄增加，逐渐减少哺喂次数，建立规律哺喂的饮食习惯。婴儿异常哭闹时，需考虑可能是非饥饿原因，应及时就医。

（2）母乳的间接哺喂方法：在母乳过程中，如果母亲因工作等原因无法确保在婴儿饥饿时直接喂哺婴儿，可采用间接哺喂方式。间接哺喂时，需用吸奶泵定时将母乳吸出并储存于冰箱或冰盒内，一定时间内再用奶瓶喂给婴儿。吸出或手工挤出母乳的保存条件和允许保存时间见表 7-1。

母乳保存与加热的注意事项：①室温、冷藏及冷冻保存均需使用经严格消毒的储奶瓶。保存母乳时要详细记录取奶时间。②冷冻保存的母乳使用前需放置冰箱的冷藏室解冻，注意在冷藏室不要超过 24 小时。解冻的母乳不宜再次冷冻。③保存的母乳使用前，先将储奶瓶置温水中加热，再倒入奶瓶中哺喂。

表 7-1　吸出或手工挤出母乳的保存条件和允许保存时间

	保存温度	保存条件	允许保存时间
室温保存	20～30℃	室内	4 小时
冷藏	15℃以上	存储于便携式保温冰盒内	24 小时
	4℃左右	储存于冰箱保鲜区	48 小时
	4℃以上	储存于冰箱保鲜区，但经常开关冰箱门	24 小时
冷冻	−15～−5℃	冷冻室	3～6 个月
	低于 −20℃	低温冷冻室	6～12 个月

在进行母乳喂养指导时,应首先使产妇了解母乳喂养的益处,并指导正确的母乳哺喂方法、乳汁分泌量是否充足的判断方法,以及促进乳汁分泌方法等。

2. 混合喂养 母乳与配方奶或兽乳同时喂养婴儿称为混合喂养,也称部分母乳喂养,有两种方法:①补授法,当母乳喂养儿的体重增长不满意时,提示母乳不足,可采用补授法。该方法适合于6月龄内婴儿。每次哺喂时,先哺母乳,待两侧乳房吸空后,再用配方奶或兽乳补足母乳不足部分。该哺喂方式有利于维持必要的吸吮次数,刺激母乳分泌。补授的乳量根据婴儿食欲及母乳分泌量而定,即"缺多少补多少"。②代授法,用配方奶或兽乳替代一次或数次母乳喂养,称为代授法。该方法一般用于6月龄以后,母亲因工作等原因无法按时哺乳时。哺喂时需逐渐减少母乳次数,用配方奶或兽乳替代母乳。但母乳次数每日不宜少于3次,以防乳汁分泌减少。

3. 人工喂养 以配方奶或其他兽乳完全代替母乳喂养的方法,称为人工喂养。其中配方奶是以牛乳为基础的改造奶粉制品,其成分"接近"人乳,使其适合婴儿的消化能力和肾功能,是目前人工喂养和婴儿断离母乳时的首选乳类,喂哺时需注意以下几个方面:

(1)喂养次数与奶量估计:因婴儿胃容量较小,出生后3个月内可按需喂养。3个月后婴儿可建立自己的进食规律,每3～4小时定时喂养一次。当配方奶粉作为6月龄内婴儿的主要营养来源时,需经常估计奶的摄入量。3月龄内婴儿奶量500～750ml/d,4～6月龄婴儿800～1 000ml/d,逐渐减少夜间哺喂。

(2)奶粉调配与哺喂方法:严格按照配方奶粉使用说明调配奶液,避免过稀或过浓,或额外加糖。哺喂前先将奶液滴在成人手腕掌侧测试温度,无过热感则表明温度适宜。需选用适宜奶嘴进行哺喂,奶嘴孔的大小以奶瓶倒立时奶液呈滴状连续滴出为宜。应在婴儿清醒状态下哺喂,哺喂时持奶瓶呈斜位,使奶嘴及奶瓶的前部充满奶液,防止婴儿吸入空气。哺喂过程中应进行亲子互动。哺喂后,奶具洗净、消毒。奶液宜即冲即食,不宜用微波炉加热,以免奶液受热不均或过烫。两次哺喂之间需适当给婴儿饮水。使用配方奶初期,需根据婴儿食欲、体重及粪便性状等随时调整奶量,若婴儿发育良好,二便正常,哺喂后安静,则标志婴儿获得了合理喂养。

(三)日常保健

1. 保暖与衣着 新生儿体温调节功能差,易受环境影响,因此及时给予保暖非常重要。新生儿居室应阳光充足,空气清新,室温宜保持在22～24℃,冬季尽可能达到18～20℃。湿度保持在50%～60%。应根据气温变化随时调节环境温度和衣被包裹,保持体温正常恒定。新生儿衣服和尿布宜选用柔软、吸水性好的棉质布料,不用纽扣,尽量宽松,使新生儿有自由活动空间并易于穿脱。注意存放新生儿衣物的衣柜内不宜放置樟脑丸,以免发生新生儿溶血。

2. 抚触与沐浴 抚触是对婴儿进行全身按摩,一般在沐浴后进行。抚触可以促进婴儿消化吸收,缓解肠胀气;刺激淋巴系统,增强抵抗力;还有利于母子情感交流。婴儿皮肤娇嫩且排泄次数较多,应每日进行沐浴和抚触,以保持皮肤清洁、舒适,促进生长发育。

(四)疾病预防

1. 脐炎(omphalitis) 是指细菌入侵脐残端并繁殖后所引起的急性炎症。一般情况下,新生儿脐带在出生后7～10天脱落。沐浴后脐部处理不当、尿布使用不当等均会导致新生儿脐部发生感染,甚至败血症。

预防措施:正确使用尿布,注意尿布勿覆盖脐部;沐浴后用75%乙醇消毒脐带残端及其周围1～2次,应由内向外旋转式消毒,并保持脐部清洁、干燥;当发现脐轮与脐周皮肤轻度红肿,或伴有少量浆液脓性分泌物时,需密切观察并每日脐部消毒2～3次,如未见好转应及时就诊。

2. 尿布皮炎(diaper dermatitis) 是指新生儿肛门附近、臀部、会阴部等处皮肤发红,有散在斑丘疹或疱疹,又称尿布疹或新生儿红臀。新生儿大小便次数较多,如不注意臀部护理,特别是一次性尿布使用时间过长,易发生尿布皮炎。

预防措施:尽量使用棉质尿布,并及时更换,便后及时用温水清洗并涂抹护臀膏;每天给新生儿晒臀部 1～2 次，每次 10 分钟左右，此过程中应注意保暖。

3. 新生儿感染性肺炎（infectious pneumonia） 是新生儿常见疾病，也是新生儿死亡的重要病因之一。新生儿患病后可表现为发热、烦躁、气促、鼻翼扇动、发绀、吐沫或三凹征等，但由于很少表现出咳嗽，且有的孩子体温不升，仅表现为反应差、不吃不动等症状，易被家长忽视。

预防措施：保持室内空气新鲜，在沐浴及室温低时注意新生儿保暖；家庭成员感冒时，应戴上口罩后再接触新生儿；尽量减少亲友探视，避免交叉感染；指导家长注意识别新生儿感染性肺炎的临床表现，以便尽早发现异常，及时就医。

（五）意外伤害的预防

意外伤害是由突发事件造成的损伤或死亡，又称意外事故。窒息是 3 个月内婴儿，尤其是新生儿最常见的意外伤害，多因母婴同床、包裹过严等成人照护不当所致。

预防措施：母乳喂养时要采取正确的哺喂姿势，避免乳房堵住婴儿口鼻；禁忌边睡边哺乳，提倡母婴分床睡，防止母亲的身体、被褥等堵住婴儿口鼻造成窒息；每次喂奶后应将婴儿竖立抱起，轻拍后背，待胃内空气排出后再使婴儿右侧卧位，以防溢乳引起窒息；注意不要捏鼻喂药；冬季外出时不要将婴儿包裹得过紧、过厚、过严；要让小动物远离婴儿，避免因小动物身体堵住婴儿口鼻而引起窒息。

（六）新生儿家庭访视

新生儿家庭访视的目的是定期对新生儿进行健康检查，宣传科学育儿知识，指导家长做好新生儿喂养、日常保健及疾病与意外伤害的预防等，以利于及时发现问题，及时处理，降低新生儿患病率和死亡率，促进其生长发育。

1. 访视次数 正常足月新生儿访视次数不少于 2 次。首次访视在出院后 7 天内进行，一般与产后访视同时进行。如发现问题应酌情增加访视次数，必要时转诊。满月访视在出生后 28～30 天进行。新生儿满 28 天后，结合接种乙肝疫苗第二针，在乡镇卫生院、社区卫生服务中心进行随访。对于高危新生儿应根据具体情况酌情增加访视次数，首次访视应在得到高危新生儿出院报告 3 天内进行。

2. 访视内容 通过问诊、测量、体格检查及观察对新生儿、产妇及其家庭进行全面评估，并给予针对性的指导、处置及转诊建议。应完整、准确填写新生儿家庭访视记录表，并纳入儿童健康档案。满月后需做访视小结，并转入婴儿期系统保健管理，指导家长继续进行生长发育监测和定期健康检查。

二、婴幼儿期及学龄前期保健指导

（一）生长发育特征

婴幼儿期及学龄前期儿童生长发育特征见表 7-2。社区护士应指导儿童家长结合各年龄期生长发育特征，观察并判断儿童生长发育情况，适时给予相应训练。

（二）营养与喂养

1. 婴儿食物转换 婴儿 6 月龄后，单纯乳类喂养已不能完全满足生长发育需要，此时应由纯乳类液体食物向固体食物逐渐转换，即进入转乳期。转乳期食物（也称辅助食品）中的泥状食物是人类生态学发展中不可逾越的食物形态，它不仅提供营养素，还对儿童生长发育具有重要促进作用。

（1）转乳期食物的种类与引入方法：给婴儿引入食物的时间和过程应适合婴儿的接受能力。开始引入泥糊状食物的月龄不应早于 4 月龄，一般为 6 月龄。若此时婴儿每次摄入奶量稳定，约 180ml/ 次，生长发育良好，则提示婴儿已具备接受其他食物的消化能力。转乳期食物应首先选择能满足生长需要、易于吸收、不易产生过敏的谷类食物，如强化铁米粉，米粉可用奶液调配。另外，最好选择当地食物，并注意食物的质地、营养密度及制作方法的多样性。转乳期食物的种类及引入方法见表 7-3。

（2）辅助食品引入的原则：在添加辅食时需注意由少到多，由一种到多种，由细到粗，从软到硬，同时注意进食技能训练。

表7-2　婴幼儿期及学龄前期儿童生长发育特征

年龄		各年龄阶段生长发育的特征
婴儿期	1～2个月	体格增长较快,尤其是体重增长显著。第2个月起可注视物体,头可跟随水平方向移动的物体转动90°
	3～4个月	4个月时,体重可超过出生时的两倍。此期行为特征:①3个月时抬头较稳,4个月很稳,并转动自由。②喜欢看自己手,头眼协调好,头可随物体水平转动180°。③握持反射消失,可胸前玩手。3个月时能短时间握玩具,4个月时能短时间摇晃玩具或放到嘴边,常自吮手指。④能区别愉快和不愉快的气味。⑤头能转向声源,听悦耳声出现微笑。能咿呀发音。⑥4～10个月乳牙开始萌出。2岁以内乳牙数目为月龄减4～6
	5～6个月	①能逐渐翻身,6个月时能双手向前撑住独坐。②能自己伸手取物。6个月时可出现换手与捏、敲等探索性动作。③6个月时能听懂自己名字
	7～8个月	①可用手支撑胸腹,使上身离开床面,有的可在原地转。8个月坐稳。②能自己接近感兴趣的东西,不断地用手玩东西。③喜欢鲜艳明亮的颜色。可以表现出"认生",逐渐产生对母亲的依恋。④目光可随上下移动的物体转动90°,可改变体位协调动作,能看到下落的物体。8个月开始出现视深度感觉,能看到小物体
	9～12个月	接近1岁时,体重约为出生时3倍、身高为出生时1.5倍。1岁左右胸围约等于头围,1岁～青春前期胸围大于头围(约为头围＋年龄－1)。①9个月时可用双上肢向前爬,9～10个月可用拇、示指拾物,11个月时可独立站片刻。②记忆、模仿和思维开始萌芽。有时可出现自我扮演,如"假装喝水"。③12个月能听懂简单的词,如"再见""没了"等
幼儿期	1～1.5岁	①前囟出生时1～2cm,6月龄左右逐渐骨化变小,一般于1～1.5岁闭合,最迟2岁闭合。②15个月可独自走稳。③喜欢玩"藏猫猫"游戏。④很想用语言表达自己的需求,但常因词汇有限而出现乱语,能表示是否同意。⑤可寻找不同响声的声源
	1.5～2岁	出生后2年体重增加2.5～3.5kg。此期如果还不能独立行走,要去医院进行神经发育系统检查。①可被扶着上下楼梯。②能区别各种形状,可叠2～3块积木,能用勺吃饭。③18个月能说出家庭成员的称谓。④能按简单的命令做事
	2岁	2岁至青春期体重年增长值约2kg。①2～2.5岁乳牙出齐。②24个月时可跑步、双足并跳。30个月时会独足跳。手指的灵巧性增加,可叠6～7块积木,会翻书。③能说有语法的句子,如"我的鞋"等。④不再"认生"
	3岁	①能独立骑童车、洗手等。②能使用剪刀、系扭扣等精细动作。③能指认物品名,并能说出由2～3个字组成的短句。④情绪开始逐渐趋向稳定,可与小朋友做游戏。表现出有自尊心、同情心等
学龄前期	4～6岁	①身高每年增长6～7cm,体重年增长均值为2kg。此期儿童语言发育已经基本形成,能讲述简单的故事。②4岁时听觉发育完善。③开始有初步抽象思维,想象力萌芽,记忆力好,好发问。④对周围人和环境的反应能力更趋于完善

表7-3　转乳期食物的引入

月龄进食技能	食物性状	食物种类	餐数	
			主要营养源	辅助食品
4～6个月用勺喂	泥状食物	菜泥、水果泥、含铁配方米粉、配方奶	6次奶断夜间奶	逐渐加至1次
7～9个月学用杯	末状食物	稀(软)饭、配方奶、肉末、菜末、蛋、鱼泥、豆腐、水果	4次奶	1餐饭1次水果
10～12个月抓食、断奶瓶自用勺	碎食物	软饭、配方奶、碎肉、碎菜、蛋、鱼肉、豆制品、水果	3次奶	2餐饭1次水果

Note:

2. 断奶方法 断奶是指终止母乳喂养。由于乳类是优质蛋白和钙的重要来源,因此乳类(牛奶或配方奶)仍是断奶后婴儿的主要食物。

断奶注意事项:选择秋、冬季断奶较为适宜;断奶开始时,应逐步减少每天母乳次数,先停止夜间母乳,逐步停止白天母乳,整个过程不少于 1 个月;断奶时不可采用骤然停止母乳或在乳头上涂辣椒、药水或与母亲隔离等方式,以免对婴儿的心理造成不良影响;如果婴儿体弱多病或母亲乳汁充足,可适当延缓断奶时间;断奶后要安排好婴儿的辅助食品,一日三餐外加上、下午点心,注意干稀搭配,食物的烹调宜碎、细、软、烂,平衡膳食。

3. 幼儿期与学龄前期儿童膳食 每日 3 餐主食、2～3 次乳类与营养点心,餐间控制零食。幼儿期每天应摄入 350～500ml 乳类,不能继续母乳喂养的 2 岁以内幼儿建议选择配方奶,同时摄入 1 个鸡蛋、50g 动物性食物、100～150g 谷物、150～200g 蔬菜、150～200g 水果、20～25g 植物油。从幼儿期到学龄前期,儿童膳食结构逐渐过渡,液体奶类的量逐渐减少,其他食物量及种类逐步适度增加。

知 识 链 接

顺应喂养

顺应喂养(responsive feeding)是在顺应养育(responsive parenting)模式框架下发展起来的婴幼儿喂养模式。顺应喂养要求父母应负责:准备安全、有营养的食物,并根据婴幼儿需要及时提供;创造良好的进食环境;具体吃什么、吃多少,则应由婴幼儿自主决定。在婴幼儿喂养过程中,父母应及时感知婴幼儿发出的饥饿或饱足的信号,充分尊重婴幼儿的意愿,耐心鼓励,但不能强迫喂养。

(三)心理卫生与体格锻炼

1. 生活习惯培养 引导儿童养成良好的饮食、睡眠、卫生及排便等习惯。从婴儿期开始逐步养成定时、定点、定量进餐及独立进食习惯;2 月龄时每天睡眠需要 16～18 小时,12 月龄时需要 13～14 小时;从婴儿期开始逐步培养儿童饭前便后洗手、不乱扔果皮纸屑等良好卫生习惯;从 2～3 月龄开始,在睡前、睡后或吃奶后训练儿童排尿。9～12 月龄后,早上醒来和晚上临睡前训练儿童坐便盆排大便,每次 5 分钟左右。应以鼓励方式训练儿童控制排便能力,勿因排便问题训斥儿童。

2. 社会适应能力培养 婴儿期安全感是人的坚强、自信及良好情绪控制能力形成的重要基础。家长应注意观察婴儿需求,及时给予反馈和充分关爱,帮助其获得安全感;从训练儿童自行进食、独自睡觉开始,逐步培养儿童独立穿衣鞋、刷牙等能力;在日常生活、游戏、学习中培养儿童克服困难的意志,增强其自觉、坚持及自我控制等能力;在生活中启发性地向儿童提出问题,引导其发现问题、探索问题,促进儿童思维发展;从婴儿期开始即给予儿童积极愉悦感受,如在喂奶时抚摸孩子、与其对视微笑;经常与幼儿交谈、做游戏等,锻炼语言表达能力,增强其与周围环境和谐一致的生活能力;儿童入园后,在集体生活中培养互相友爱、遵守规则及学习他人长处的人际交往能力。

3. 体格锻炼 每日带婴儿到人少、空气新鲜的环境中进行户外活动 1～2 次,每次 10～15 分钟,逐渐延长至 1～2 小时。注意避免阳光直射婴儿面部。婴幼儿应定期进行户外活动,并进行空气、日光、水"三浴"锻炼,提高其对外界环境的适应能力和机体免疫力。学龄前期儿童对各种活动及游戏易产生浓厚兴趣,应多鼓励其参与安全、健康的集体活动,特别是户外活动,增强儿童体质、陶冶情操,促进智力发育。

(四)疾病预防

急性呼吸道感染、小儿腹泻、营养性缺铁性贫血及维生素 D 缺乏性佝偻病是婴幼儿,尤其是婴儿最常发生的四种疾病,称为"小儿四病",应积极防治,以免影响儿童的生长发育。除上述疾病外,以下几种疾病在儿童中的发病率也较高,应给予足够重视:

1. **手足口病**（hand, foot and mouth disease）　是由肠道病毒引起的一种儿童常见传染性疾病，以 5 岁以下儿童多见。一般以夏季和初秋多发。主要表现为口腔溃疡、手掌和足底出现水疱样皮疹，大多伴有发热。

预防措施：手足口病主要为接触传播，所以保持良好的个人卫生习惯是预防手足口病的关键。应指导儿童勤洗手，不喝生水，不吃生冷食物；儿童玩具和常接触到的物品应定期清洁消毒；避免儿童与患病儿童密切接触；患病第一周时传染性最强，因此当孩子患病后应居家隔离一周，以减少疾病传播，促进恢复。不要戳破患儿手掌、足底的疱疹，避免引起继发感染。

2. **龋齿**（dental caries）　龋齿是小儿常见的疾病之一，龋患率随年龄的增加而上升，6～7 岁时达高峰。龋齿发生与口腔内的产酸细菌和菌斑、食物中的糖类、牙齿发育不良、食物嵌塞等有关。

预防措施：帮助儿童建立早晚刷牙、饭后漱口的卫生习惯；可选择含氟牙膏并教会儿童正确的刷牙方法；限制零食、糖、饮料等食物的摄入；定期进行口腔检查，发现牙齿问题尽早治疗；及时进行六龄齿窝沟封闭。

3. **视力低常**（low vision）　又称为视力不良或视力低下，是指裸眼远视力达不到该年龄期儿童正常远视力标准。儿童视力低常是遗传和环境因素共同作用的结果，是儿童视觉发育过程中的常见问题。近视、远视、散光、弱视、斜视、炎症及外伤等都会导致视力低常。

预防措施：尽量保证儿童每天至少 2 小时户外活动时间；引导儿童养成良好用眼习惯，避免过度用眼；改善用眼环境；提供均衡饮食；定期进行眼病筛查和视力评估，发现视力异常及时治疗；加强安全教育，预防眼外伤；开展健康宣教，教会家长如何识别视力异常，以利于早期发现视力问题，及时就医。

4. **儿童孤独症**（childhood autism）　也称儿童自闭症。一般 3 岁前起病。遗传因素是儿童孤独症的主要病因。环境因素，特别是胎儿大脑发育关键期接触的环境因素也会导致发病的可能性增加。主要表现为 3 个核心症状：

（1）社会交往障碍：主要表现为回避他人目光，对亲人不依恋，缺少社交性微笑，呼唤无反应，不喜拥抱，自我玩耍，自娱自乐及不遵循一般社会规则等。

（2）交流障碍：在言语交流和非言语交流方面均存在障碍，以言语交流障碍最为突出。主要表现为语言发育明显落后或语言内容奇怪、难以理解，或刻板模仿言语、"鹦鹉语言"等。患儿可表现为拉着别人的手伸向他想要的物品，但其他用于沟通和交流的表情、动作及姿势却很少。

（3）兴趣狭窄和刻板重复的行为方式：①兴趣范围狭窄，兴趣少且与众不同，如迷恋电视广告、旋转物品、单调重复声音，或专注于绘画、乐器演奏等。②行为方式刻板重复，如表现为反复用同一种方式玩玩具，反复走一条固定路线等。③对非生命物体特殊依恋，如瓶、盒、绳等爱不释手。④刻板重复的怪异行为，如重复蹦跳、拍手、玩开关或摸光滑的表面等。

目前该病治疗以综合性教育和行为训练为主，药物治疗为辅。

应用行为分析法

应用行为分析法（applied behavior analysis，ABA）又称行为训练法，是一种被用来对有发育障碍儿童进行早期行为干预与训练的操作性方法体系。19 世纪 60 年代，美国心理学家 Lvar Lovaas（洛瓦阿斯）教授率先应用于孤独症儿童早期训练中。ABA 的核心是分解式操作教学，即将每一项技能分成小步骤，然后一步步地练习；强化性教学，反复训练每个步骤；使用提示帮助患儿做出正确反应；使用强化物及强化手段。直到患儿掌握所有步骤，最终独立完成任务，并在其他场合也能应用。

Note：

预防措施：该病早发现、早诊断、早期系统长期的干预治疗尤为重要。对适龄儿童家长进行自闭症相关知识宣教，指导家长在生活中多与儿童沟通，多创造其与他人交流的机会，强化语言和良好行为训练，帮助克服异常行为；帮助患儿家庭评估教育干预的适当性和可行性，指导家庭选择科学训练方法，提高家庭参与程度；使患儿在集体生活中成长，在与正常儿童交往中接受帮助，使精神活动得到发展，获得社会交往能力。

（五）意外伤害的紧急处理与预防

在我国意外伤害是儿童的首要死因，但这些意外伤害却是可以预防的，需要儿童家长及全社会给予足够重视。

1. 气管异物　婴幼儿喉保护机制及吞咽功能尚不健全，如进食时嬉笑、哭闹、玩耍等，易将食物、小玩具等吸入气管引起呼吸道梗阻。异物进入气管后可引起呛咳、间歇性青紫，进而使异物逐步进入支气管，严重者窒息死亡。

（1）紧急处理：当发现气管异物时，家长不要惊慌或立即抱送医院。此时，如果儿童可以呼吸，应鼓励其用力咳嗽以争取将异物咳出，除非能看见异物，否则不要盲目用手指取异物。但气管、支气管异物自然咳出的机会很低，对未咳出异物者应立即送往医院急救。在呼救当地紧急医疗服务帮助的同时，或在送往医院途中，对呼吸困难患儿应及时进行紧急救护，通常采用"海姆立克急救法"。

（2）预防措施：婴幼儿咀嚼功能较低，避免进食花生、瓜子等较小、较硬且光滑的食物；不宜吃口香糖及果冻；不要强迫喂药；不要让儿童在玩耍和打闹时进食，教导其咽下食物后再说话；儿童床边不要挂玩具；选择玩具时应注意玩具零部件的大小；将硬币、纽扣等物品放在婴幼儿接触不到的地方，防止误食、误吸的发生；尽量不给孩子穿纽扣衫，否则应经常检查纽扣是否松动脱落。

2. 灼烫伤　是指因接触热油、热水、热蒸汽、火焰及强酸碱溶液等高温物质或腐蚀性化学物质而引起的皮肤及皮下组织损伤。

（1）紧急处理：应迅速将受伤部位放到凉水中，至少冷却10分钟。然后将伤口附近衣服脱掉或剪开，如果衣服和伤口粘在一起，注意不要撕扯衣物，待医生处置。如果伤口面积大于孩子手掌，要用干净的保鲜膜或没有绒毛的布把伤口盖起来，切勿挑破伤处水疱，马上就医。

（2）预防措施：妥善放置家中盛装沸水、高温的油和汤等容器；尽量不用桌布，以防孩子拉扯桌布时导致盛放热液的容器翻倒；洗澡时，洗澡盆内应先放冷水，再放热水，使水温保持在38℃左右；将家用强力清洁剂、浓硫酸等放在孩子拿不到的地方，以免孩子误食或泼洒到皮肤上，导致化学性烧伤；使儿童远离点火器具和电取暖器，避免触碰电器插座。

三、预防接种

（一）预防接种的相关概念

1. 预防接种（prevention vaccination）　是指有针对性地将生物制品接种到人体内，使人对某种传染病产生免疫能力，从而预防该传染病。

2. 国家免疫规划（immunization programm）　是按照国家或者省市确定的疫苗品种、免疫程序或接种方案，在人群中有计划地进行预防接种，有针对性地预防和控制传染病的发生和流行。

3. 冷链（cold chain）　是指为保障疫苗质量，疫苗从生产企业到接种单位，均在规定的温度条件下储存、运输和使用的全过程。

（二）疫苗的种类与免疫程序

疫苗分为两类。第一类疫苗是指政府免费向公民提供，公民应依照政府的规定受种的疫苗，包括国家免疫规划疫苗，省级人民政府在执行国家免疫规划时增加的疫苗，县级及以上人民政府或者其卫生计生行政部门组织开展的应急接种或群体性预防接种所使用的疫苗；第二类疫苗是指由公民自费并且自愿受种的其他疫苗。其中国家免疫规划疫苗包括儿童常规接种疫苗（表7-4）和重点人群接种疫苗。

表7-4　国家免疫规划疫苗儿童免疫程序表

疫苗	接种对象 月(年)龄	接种 剂次	接种部位 接种途径	接种剂量/ 剂次	备注
乙肝疫苗	出生时、1、6月龄	3	上臂三角肌 肌内注射	5μg/0.5ml	出生后24小时内完成第1剂,第1、2剂次间隔≥28天;第3剂<12月龄完成
卡介苗	出生时	1	上臂三角肌中部略下处皮内注射	0.1ml	<3月龄完成
脊髓灰质炎疫苗	2、3、4月龄,4岁	4	口服	丸剂:1粒 滴剂:2滴	滴剂疫苗直接滴入口中,丸剂用凉开水送服,服苗后半小时避免热饮和哺乳;第1、2剂为脊灰灭活疫苗,第3、4剂为脊灰减毒活疫苗;第1、2、3剂次间隔均≥28天;第3剂<12月龄完成;第4剂<5岁完成
百白破疫苗	3、4、5月龄,18月龄	4	上臂外侧三角肌肌内注射	0.5ml	第1、2、3剂次间隔均≥28天;第3剂<12月龄完成;第4剂<24月龄完成
白破疫苗	6岁	1	上臂三角肌 肌内注射	0.5ml	<7岁完成
麻腮风疫苗	8、18月龄	2	上臂外侧三角肌下缘附着处皮下注射	0.5ml	第1剂<12月龄完成;第2剂<24月龄完成
乙脑减毒活疫苗	8月龄,2岁	2	上臂外侧三角肌下缘附着处皮下注射	0.5ml	第1剂<12月龄完成;第2剂<3岁完成
乙脑灭活疫苗	8月龄(2剂次),2岁,6岁	4	上臂外侧三角肌下缘附着处皮下注射	0.5ml	第1、2剂次间隔7~10天;第2剂<12月龄完成;第3剂<3岁完成;第4剂<7岁完成
流脑A	6、9月龄	2	上臂外侧三角肌附着处皮下注射	30μg/0.5ml	两剂次间隔3个月;第2剂<18月龄完成
流脑A+C	3岁,6岁	2	上臂外侧三角肌附着处皮下注射	100μg/0.5ml	第1剂<4岁完成;两剂次间隔≥3年;第1剂与A群流脑疫苗第2剂间隔≥12个月;第2剂<7岁完成
甲肝减毒活疫苗	18月龄	1	上臂外侧三角肌附着处皮下注射	1ml	<24月龄完成
甲肝灭活疫苗	18月龄,2岁	2	上臂三角肌附着处肌内注射	0.5ml	两剂次间隔≥6个月;第1剂<24月龄完成;第2剂<3岁完成

注:接种乙脑和甲肝疫苗时,选择减毒活疫苗或灭活疫苗任意一种即可。

（三）预防接种管理与要求

按国家相关规定,负责预防接种的单位必须是区县级卫生行政部门指定的预防接种单位,具备《疫苗储存和运输管理规范》规定的冷藏设施、设备和冷链管理制度,按照要求进行疫苗的领发和冷链管理,确保疫苗质量。承担预防接种的人员应具备执业医师、执业护士资格,并经过县级或以上卫生行政部门组织的预防接种专业培训,考核合格后持证方可上岗。

（四）预防接种禁忌证

1. **过敏体质者**　已知对该疫苗的任何成分(辅料、甲醛及抗生素)过敏者。

2. **正在患某些疾病者**　如正在患有严重器官疾病、急性疾病、严重慢性疾病、慢性疾病急性发作期、发热者,患感冒、腹泻(尤其是口服疫苗)、湿疹或其他皮肤病病人,需推迟接种。

3. 免疫功能不全者　免疫缺陷、免疫功能低下或正在进行放、化疗、接受免疫抑制剂治疗者。儿童患白血病、淋巴瘤、恶性肿瘤等疾病，以及反复发生细菌或病毒感染，均视其存在免疫功能不全。

4. 神经系统疾病　人患有未控制的癫痫和其他进行性神经系统疾病者。如患有癫痫、脑病、癔症、脑炎后遗症等疾病，应在医生的指导下谨慎接种。

每种疫苗的禁忌不尽相同，接种时必须通过询问或简单体检判断禁忌证。对于不宜接种者，应权衡不接种导致的患病危险与接种后效果不佳和可能增加不良反应风险之后再做决定。

（五）预防接种实施

1. 接种前工作　查验儿童预防接种证或电子档案，核对受种者姓名、性别、出生日期及接种记录，确定本次受种对象、接种疫苗的品种。询问受种者的健康状况及是否有接种禁忌等，告知受种者或者其监护人所接种疫苗的品种、作用、禁忌、不良反应以及注意事项，如实记录告知和询问的情况。

2. 接种时工作　再次查验并核对受种者姓名、预防接种证、接种凭证和本次接种的疫苗品种，核对无误后严格按免疫程序予以接种。接种操作时再次进行"三查七对"。三查：受种者健康状况和接种禁忌证，预防接种卡与儿童预防接种证，疫苗、注射器外观与批号、效期；七对：受种者的姓名、年龄、疫苗品名、规格、剂量、接种部位、接种途径。

3. 接种后工作　告知儿童监护人，受种者需在留观室观察 30 分钟。及时在预防接种证、卡上进行记录，预约下次疫苗接种的种类、时间和地点。

（六）疑似预防接种异常反应

疑似预防接种异常反应（adverse event following immunization，AEFI）是指在预防接种后发生的怀疑与预防接种有关的反应或事件。包括不良反应、疫苗质量事故、接种事故、偶合症及心因性反应。其中不良反应是指合格的疫苗在实施规范预防接种后，发生的与预防接种目的无关或意外的有害反应，包括一般反应和异常反应。

一般反应（common vaccine reaction）是指在预防接种后发生的，由疫苗本身所固有的特性引起的，对机体只会造成一过性生理功能障碍的反应，主要有发热和局部红肿，同时可能伴有全身不适、倦怠、食欲不振、乏力等综合症状。

异常反应（rare vaccine reaction）是指合格疫苗在实施规范预防接种过程中或者实施规范预防接种后，造成受种者机体组织器官、功能损害，相关各方均无过错的药品不良反应。

1. 疑似预防接种异常反应报告范围与时限

（1）报告范围：疑似预防接种异常反应报告范围按照发生时限分为以下情形：① 24 小时内，如过敏性休克、不伴休克的过敏反应、中毒性休克综合征、晕厥等。② 5 天内，如发热（腋温≥38.6℃）、血管性水肿、全身化脓性感染、接种部位发生的红肿（直径＞2.5cm）、硬结（直径＞2.5cm）、局部化脓性感染等。③ 15 天内，如麻疹样或猩红热样皮疹、过敏性紫癜、局部过敏坏死反应等。④ 6 周内，如血小板减少性紫癜、吉兰 - 巴雷综合征等。⑤ 3 个月内，如臂丛神经炎、接种部位发生的无菌性脓肿等。⑥接种卡介苗后 1～12 个月，如淋巴结炎或淋巴管炎等。⑦其他，怀疑与预防接种有关的其他严重疑似预防接种异常反应。

（2）报告时限：发现怀疑与预防接种有关的死亡、严重残疾、群体性疑似预防接种异常反应、对社会有重大影响的疑似预防接种异常反应时，责任报告单位和报告人应在发现后 2 小时内，向所在地县级卫生行政部门、药品监督管理部门报告；县级卫生行政部门和药品监督管理部门在 2 小时内，逐级向上一级卫生行政部门、药品监督管理部门报告。

2. 疑似预防接种异常反应的处理

（1）一般反应：主要表现为局部红肿和全身发热。

1）局部反应：在接种后数小时至 24 小时左右，局部出现红肿浸润、疼痛，或伴局部淋巴肿大、淋巴结炎、疼痛。局部反应一般在 24～48 小时逐步消退。处理：轻度局部反应一般不需处理。较重局部反应可用干净毛巾热敷，每日数次，每次 10～15 分钟。卡介苗局部反应不能热敷。

2）全身反应：在接种灭活疫苗后 5～6 小时或 24 小时左右，减毒活疫苗可在注射后 6～10 天出现中低度发热，可伴有头痛、眩晕、恶寒、乏力和周身不适，以及恶心、呕吐、腹泻等胃肠道症状。处理：发生轻度全身反应时加强观察，一般不需处理。必要时适当休息，多喝开水，注意保暖，防止继发其他疾病。全身反应严重者可对症处理。高热不退或伴有其他并发症者，密切观察病情，必要时送医院观察治疗。

（2）过敏性休克：一般在接种后数分钟至 1 小时内发生。接种者可出现胸闷、气急、面色潮红、皮肤发痒，全身皮疹，重者由于喉头水肿、支气管痉挛而导致呼吸困难、缺氧、发绀，面色苍白，四肢冰冷，脉搏细弱，血压下降，呈昏迷状。此时，应立即使病人平卧、头部放低、皮下注射 1 : 1 000 肾上腺素，给予吸氧、保暖和其他抗过敏性休克的抢救措施。病情稍有好转时应立即转院，或至少留观 12 小时，以防晚期过敏反应的出现。

（3）晕厥：常在接种时、接种后数分钟或准备接种时发生。轻者有心慌、虚弱感，胃部不适伴轻度恶心、手足麻木等。稍重者面色苍白、恶心、呕吐、出冷汗、四肢厥冷。严重者面色更显苍白、瞳孔缩小、呼吸缓慢、收缩压降低、舒张压无变化或略低、脉搏缓慢、心动徐缓、肌肉松弛，并失去知觉。数 10 秒钟至数分钟即可意识清楚，一般可在短时间内完全恢复，可有 1～2 天头晕无力。此时应保持安静，室内空气新鲜，平卧，头部放低，松解衣扣，注意保暖。轻者一般不需要特殊处理，可给予喝温热开水或糖水，短时间内即可恢复。如经过上述处置后不见好转，可按过敏性休克处理，3～5 分钟后仍不见好转者立即转送医院救治。

晕厥和过敏性休克有些临床表现类似，但过敏性休克时血压下降明显、脉搏细速，并有胸闷、心悸、喉头阻塞感、呼吸困难等呼吸道阻塞症状。过敏性休克早期意识清楚或仅表现迟钝，稍后有喉头水肿、皮疹发生。

第三节　社区学龄期儿童和青少年健康管理

一、学龄期儿童和青少年保健指导

（一）生长发育特征

6 岁儿童除生殖系统外，各器官发育均已接近成人。视觉发育完善，智力发育更成熟，能较好控制自己的注意力，并逐渐学会综合分析、分类比较等抽象思维方法，具有进一步独立思考能力，可接受系统科学文化知识。6～12 岁乳牙逐个被同位恒牙替换。一般 10～20 岁为青春期，出现第二性征，体格生长出现婴儿期后的第二个高峰，自我意识发展突出，性意识发展迅速。一般情况下，女孩青春期开始的年龄和结束年龄均比男孩早 2 年左右。

（二）营养与膳食

此时正处于儿童青少年生长发育关键时期，需保证足够的营养摄入，膳食中各营养成分必须满足生长发育需要。食物应多样化，注意主副食、荤素及粗细搭配，使各营养成分作用互补。养成定时进餐良好饮食习惯，纠正偏食、吃零食、暴食暴饮等不良饮食习惯。同时注意节制饮食，避免营养过剩，预防肥胖。

（三）心理卫生与体格锻炼

1. 生命教育与性健康教育　家长和教师应不断更新教育观念，与儿童青少年建立良好的亲子关系和师生关系，并给予其足够的理解、尊重与信任。引导儿童青少年树立正确的世界观、人生观和价值观，使其热爱生活与社会。对他们进行道德、法制、生命及死亡教育，使其正确面对压力与挫折，培养社会责任感、法律观念，珍惜生命。社区护士应配合学校对青少年进行性生理、性心理及性道德等方面的教育，使其对青春期常见性行为问题持有正确认知，以免对生活和学习造成不良影响。

2. 体格锻炼　指导家长为儿童营造良好的家庭体育运动氛围，积极引导孩子进行户外活动和体

Note：

育锻炼。提倡家长与孩子共同运动，创造必要的条件促进运动日常化、生活化。培养儿童青少年运动兴趣，使其掌握 1～2 项体育运动技能，并养成经常锻炼的习惯，减少儿童使用电子产品时间，保证充足睡眠。

（四）疾病预防

1. 单纯性肥胖（obesity）　肥胖是由于长期能量摄入超过人体消耗，使体内脂肪过度积聚、体重超过参考值范围的一种营养障碍性疾病。根据病因可分为原发性肥胖和继发性肥胖，其中原发性肥胖又称单纯性肥胖。

（1）病因与危害：肥胖儿童中绝大多数属于单纯性肥胖，其发生与遗传、饮食和身体活动水平等有关。儿童青少年期肥胖将增加成年期肥胖、心脑血管疾病及糖尿病等慢性病过早发生的风险，对健康造成威胁的同时，给个人、家庭和社会带来沉重负担。近些年，超重肥胖率呈现快速上升趋势，已成为威胁我国儿童青少年身心健康的重要公共卫生问题。

（2）评估指标与分类标准：体重指数（body mass index，BMI）是目前普遍应用的估计体脂含量的指标，其与人体的体脂含量呈正相关。计算方法为 $BMI = 体重（kg）/[身高（m）]^2$。中国学龄儿童青少年超重、肥胖筛查体重指数分类标准见表 7-5。

表 7-5　中国学龄儿童青少年超重、肥胖筛查体重指数（BMI）分类标准　　　单位：kg/m²

年龄/岁	超重		肥胖	
	男性	女性	男性	女性
7	17.4	17.2	19.2	18.9
8	18.1	18.1	20.3	19.9
9	18.9	19.0	21.4	21.0
10	19.6	20.0	22.5	22.1
11	20.3	21.1	23.6	23.3
12	21.0	21.9	24.7	24.5
13	21.9	22.6	25.7	25.6
14	22.6	23.0	26.4	26.3
15	23.1	23.4	26.9	26.9
16	23.5	23.7	27.4	27.4
17	23.8	23.8	27.8	27.7
18	24.0	24.0	28.0	28.0

（3）预防措施：①尽早预防，从孕期即开始预防，至少母乳喂养 3 个月，推迟引入甜食时间。②健康宣教，使儿童及家长认识到肥胖的危害，养成良好饮食习惯，不要忽略进餐，尤其是早餐。避免不必要的甜或油腻食物。③营造良好运动氛围，营造良好家庭体育运动氛围，增加室外活动时间。④生长发育监测，定期测量身高、体重，根据标准进行生长发育评价，必要时在专业人员指导下采取干预措施。

2. 注意缺陷多动障碍（attention deficit hyperactivity disorder，ADHD）　也称多动症，是一种常见的慢性神经发育障碍。起病于童年期，影响可延续至成年，主要特征是与发育水平不相称的注意缺陷和/或多动冲动。对儿童的社会、情感及认知功能等有较大的负面影响。男孩的发病率明显高于女孩。据统计，我国儿童患病率为 6.26%，但就诊率仅在 10% 左右。

（1）病因与症状：ADHD 病因和发病机制尚不完全清楚，目前认为可能是在胚胎期和婴儿早期，由复杂的遗传易感性与暴露环境多种不良因素协同作用的结果。其核心症状为注意力缺陷、多动、冲动三大主征。该病分为 4 个亚型，即注意缺陷型、多动冲动障碍型、联合型及其他型。

（2）预防措施：对具有高危因素的儿童进行监测与早期识别，使家长了解不同年龄阶段 ADHD 症状的差异性（表7-6），以利于早发现、早诊断。重点监测人群包括：①具有遗传易感性的高危儿，父母、兄弟姐妹或其他亲属有患此病者。②具有环境易感性的高危儿，母亲孕期和围生期直接或间接吸烟、服药、产前应激，胎儿宫内窒迫、出生时有脑损伤等；儿童有铅暴露、双酚 A 等环境暴露；儿童长期进食加工肉类、零食等西式饮食；父母关系不良、父母情绪不稳及消极、严厉教育方式等。

表7-6　注意缺陷多动障碍的症状线索

年龄阶段	多动症状	注意力不集中症状	冲动症状
学龄前期	过分喧闹、捣乱，无法接受幼儿园教育	容易转移注意力，似听非听	难以管理，明显的攻击行为
学龄期	烦躁、坐立不安，走来走去，语言过多	容易转移注意力，不能集中精神，不能完成指定任务	自制力差，难以等待按顺序做事情，言语轻率
青少年期	主观上有不安宁的感觉	容易转移注意力，不能完成作业	自制力差，经常参与危险性活动

3. 抑郁症（depression）　儿童青少年抑郁症是指发生在未成年时期，以显著而持续的情绪失落、兴趣缺失为主要表现的一类精神疾病。具有识别率低、治愈率低、自杀率高等特点。近年来，我国抑郁症发病率呈现低龄化趋势，已成为青少年自杀的主要危险因素，严重危害未成年人身心健康和生命安全。

（1）病因：儿童青少年抑郁症的病因和发病机制迄今不明，目前发现除了可能与遗传等生物学因素有关外，还可能与心理、社会因素等因素有关。《2019中国抑郁症领域蓝皮书》显示，家庭原因是导致儿童青少年抑郁症的首要因素，如家庭关系不和睦、亲子关系疏离、父母对孩子期望过高、过于苛责、虐待等，忽视孩子的心理需求，孩子感受不到家庭的关怀与重视，缺乏沟通与理解的渠道。另外，学习压力过大，老师批评、校园霸凌等的长期积累，且无处排解等心理社会因素，也可能造成儿童青少年抑郁症的发生和发展。

（2）症状：该病的核心症状为心境低落、兴趣丧失及精力缺乏，抑郁障碍病人在心境低落的基础上常伴有其他认知、生理及行为症状。《美国精神障碍诊断和统计手册（DSM 5）》中提到儿童青少年抑郁症可能存在特殊症状：在心境方面，可能表现为心境易激惹，而非悲伤；在体质方面，可表现为未达到应增加的体重。有学者也研究得出儿童抑郁症可能表现出与成人不同的症状，如有更多的躯体不适，但随着年龄增长，其症状将与成人抑郁症状逐渐接近。由于儿童青少年抑郁症状不典型，因此，早发现、早期筛查、早诊断具有重要意义。

（3）预防措施：父母在孩子抑郁症的早期发现、早期识别，营造和睦的家庭氛围、改善亲子关系，以及排解孩子的不良情绪中起着关键作用。因此，应对家长进行相关心理健康培训，指导其多关心理解孩子，及时与教师沟通，以利于尽早发现问题，及时就医。

4. 性早熟（precocious puberty）　是指女童在 8 岁前、男童在 9 岁以前呈现第二性征。以女孩多见，主要表现为在 8 岁前出现第二性征发育或 10 岁前月经来潮。

（1）危害：性早熟可造成患儿生长发育提早、加快，骨骺过早闭合，影响最终身高。第二性征发育异常提前，易造成患儿精神行为异常和心理问题，因而儿童性早熟的预防、早期诊断与干预极为重要。

（2）预防措施：①本病主要与接触外源性雌激素有关，如含有或附着雌激素的补品和食物，含具有雌激素效应的非甾体真菌霉素（玉米赤霉烯酮）食物、牛奶等，含具有雌激素活性双酚 A（BPA）的一次性餐具、塑料制品等。因此应避免儿童进食和使用导致性早熟的食物和用品；②有研究表明电视、电脑、手机的强光照可导致褪黑激素水平降低，诱发性早熟，故应使儿童尽可能少接触电子产品；③儿童肥胖可增加性早熟风险，因此应改善膳食结构与习惯，增强体育锻炼，控制体重；④有研究发现，家庭冲突、父亲缺位等家庭教育问题与性早熟有关，因此应指导家庭改善养育环境。

Note：

5. 网瘾 即网络成瘾,是指在无成瘾物质作用下,对互联网使用冲动的失控行为,主要表现为过度使用互联网后导致明显的学业、职业和社会功能的损伤。在识别网瘾时,持续时间是一个重要指标。如果相关行为持续时间达 12 个月,则提示可能出现了网络成瘾。网络成瘾包括网络游戏成瘾、信息收集成瘾等,网络成瘾严重危害青少年身心健康,且对家庭和社会造成危害。

预防措施:通过健康教育使青少年正确认识网络,正确自我评价;引导其树理想、立长志,将注意力放在学习上;当出现沉迷网络念头时,反复暗示自己"我一定能戒除"的信念。当抵制住网络诱惑时,进行自我鼓励;将网络的危害和戒除网瘾的决心写下来,提醒自己转移对网络的注意力;加入社团,积极参与自己感兴趣的活动,融入现实人际交往中。青少年使用互联网时,还应注意信息安全,保护个人隐私,防范互联网使用不当引发的身心伤害。

(五)意外伤害的紧急处理与预防

学龄期儿童青少年与外界接触的范围不断扩大,且喜欢冒险、易冲动,常过高估计自己的能力,易发生溺水、交通事故等意外伤害。

1. 紧急处理 指导儿童青少年当遇到溺水、交通事故时,应在尽快呼救的同时采取适宜的行动进行自我救护和帮助同伴。应立即倒出溺水者呼吸道内积水,清除咽、鼻腔中的泥沙和污物,必要时做人工呼吸,同时转送附近医院急救。

2. 预防措施 应对儿童青少年进行安全教育,并训练其预防和处理意外伤害的能力。指导儿童青少年遵守交通规则、不在马路边玩耍,不在无围栏的河边嬉戏;如果会游泳,也要在水位低于头部的泳池区域游泳;如家中有蹒跚学步的幼儿,洗手间要关门,马桶盖随时盖上,洗浴后要及时清空浴盆或浴缸内的水。

二、托幼机构卫生保健工作的任务与管理

托幼机构卫生保健工作的主要任务是贯彻预防为主、保教结合的工作方针,为集体儿童创造良好的生活环境,预防控制传染病,降低常见病的发病率,培养健康的生活习惯,保障儿童的身心健康。

托幼机构应根据国家相关规定制订适合本机构的卫生保健工作制度,主要包括儿童生活制度、工作人员和儿童入园定期健康检查制度、传染病管理制度、食品安全管理制度及安全排查制度等,并严格执行;同时,托幼机构应根据国家相关规定严格进行各类健康检查,如入园健康检查、定期健康检查等;为儿童提供符合国家《生活饮用水卫生标准》的生活饮用水。根据儿童生理需求,以《中国居民膳食指南》为指导,制订儿童膳食计划并实施;另外,托幼机构应根据不同季节、疾病流行等情况制订全年健康教育工作计划,并组织实施。

(朱雪梅)

思 考 题

1. 试述从婴儿 4 月龄开始可以添加辅助食品的原因及判断方法。
2. 试述两剂次以上疫苗接种的间隔时间不能缩短的原因。
3. 试述活泼调皮儿童与多动症患儿在症状识别上的区别。

URSING
第八章

社区妇女保健

08章 数字内容

学 习 目 标

- 知识目标：
  1. 掌握围婚期、围生期和围绝经期妇女的保健指导；痛经、少女妊娠、产后抑郁和尿失禁妇女的保健指导。
  2. 熟悉社区妇女保健的统计指标。
  3. 了解社区妇女保健的范围、方法和组织机构。
- 能力目标：
  1. 能在教师指导下对各期社区妇女进行保健指导。
  2. 能在教师指导下对社区妇女常见的健康问题进行保健指导。
- 素质目标：
  1. 具备开展社区妇女各期保健及常见健康问题的保健指导的素质。
  2. 具备正确统计妇女保健各项指标的素质。

李女士，28岁，工人，G_1P_1。几天前在当地医院剖宫产娩出一女婴，体重3 100g，术后第5天伤口愈合良好，母子平安出院回家。出院后其丈夫因工作紧急情况需外地出差几天，故外请保姆照顾母女俩。

　　出院后第2天，社区护士进行家庭访视。评估发现：产妇情绪低落，乳房胀痛，腹部伤口正常，子宫收缩良好；新生儿一般情况尚可，皮肤无黄染，脐部干洁，体重3 200g。母乳喂养每3小时一次，期间加喂牛奶和温开水。

　　请思考：

　　1. 如何计算一个辖区的产后访视率？

　　2. 引起该产妇情绪低落的因素有哪些？

　　3. 如何对该产妇进行乳房护理和母乳喂养指导？

　　社区妇女保健是以保健为中心、以保障生殖健康为核心、保健与临床相结合，面向群体和基层而开展的女性全生命周期健康保健，以及妇女常见健康问题的预防与保健。其目的是通过发挥妇女保健组织机构的作用来有效降低妇女患病率、消灭和控制某些疾病及遗传病的发生、控制性传播疾病的传播、降低孕产妇和围生儿死亡率、促进和维护妇女身心健康、提高人口素质。

第一节　概　　述

　　为确保社区妇女保健工作的有效开展，本节对妇女保健的范围和方法、妇女保健的组织机构、妇女保健的统计指标进行阐述。

一、妇女保健的范围和方法

（一）妇女保健的范围

　　1. 妇女生理周期保健　主要是指新生儿期、儿童期、青春期、生育期、围生期、围绝经期和老年期的保健。

　　2. 妇女健康高危因素的管理　主要是针对影响妇女健康的遗传因素、心理因素、社会因素和物理环境因素等，提供相应的保健措施和卫生服务。

　　3. 普查普治和生育保健　包括妇女常见病和多发病的普查普治、计划生育指导和科学接生的普及。

　　4. 妇女保健统计工作　包括妇女普查普治、孕产期保健指标和计划生育指标。

　　5. 妇女保健法律法规　主要有女职工劳动保护特别规定、妇女保健政策和管理方法的制定。

（二）妇女保健的方法

　　妇女保健工作是一项由政府行政机构和妇幼专业机构组成的复杂社会系统工程，其方法主要包括以下5个方面：

　　1. 充分发挥国家、省、市、县各级妇幼保健专业机构和妇幼保健网的作用。

　　2. 建立健全有关规章制度，加强管理和监督。

　　3. 有计划地组织和培训妇女保健专业人员，不断提高其业务技能和专业水平。

　　4. 开展调查研究，制订妇女保健工作计划和防治指南。通过人群保健和临床保健相结合的方式，大力开展妇女保健的健康教育，从而增强妇女自我保健能力和树立个人是自己健康第一责任人的意识。

　　5. 加强社会宣传，普及以生殖健康为核心的妇女保健。

二、妇女保健的组织机构

（一）行政机构

1. 国家卫生健康委员会内设妇幼保健司，下设综合处、妇女卫生处、儿童卫生处、出生缺陷防治处。

2. 省级（直辖市、自治区）卫生健康委员会，下设妇幼健康处。

3. 市（地）级卫生健康局内设妇幼健康科。

4. 县（区、市）级卫生健康局设有基层卫生与妇幼健康科，或者基层卫生健康股（妇幼健康办）。

（二）专业机构

1. 妇幼保健专业机构　包括中国疾病预防控制中心妇幼保健中心，各级妇幼保健机构，各级妇产科医院、综合医院妇产科、计划生育科、预防保健科，以及中医医疗机构中的妇科。不论其所有制关系（全民、集体、个体）均属幼妇保健专业机构。

2. 各级妇幼保健情况　国家级（由中国疾病预防控制中心妇幼保健中心负责管理）；省级妇幼保健机构（直辖市、自治区）设立省级（直辖市、自治区）妇幼保健院及部属院校妇产科、妇幼系；市（地）级设立市（地）级妇幼保健院；县级设立县妇幼保健院（所）。

各级妇幼保健机构均属于业务实体，都必须接受同级卫生健康行政部门的领导，认真贯彻妇幼保健工作方针。

三、妇女保健的统计指标

妇女保健统计指标是反映一定时期、一定地区内婚前保健、妇女常见病普查普治、孕产期保健、计划生育技术服务工作中常用的统计指标，用于评价妇女保健工作的质量和效果，以及为进一步做好妇女保健工作提供科学依据。

（一）婚前保健主要统计指标

1. 婚前医学检查率　是指报告期内某地区婚前医学检查人数与结婚登记人数之比。其计算方法为：

婚前医学检查率＝期内婚前医学检查人数/期内结婚登记人数×100%。指标说明：结婚登记人数含初婚和再婚人数。

2. 婚前医学检查检出疾病率　是指报告期内某地区婚检检出疾病人数与婚前医学检查人数之比。其计算方法为：

婚前医学检查检出疾病率＝期内检出疾病人数/期内婚前医学检查人数×100%。指标说明：检出疾病是指检出对婚育有影响、医学上已明确诊断的疾病，主要包括指定传染病、严重遗传性疾病、有关精神病、生殖系统疾病、内科系统疾病等。如果一人同时检查出两种或以上疾病，则按一人计算。

（二）妇女病普查普治主要统计指标

1. 妇女病普查率　是指报告期内某地区妇女病实查人数与应查人数之比。其计算方法：

妇女病普查率＝期内某地区实查人数/同期该地区应查人数×100%。

指标说明：实查人数是指该地区统计年度内实际进行妇女病筛查的20～64岁户籍妇女人数（不包括因疾病到妇科门诊就诊人数）；应查人数是指该地区统计年度内按照计划应进行筛查的20～64岁户籍妇女人数。

2. 妇女病治愈率　是指报告期内某地区妇女病治愈人数与患病人数之比。其计算方法：

妇女病治愈率＝期内某地区治愈例数/同期该地区患妇女病总人数×100%。

（三）孕产期保健主要统计指标

1. 孕产期保健主要工作统计指标

（1）早孕建卡率：是指报告期内某地区孕 13 周之前建卡并进行第一次产前检查人数与产妇数之比。其计算方法：

早孕建卡率＝期内某地区孕 13 周之前建卡并进行第一次产前检查人数 / 同期该地区产妇数×100%。

（2）孕产妇艾滋病病毒（梅毒或者乙肝表面抗原）检测率：是指报告期内某地区产妇艾滋病病毒（梅毒或乙肝表面抗原）检测人数与产妇数之比。其计算方法为：

孕产妇艾滋病病毒（梅毒或乙肝表面抗原）检测率＝期内某短期产妇艾滋病病毒（梅毒或乙肝表面抗原）检测人数 / 同期该地区产妇数×100%。指标说明：多次检测者，按一人统计。

（3）产前检查率：是指报告期内某地区接受过一次及以上产前检查的产妇人数与活产数之比。其计算方法为：

产前检查率＝期内某地区产妇产前检查人数 / 同期该地区活产数×100%。指标说明：因临产入院进行的产前检查不计算在内。

（4）住院分娩率：是指报告期内某地区住院分娩活产数与活产数之比。其计算方法为：

住院分娩率＝期内某地区住院分娩活产数 / 同期该地区活产数×100%。

（5）活产数：是指妊娠满 28 周及以上（如孕周不清，则参考出生体重≥1000g），娩出后有心跳、呼吸、脐带搏动、随意肌收缩 4 项生命体征之一的新生儿数。

（6）产后访视率：是指报告期内某地区接受产后访视的产妇人数与活产数之比。其计算方法为：

产后访视率＝期内某地区产妇产后访视人数 / 同期该地区活产数×100%。指标说明：产妇产后访视人数是指该地区报告期内产后 28 天内接受过一次及以上产后访视的产妇人数。

2. 孕产期保健主要质量指标

（1）高危产妇占总产妇数的百分比：是指报告期内某地区高危产妇人数与产妇数之比。其计算方法：

高危产妇占总产妇数的百分比＝报告期内某地区高危产妇人数 / 同期该地区产妇数×100%。

（2）产后出血率：是指报告期内某地区产后出血产妇人数与产妇总数之比。其计算方法为：

产后出血率＝期内某地区产后出血人数 / 期内该地区产妇总数×100%。

（3）产褥感染率：是指报告期内某地区产褥感染人数与产妇总数之比。其计算方法为：

产褥感染率＝期内某地区产褥感染产妇人数 / 同期该地区产妇总数×100%。

3. 孕产期保健主要效果指标

（1）孕产妇死亡率：是指报告期内某地区孕产妇死亡人数与同期该地区孕产妇总数之比。其计算方法为：

孕产妇死亡率＝期内某地区孕产妇死亡人数 / 期内该地区孕产妇总数×10 万 /10 万。

（2）新生儿死亡率：是指报告期内某地区出生后 28 天内新生儿死亡数与活产总数之比。其计算方法为：

新生儿死亡率＝期内某地区生后 28 天内新生儿死亡数 / 同期该地区新生儿活产数×1000‰。

（四）计划生育主要统计指标

1. 计划生育率 是指报告期内某地区符合计划生育政策的出生的人数占同期全部出生人数之比。其计算方法为：

计划生育率＝期内某地区符合计划生育政策的出生的活胎数 / 同期该地区全部活婴总数×100%。

2. 某项计划生育手术并发症发生率 是指报告期内某地区某项计划生育手术并发症发生例数与该项计划生育手术例数之比。其计算方法为：

某项计划生育手术并发症发生率＝报告期内某地区某项计划生育手术并发症发生例数 / 同期该地区该项计划生育手术例数×10 000/10 000。

第二节　社区妇女不同时期的保健指导

妇女一生经历新生儿期、儿童期、青春期、生育期、围生期、围绝经期、老年期。各期生理特点都有所不同，因此其保健侧重点也不同。妇女新生儿期、儿童期、老年期保健见其他章节，本节重点阐明妇女围婚期、围生期、围绝经期的保健指导。

一、围婚期保健指导

围婚期是指从确定婚配对象到婚后受孕为止的一段时期，包括婚前、新婚及孕前三个阶段。围婚期保健是为保障婚配双方及其子代健康所进行的保健服务措施，其中有婚前医学检查、婚前卫生指导和婚前卫生咨询。

（一）婚前医学检查

1. 询问病史　了解双方患病史、女方月经史、男方遗精史、既往婚育史、家族近亲婚配史、家族遗传病史、精神疾病史等。

2. 体格检查　一般检查、生殖器与第二性征检查。

3. 辅助检查　胸部 X 线检查、血常规、尿常规、肝功能、肝炎抗原抗体、女性阴道分泌物滴虫和假丝酵母菌检查。必要时行染色体、精液及性病等检查。

（二）婚前卫生指导

1. 性卫生指导

（1）做好新婚期性保健，顺利度过第一次性生活，科学对待处女膜问题，预防蜜月期泌尿系统感染。

（2）建立和谐的性生活，营造良好的性生活氛围和掌握性知识和性技巧。

（3）掌握好性生活的频度和时机，保持外阴部清洁和禁止月经期性生活。

2. 生育保健指导

（1）选择最佳生育年龄：我国法律规定的结婚年龄，男性 22 岁，女性 20 岁。依据法律规定结婚后即可怀孕，但生理学研究表明，女性生殖器官一般在 20 岁以后逐渐发育成熟，23 岁左右骨骼才发育成熟。因此，女性最佳生育年龄为 25～29 岁，男性为 25～35 岁。

（2）选择最佳受孕时机：受孕应计划在双方工作或学习轻松，生理和心理都处于最佳状态的时期。新婚夫妇最好延缓到婚后 3～6 个月受孕。此外，选择在夏末秋初季节受孕，第二年夏初分娩，因为该时段，新鲜蔬菜和水果丰富、气候宜人。

（3）避免危险因素：①高温环境、放射线、噪声等理化因素。若有接触，应与有害物质隔离 3～6 个月后再受孕。②风疹病毒、流感病毒等生物因素。尽管注射风疹病毒疫苗是有效的免疫接种手段，但受孕前 3 个月内及受孕期间应停止注射。③致畸或致突变药物。若服用避孕药物，应先停服药物，改用工具避孕，半年后再受孕为宜。④烟酒因素。受孕前必须戒烟戒酒。

3. 新婚避孕指导　新婚阶段双方性交时紧张，又缺乏经验，因此避孕方法要求简便。同时，要求所用避孕方法停用后不影响生育功能和子代健康。

（1）屏障避孕法：①阴茎套，为男性避孕工具，使用安全、方便。使用前选择合适型号，每次性交时均应全程使用，且使用前后检查有无漏孔和破损。②阴道隔膜，又称阴道套，根据女性个体情况，选择大小合适型号。患有急性阴道炎和重度宫颈糜烂的妇女不宜使用。③阴道内杀精剂：使精子丧失活动能力，如胶冻、药膜等。

（2）药物避孕法：由雌激素和孕激素配伍组成，包括短效及长效口服避孕药、长效避孕针、缓释系统避孕药和避孕贴剂。患有严重心血管疾病、肝肾功能损害、内分泌疾病和恶性肿瘤的妇女不宜服用。

（3）安全期避孕：主要是避免在排卵前后的易受孕期进行性交。月经周期规律的育龄妇女，其排卵多发生在下次月经前 14 天左右，排卵前后 4～5 天内为易受孕期。采用安全期避孕法，应根据妇女的基础体温测定值、宫颈黏液检查或月经规律确定排卵日期。但排卵过程可受情绪、健康状况、性生活及外界环境等影响而发生额外排卵，因此安全期避孕法并不完全可靠。

（4）紧急避孕：是指在无保护性生活后或避孕失败后的几小时或 3 天内，为防止非意愿妊娠而采取的补救避孕方法。在无保护性性交后 72 小时内服用的紧急避孕药，主要有孕激素、雌激素制剂和米非司酮。该方法对预防非意愿妊娠有一定作用，但不宜作为常规避孕方法，最好在医生指导下使用。

（三）婚前卫生咨询

1. 暂缓结婚　精神病发作期、传染病传染期内、重要脏器疾病伴有功能不全、生殖器官发育障碍或畸形的妇女，建议在专科医师的指导下接受治疗和随访。

2. 不宜生育　患有严重遗传性疾病、子代再发风险高、失去全部自主生活能力且无有效治疗方法的妇女，应采取长效避孕措施或者行结扎手术。

二、围生期保健指导

围生期保健是指对一次妊娠的孕前、孕期、分娩期、产褥期（哺乳期）和新生儿期所采取的一系列保健措施，以保障母婴安全、降低孕产妇死亡率及围生儿死亡率。

（一）孕前保健指导

1. 受孕时间选择　选择最佳受孕时机和年龄进行计划怀孕，以减少妊娠危险因素和降低高危妊娠。研究证明，女性 <18 岁或 >35 岁是妊娠危险因素，易造成难产、产科并发症和胎儿染色体疾病。

2. 孕前健康评估　接受孕前慢性病和传染性疾病的评估和干预，可有效降低不良妊娠结局风险。

3. 健康生活方式　孕前 3 个月补充叶酸、合理营养、戒烟戒酒等。

4. 避免有害物质　避免接触有毒物质和放射线，使用长效避孕药物避孕者需改为工具避孕半年后再受孕。

5. 健康心理社会环境　避免高强度高压力工作和家庭暴力，积极对待负性生活事件。

（二）孕期保健指导

孕期分为三个时期：第 13 周末之前为孕早期，第 14～27 周末为孕中期，第 28 周及之后为孕晚期。

1. 孕早期保健指导　此期是胚胎、胎儿分化发育的关键时期，极易受外界因素及孕妇所患疾病的影响，从而导致胎儿畸形或流产。应做好孕妇的健康状况评估，主要包括询问既往史、家族史、个人史等，一般体检，妇科检查，以及血常规、肝肾功能、梅毒血清学试验、HIV 抗体检测等实验室检查。对有妊娠危险因素和可能有妊娠禁忌证或严重并发症的孕妇，应及时转诊到上级医疗卫生机构，并在 2 周内随访转诊结果。此外，还应从以下方面进行保健指导：

（1）休息指导：起居规律、睡眠充足，避免过度劳累。

（2）饮食指导：保证一定热量、蛋白质的摄入，多吃新鲜蔬菜水果、避免油腻食物。

（3）避免有害物质：应戒烟、戒酒、戒毒，避免接触放射线，避免密切接触宠物，慎用药物等。

（4）运动指导：保持适量运动，即一次活动不超过 20 分钟，脉搏和呼吸加快，但休息 15 分钟后恢复者为适量。运动时不能空腹、多饮水，如有不适及时停止。

（5）检查指导：早期、定期进行产前检查，及时建立《孕产妇保健手册》，进行高危妊娠初筛并及时治疗各种内科合并症。口服叶酸 0.4～0.8mg/d 至妊娠 3 个月。

（6）心理指导：保持心情舒畅，如有心理不适及时咨询与就诊。

（7）常见健康问题的保健指导：①恶心与呕吐，大多数妇女在妊娠 6 周左右出现早孕反应，12 周左右消失。此期间应避免空腹，清晨起床后先食用面食或者小点心；少量多餐，每天进食 5～6 餐，两餐之间进食流质饮食；食物宜清淡，避免油炸、刺激、不易消化食物。②尿频，是因增大的子宫压迫膀胱所致。12 周左右，增大的子宫进入腹腔，该症状自然消失。

2. 孕中期保健指导　此期是胎儿生长发育较快的时期。通过询问、观察、一般检查、产科检查、实验室检查对孕妇健康和胎儿的生长发育状况进行评估。对发现有异常的孕妇，及时转至上级医疗卫生机构；对出现危急征象的孕妇，立即转上级医疗卫生机构，并在2周内随访转诊结果。

（1）营养指导：多食新鲜蔬菜、水果、肉、鱼、海鲜等；少食用腌腊食品、罐头食品等。

（2）运动指导：坚持每天做孕妇体操，活动关节、锻炼肌肉。最好安排在早晨和傍晚，锻炼前应排小便且一般不宜进食，锻炼结束后30分钟再进食。有先兆流产、早产、多胎、严重内科合并症者，则不宜做孕妇体操。

（3）检查指导：进行胎儿超声检查、妊娠糖尿病和出生缺陷筛查。对异常情况、畸形可疑或遗传病及高龄孕妇的胎儿需进一步进行产前诊断和治疗。

（4）胎儿生长发育监测：测量宫底高度和腹围、胎心率。从耻骨联合上缘到子宫底高度测量是反映胎儿生长发育情况较敏感的指标。正常情况下，孕20～24周宫底升高较快，平均每周增加1.6cm，而34周后增加速度变慢。子宫底高度≥30cm，表示胎儿已成熟。胎心率正常值为110～160次/min。

（5）胎动出现时间：初产妇通常在孕20周出现，经产妇在孕18周出现，但首次感觉胎动的时间往往因人而异。

（6）常见健康问题的保健指导：①便秘，孕激素水平升高导致胃肠道蠕动减慢，从而引起便秘。应指导孕妇多食含纤维素高的食物如小麦，多吃新鲜水果和蔬菜。未经医生允许，不能轻易使用大便软化剂或轻泻剂。②静脉曲张，应避免长时间站立或行走，多抬高下肢以促进下肢血液回流。会阴部静脉曲张者，应臀部垫枕和抬高髋部休息。③腰背痛，大多在孕5～7个月时出现。应注意保持良好的姿势；穿平跟鞋；在俯视或抬举物品时，保持上身直立，弯曲膝部，以保持脊柱的平直。疼痛严重者，应卧床休息。④下肢肌肉痉挛，饮食中增加钙的摄入，必要时遵照医嘱补充钙剂。发生痉挛时，应背屈肢体或站立前倾以伸展痉挛的肌肉，或予以局部热敷和按摩。

3. 孕晚期保健指导　孕晚期是胎儿生长发育最快的时期。主要通过体格检查、产科检查、辅助检查等对孕妇健康和胎儿的生长发育状况进行评估。对发现有高危情况的孕妇，应及时转诊；对未发现异常的孕妇，应开展孕妇自我监护方法、促进自然分娩和母乳喂养指导。

（1）营养指导：确保热量、蛋白质、维生素等均衡增加。监测血红蛋白是否正常，体重是否每周增加约0.5kg。

（2）胎儿生长发育监测指导：孕28周后，胎儿体重平均每4周增加700g，身长平均每4周增加5cm。若间隔2周、连续2次，宫高和腹围无明显增长，应警惕胎儿生长发育受限。若增长过快，则应考虑羊水过多和巨大儿可能，需进一步检查。

（3）胎动监测指导：指导孕妇每日早、中、晚各数胎动1小时，将3个小时的胎动计数相加再乘以4，以此作为12小时的胎动数。12小时胎动计数≥30次为正常，而≤10次，则提示胎儿宫内缺氧。

（4）心理指导：孕晚期易出现情绪不稳定，对分娩有紧张、焦虑、恐惧感；担心母子平安、有无出生缺陷等。应鼓励孕妇表达内心感受，有针对性地进行心理护理和人文关怀。

（5）母乳喂养准备指导：通过健康教育让孕妇及家属了解母乳喂养的好处和方法，树立其母乳喂养的信心。同时需做好乳房准备，用温开水毛巾擦洗乳头乳晕，按摩乳房。穿戴柔软棉布乳罩将乳房托起，以减少衣服对乳房的摩擦。

（6）先兆临产的识别：分娩发动前，孕妇常出现假临产、胎儿下降感、见红。假临产的特点是宫缩持续时间短、不规律，宫缩强度不强，常在夜间出现、清晨消失。随着胎先露下降入盆，宫底随之下降，多数孕妇感觉上腹部变得舒适，呼吸轻快，常有尿频症状。见红是在分娩发动前24～48小时内，阴道排出少量血液。

（7）分娩准备：分娩前的充分准备是保证分娩顺利进行的必要条件。指导产妇从心理上、身体上做好迎接新生儿诞生的准备；保证充足睡眠时间；准备好分娩时所需母婴物品及相关医疗证件等。

（8）常见健康问题的保健指导：①腰背痛，由于子宫增大，身体重心前移，脊柱过度前凸，背伸肌持续紧张加上关节松弛造成腰背痛。走路、站立、坐位时,孕妇尽量保持腰背挺直;轻轻按摩酸痛肌肉;多休息,严重者应卧床休息。②胸闷,孕期最后几周,增大的子宫上推膈肌,引起呼吸困难。上楼或提重物时,孕妇会感到呼吸困难。应采取舒适体位休息,如卧床休息时头部多垫一个枕头。③水肿,孕妇易发生下肢水肿,休息后即可消退,属正常现象。但如果出现凹陷性水肿或经休息后仍未消退者,则应警惕合并其他疾病并及时就医。应采取左侧卧位,且抬高下肢15°,以促进血液回流。

(三)分娩期保健指导

1. 做到"五防、一加强"

(1)防出血:及时纠正宫缩乏力、及时娩出胎盘,密切观察产后2小时内的阴道出血量。

(2)防感染:防产褥期感染和新生儿破伤风。

(3)防滞产:注意胎儿大小、产道和产妇精神状况,密切观察宫缩,定时了解宫颈扩张和胎先露部下降情况。

(4)防产伤:尽量减少不必要干预及不适当操作,提高接产质量。

(5)防窒息:及时处理胎儿窘迫,接产时做好新生儿抢救准备。

(6)一加强:加强产时监护和产程处理,特别是高危妊娠。

2. 饮食指导
随着产程的进展,子宫收缩频繁和疼痛加剧,产妇体力消耗大、出汗多。为确保产妇有足够的能量和精力顺利完成分娩,助产人员应鼓励产妇在宫缩间歇期少量多次摄入果汁、高热量及清淡易消化的流质食物如牛奶、鸡蛋挂面、粥等。

3. 心理指导
产妇可能因宫缩痛、担心分娩能否顺利和母子是否平安而产生焦虑、恐惧等。助产人员应让产妇了解产程进展及产痛的规律性,指导其正确使用产痛应对技巧如自由体位、呼吸减痛法。同时应帮助产妇消除思想顾虑,耐心回答所提问题,让其认识到自己在正常分娩过程中的主动地位和作用。

4. 分娩体位指导
孕妇可采用任何自我感觉舒适的体位,如蹲位、跪位、坐位、前倾坐位(用物体支撑)、前倾跪位(用物体支撑)、侧卧位等。采取自由体位分娩时,应密切观察产妇和胎儿的安危情况。

5. 产痛保健指导
分娩镇痛方法有药物性镇痛和非药物性镇痛。前者旨在消除或缓解产痛的躯体感觉,而后者旨在增加舒适感,使产妇能应对疼痛。常用非药物性分娩镇痛方法包括呼吸减痛法、按摩减痛法和使用瑜伽球减痛法。

(1)呼吸减痛法:拉玛泽减痛分娩法是临床常用的呼吸减痛方法。①廓清式呼吸:每项运动开始和结束时,用鼻孔做缓慢深吸气,再缓慢呼出。②胸式呼吸:潜伏期,产妇身体放松,用鼻孔均匀吸气,用嘴均匀吐气,吸入与呼出气体量保持平衡,呼吸速度为平时的1/2。③浅慢呼吸和加速呼吸:活跃期,产妇用鼻孔吸气,嘴吐气,子宫收缩增强时则加速呼吸,子宫收缩减弱时则减慢呼吸。④浅呼吸:减速期,微张嘴呼吸;保持高位呼吸,呼吸速度根据子宫收缩强度调整。⑤憋气用力运动:第二产程,大口吸气后屏住,往下用力,头略抬起,尽可能保持20～30秒,呼气后马上再屏住用力,直到宫缩结束。⑥哈气运动:宫口近开全时,产妇有强烈便意或胎头娩出约2/3时,嘴张开,喘息式急促呼吸,全身放松。⑦吹蜡烛式呼吸:以吹蜡烛方式放松快速呼吸。

(2)按摩减痛法:①肩部按摩,产妇采取坐位,或向前斜靠,头部枕在手臂或枕头上休息。按摩者站立在产妇后方进行。第一步:将双手放置在近颈部的双肩位置。从颈部向肩部抚摸,再从肩部到上臂。揉捏几次上臂,然后再按颈部。重复以上动作3～4次。第二步:双手握持双肩上部,按照产妇喜欢的力度,揉捏或挤压然后松开,持续1～2分钟。第三步:使用一只手的三个手指,在肩部上方或者脊柱小范围内做简单的深度环形按摩。每个部位按摩15～30秒,再转移到下一个部位。②腰骶部按摩法:产妇趴在床上、地上、分娩球或其他物体上,最好戴上护膝或跪在软垫上。按摩者站在产妇一侧,双手置于肋缘下腰背最细部位,左手放在对侧,手指朝下,右手放在同侧,手指朝上,双手指腹交叉由腹部向背部按摩腰背部,用力均衡适度。多次重复直至产妇舒适满意。

（3）使用瑜伽球减痛法:瑜伽球的弹性能使产妇盆底肌肉放松,加之上下起伏和左右摇摆瑜伽球对产妇腰骶部、臀部、外阴部起着间接按摩作用,从而缓解宫缩痛。此外,使用瑜伽球还能分散产妇对宫缩痛的注意力,增加舒适感。

6. 提倡"三早一晚"

（1）"三早"指的是早接触、早吸吮、早开奶。在母亲和新生儿健康允许的情况下,新生儿出生后1～3分钟开始,保持不间断的母子持续肌肤接触至少90分钟;分娩后（1小时内）立即予以母乳喂养。

（2）"一晚"指的是"晚断脐",即新生儿出生后延迟1～3分钟、等脐带停止搏动后再断脐。延迟脐带结扎能提高新生儿出生时的铁储备,从而降低婴儿期发生缺铁性贫血风险。此外,延迟脐带结扎可以降低早产儿发生低血压、脑室内出血等风险。

（四）产褥期保健指导

为促进产妇与新生儿的健康,社区护士应了解产妇产褥期康复的生理和心理过程、临床表现,并通过产后家庭访视等途径提供产褥期保健服务。对于正常产妇,产后家庭访视2～3次,分别在出院后3天、产后14天和28天;而对于高危或有异常情况产妇,则应酌情增加访视次数。

1. 日常生活指导

（1）居住环境:保持室内环境安静、舒适、空气流通、阳光充足,温度在22～24℃和相对湿度在50%～60%。避免过多探视。

（2）饮食营养:协助产妇制定适当和均衡的饮食计划,保证足够的热量,促进康复。应多食富含蛋白质的汤汁食物如鸡汤、鱼汤、排骨汤等,少食多餐。

（3）休息与睡眠:充分的休息和睡眠可以缓解疲劳、促进组织修复、保证乳汁分泌。应指导产妇学会与婴儿同步休息,生活作息规律。

（4）清洁卫生:产褥期出汗多,应勤换内衣裤及被褥,每天温水擦浴。每日擦洗外阴,勤换会阴垫,保持外阴清洁和干燥,以预防感染。会阴伤口出现肿胀疼痛时,可用50%硫酸镁湿热敷。

2. 家庭与角色适应

随着宝宝的出生,即家庭新成员的加入,家庭任务发生了变化,夫妻双方增加了为人父母的角色。如果夫妻双方不适应该角色,就可能影响产妇身心健康的恢复及新生儿的健康发育。应指导夫妻双方与新生儿多接触、多交流,如拥抱、沐浴、触摸、目光交流。此外,鼓励家庭成员积极参与育婴活动。

3. 活动与产后健身操

自然分娩产妇,产后6～12小时内可下床轻微活动,产后24小时可在室内走动。剖宫产产妇,可适当推迟活动时间。产后健身操可促进产妇腹壁和盆底肌肉张力的恢复,避免腹壁皮肤过度松弛,防止尿失禁及子宫脱垂。根据产妇情况,遵循活动量由小到大、由弱到强的循序渐进的原则进行练习。一般在产后24小时开始,每1～2天增加1节,每节做8～16次（图8-1）。

第1节:仰卧,深吸气,收腹部,然后呼气。

第2节:仰卧,两臂直放于身旁,进行缩肛与放松动作。

第3节:仰卧,两臂直放于身旁,双腿轮流上举与并举,与身体呈直角。

第4节:仰卧,髋与腿放松,分开稍屈,脚底放在床上,尽力抬高臀部与背部。

第5节:仰卧起坐。

第6节:跪姿,双膝分开,肩肘垂直,双手平放床上,腰部进行左右旋转动作。

第7节:全身运动,跪姿,双臂支撑在床上,左右腿交替向背后高举。

4. 计划生育指导

产褥期禁止性生活。产后42天起采取避孕措施,哺乳产妇以工具避孕为宜,忌用含雌激素的避孕药。

（五）哺乳期保健指导

哺乳期是指产后产妇用自己的乳汁喂养婴儿的时期,通常为1年。WHO和美国儿科学会建议纯母乳喂养至少至出生后6个月,且在适当添加辅食的同时可持续母乳喂养至1岁甚至以上。

Note:

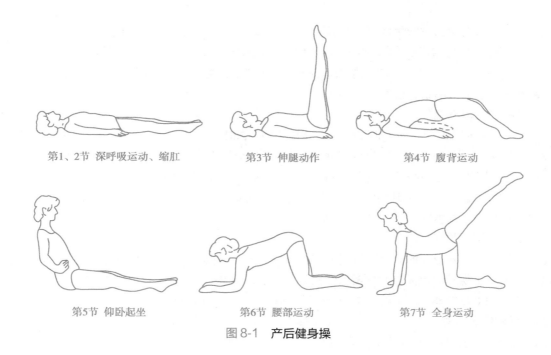

第1、2节 深呼吸运动、缩肛　　　　第3节 伸腿动作　　　　第4节 腹背运动

第5节 仰卧起坐　　　　第6节 腰部运动　　　　第7节 全身运动

图8-1　产后健身操

1. 母乳喂养姿势指导

（1）半躺式（laid-back）：又称生物学哺乳，是产妇最先尝试的哺乳姿势。产妇处于半躺位，当其头颈部、肩膀、腰部都有良好的支撑时，才把新生儿放在产妇的胸前或腹前，此时新生儿本能地向乳房挪动并试图衔乳，这种现象称为"寻乳"。母子肌肤的接触刺激新生儿的进食本能，而重力和妈妈的身体曲线帮助新生儿正确衔乳以及停留在适当位置。这种姿势适合于新生儿和任何年龄段的婴儿。

（2）摇篮式（cradle hold）：是最传统、最常用的喂哺姿势。婴儿的头部枕在产妇肘部（肘关节内侧），产妇的手臂支撑着婴儿颈背部，确保母子胸腹部紧贴。产妇另一只手的大拇指和其他四指呈C字形分别放在乳房上、下方托起整个乳房，以防止乳房堵住婴儿鼻孔。除非奶流量过急和发生呛奶时，否则一般情况下，应避免使用"剪刀式"手势夹托乳房，因为它会反推乳腺组织，从而阻碍婴儿将大部分乳晕含入嘴内，不利于充分挤压乳窦内的乳汁排出。

（3）交叉摇篮式（cross-cradle hold）：产妇用一侧手臂支撑婴儿背臀部，确保母子腹部紧贴；产妇同侧手掌托住婴儿的头颈部，且大拇指和示指分别放在婴儿的耳后部，喂哺对侧乳房，即右手抱婴儿喂哺左侧乳房。产妇的另一只手托起整个乳房，手法同摇篮式。这种姿势适合于早产儿和衔接有问题的婴儿。

（4）橄榄球式（football hold）：又称环抱式。产妇用手臂夹着婴儿的双腿放在其身体侧腋下，婴儿上身呈半坐卧位姿势正对产妇胸前，产妇手掌托住婴儿的头颈部，且大拇指和示指分别放在婴儿的耳后部。产妇另一只手托起整个乳房，手法同摇篮式。用枕头适当垫高婴儿以确保婴儿鼻尖与乳头在同一水平。这种姿势适合于剖宫产儿、双胎，以及大乳房和乳头平坦的产妇。

（5）侧躺式（side-lying hold）：产妇采取侧卧位，头部垫有枕头。婴儿侧身，与产妇正面相对。为确保母子腹部紧贴，可用一个小枕头垫在婴儿背后，同时产妇也可使用枕头支撑颈背部。这种姿势适合于夜间哺乳、疲倦或者患病的哺乳产妇、年龄稍大且有母乳喂养习惯的婴儿。

2. 常见乳房问题及保健指导

（1）乳头平坦或凹陷：①乳头牵拉练习，用一只手托乳房，另一只手的拇指和中、示指向外牵拉乳头，重复10～20次，每天2次。此外，指导产妇改变喂哺姿势，以利于婴儿含住乳头和乳晕，也可利用负压吸引的作用使乳头突出。②乳头伸展练习，将两示指平行放在乳头两侧，慢慢由乳头向两

Note：

侧外方拉开，牵拉乳晕皮肤及皮下组织，使乳头向外突出。接着将两示指分别放在乳头上下方将乳头向上、向下纵形拉开（图8-2）。重复多次练习，每次15分钟，每天两次。

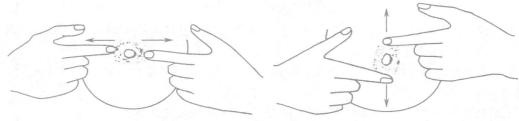

图8-2 乳头伸展练习

（2）乳房胀痛（engorgement）：如果未哺乳或者未将乳房内积存的乳汁排空，乳房就可能变得肿胀。早开奶、早吸吮、按需哺乳、增加哺乳次数、每次哺乳后挤出多余的乳汁是缓解乳房胀痛的有效方法。哺乳前热敷或按摩乳房，或者哺乳后冷敷，也有助于缓解乳房胀痛。

（3）乳头皲裂（cracked nipple）：轻者可继续哺乳。哺乳前，湿热敷乳房3～5分钟，挤出少量乳汁使乳晕变软，婴儿易于含接。哺乳时，先吸吮损伤轻的一侧乳房。哺乳后，挤出少许乳汁涂在乳头和乳晕上。皲裂严重者暂停哺乳，采用手法挤出或者用吸乳器吸出乳汁，再用小杯或小匙喂养婴儿。

（4）退乳（weaning）：不能哺乳者应尽早退乳。最简单的退乳方法是停止哺乳，少进汤汁类食物。其他方法有：①生麦芽60～90g，水煎服，每日1剂，连服3～5天；②芒硝250g分装两纱布袋内，敷于两乳房上并固定，湿硬时更换。

（5）乳腺炎（mastitis）：①炎症初期，可哺乳。哺乳前湿热敷乳房3～5分钟，并按摩乳房；哺乳时先喂哺患侧乳房。每次哺乳时吸空乳汁，同时按摩患侧乳房，避免乳汁淤积。②炎症期，停止哺乳。定时用吸奶器或手法挤奶以排空乳汁；穿戴宽松的乳罩托起乳房，以减轻疼痛和肿胀；局部热敷，以促进局部血液循环和炎症的消散。

3. 母乳喂养婴儿的常见健康问题及保健指导

（1）饥饿与哭闹：如果婴儿不停地想吃奶，且离开乳房后总表现出未吃饱状态，此时应评估母乳喂养姿势和婴儿含乳方法是否正确。出生后2～3周、6周左右和3个月左右是婴儿快速生长阶段，而该阶段的婴儿也会不停地想吃奶，但这属于正常现象。针对以上情况，不需给婴儿喂食其他液体，建议增加哺乳次数，每小时一次。如果4～5天之后，这种频繁的喂养模式仍未解决婴儿饥饿问题，则需要考虑请临床医生评估婴儿，或者请母乳喂养专家评估喂养过程。

（2）肠痉挛与哭闹：肠痉挛婴儿通常每天至少一段时间有痛苦的表现如两腿蹬直、大声哭闹、脸色涨红、拒绝吃奶和肛门排气。一般在出生后4周开始出现，3～4个月停止，也可能持续到6个月。若经排除无其他健康问题，母乳喂养婴儿发生肠痉挛，则婴儿可能是对其母亲所食用的某种食物过敏。针对肠痉挛婴儿，通常采取的措施包括：①改变体位，让婴儿趴在膝盖上，轻轻按摩其背部。②不能喂得过饱，前后两餐间隔2～2.5小时。③评估产妇的饮食并予以调整，如停止摄取奶产品、咖啡因、洋葱及其他刺激性食物。

（3）打嗝：哺乳时，婴儿吸入冷空气，或者吸奶太快、太急引起膈肌突然收缩痉挛，以致打嗝。出现打嗝时，应立即将婴儿竖抱在胸前，一手扶住婴儿头背部，另一只手轻轻拍打其背部；打嗝停止后再继续喂奶。若5～10分钟后，打嗝尚未自动停止，可尝试着喂哺几分钟。若哺乳时婴儿经常出现打嗝，则尽量在其安静时哺乳。

4. 哺乳期用药指导 哺乳期妇女原则上能不用药者尽量不用。若必须用药，则需考虑以下几个方面：

（1）药物选择：选择半衰期短、蛋白结合率高、脂溶性低、口服生物利用度低的药物，且尽可能选用最小有效剂量。

Note：

知 识 链 接

哺乳期用药"L"分级

哺乳期用药"L"（Lactation 的首字母）分级，是由美国儿科学教授 Thomas W. Hale（托马斯 W. 黑尔）提出，共分为 5 级。

L1：最安全。哺乳期妇女用药研究中，尚无证据表明该药物对婴儿有害，或者对照研究未能显示有风险证据。

L2：较安全。哺乳期妇女用药研究中，很少证据表明药物对婴儿有害。

L3：中等安全。哺乳期妇女用药研究中，表明该药物对婴儿有轻度非威胁性的副作用，或者尚无证据表明可能出现的副作用。

L4：可能危险。哺乳期妇女用药研究中，有明确证据表明该类药物对婴儿有副作用。但在某些情况下，该类药物可能在哺乳期间使用。

L5：禁忌。哺乳期妇女用药研究中，已证明该类药物对婴儿有明显危害，哺乳期妇女禁用。

（2）用药方式：选择局部外用或口服。全身用药引起血液中药物剂量较大，而大多数药物经局部用药（如药膏、乳膏、阴道栓）后不会被母体吸收入血，而在乳汁中含量几乎为零。

（3）服药时机：避开血药浓度最高峰时哺乳。建议在哺乳结束后或者婴儿夜间进入长睡眠后用药，以确保下次哺乳时血药浓度已降至最低。每次服药后尽可能推迟下次哺乳时间，两次哺乳时间至少间隔 4 小时。

（4）用药疗程：若为短期用药，尽可能缩短用药疗程，一旦病因消除，则应立即停药。若为长期用药，应监测婴儿的血药浓度，且在临床医生指导下考虑先暂停哺乳或者调整用药剂量和哺乳时间间隔。

（5）恢复哺乳：哺乳期妇女可在停药 5 个半衰期后恢复哺乳。药物在最后一次给药达到峰值的 5 个半衰期后，血药浓度可降至峰值的 3% 左右，此时血浆中仅有微量药物残留，而乳汁中药物浓度更低。

（6）密切观察：哺乳期妇女用药时，要密切关注婴儿的反应和精神状态，注意药物是否对婴儿产生消化道副作用，如腹泻、便秘。

三、围绝经期保健指导

围绝经期是指围绕妇女绝经前后的一段时间，包括从接近绝经出现与绝经有关的内分泌、生物学和临床特征起至最后一次月经后 1 年。WHO 将卵巢功能衰退至绝经后 1 年内的时期称为围绝经期。

1. 营养指导 围绝经期妇女的基础代谢率下降，比中年期低 15%～20%。为适应这一代谢变化特点，需要平衡膳食，合理营养。

（1）热量：每日热能摄入以 1 800～2 100kcal 为宜。摄入过多，易引起肥胖。

（2）蛋白质：每千克体重需要蛋白量为 0.1～0.2g，或每日摄入 60～70g 蛋白，其中植物蛋白在 1/3 以上。摄入动物蛋白以鱼、鸡、奶等优质蛋白为主，植物蛋白以豆制品为主。蛋白摄入过量将加重肾脏负担，增加尿钙排出量，增加骨质疏松和骨折的危险。

（3）脂肪：每天摄入脂肪供热量最好不超过 10%，过多摄入容易导致肥胖。摄入脂肪中，饱和脂肪酸、不饱和脂肪酸比例 1:1 为宜。

（4）矿物质：钙需要量为 1 000～1 500mg/d。膳食中以牛奶和乳制品含钙最佳，每 250ml 鲜奶可提供 275mg 钙，鲜奶中的钙易于吸收和利用。此外，铁的供应也要适当，以预防缺铁性贫血发生；锌、硒、碘等也应注意补充。

（5）维生素：①维生素 D，主要是促进钙、磷在肠道的吸收，促进钙在骨骼中沉积。日照不足或者户外活动少的妇女，需补充维生素 D，减少骨钙丢失，预防骨质疏松发生。围绝经期妇女的日照量为 5μg，其体内 25- 羟基维生素 D 含量需≥40nmol/L。②维生素 A，需要量为 800 视黄醇当量（相当于 2 600IU 维生素 A）。鼓励多食富含维生素 A 的食物，如动物肝脏、蛋黄以及含类胡萝卜素的蔬菜。③维生素 E，日需量为 20mg。鼓励适当摄入含维生素 E 的食物如蛋黄、动物肝脏等，抗衰老、防止心血管病和脑卒中发生。④维生素 C，日需量为 60mg，应鼓励多食含维生素 C 丰富的蔬菜和水果，如青豆、橘子等。

2. 运动指导　围绝经期适宜运动有助于提高妇女机体脂肪的供能比例、改善脂质代谢、维持正常血压和提高心肺功能。此外，运动还可改善妇女的心理状态，有助于降低焦虑和抑郁发生。根据个人爱好及具体情况选择合适的运动如散步、太极、广场舞，但也需注意以下几个方面：

（1）循序渐进：遵循运动量由小到大的原则，逐步提高体力、耐力、灵巧度。人的内脏器官和功能活动需要一个适应过程，不能急于求成，以不疲劳为宜。

（2）动静适度：以"轻、柔、稳"为原则，宁少勿多，宁慢勿快，逐渐递增。运动时，应避免快速旋转或低头动作，或者有可能跌倒的动作。不宜参加带有突击性的紧张活动，锻炼中应尽量避免损伤。

（3）运动时间和频率：饭后 1～2 小时运动。运动最佳频率为每周至少 3 次，每次 30 分钟，强度达中等，根据运动时的心率来控制运动强度，中等强度的运动心率一般应达到 150 次 /min。另外，每周增加 2 次额外的肌肉力量锻炼，益处更大。

（4）注意事项：运动前，应做热身运动，以防止突然剧烈活动造成心慌、气促、晕倒等现象。运动后，应进行调整活动，使身体逐渐恢复到正常状态，也可预防对身体不利的情况发生。

3. 性生活指导　随着雌激素水平的下降，阴道黏膜萎缩、分泌物减少、阴道润滑度减弱，以致性生活困难。应从妇女个人生理及心理考虑，指导其保持每月 1～2 次性生活，有助于维持生殖器官的良好状态。

4. 情绪失调指导

（1）社会支持：提高全社会和家庭成员对围绝经期妇女生理的认识，同时给予多理解和多关爱，足够的社会支持能缓冲各种生活事件对妇女心理健康的不良影响。此外，多开展社区活动，鼓励妇女参与，使其树立积极乐观的人生态度。

（2）心理咨询与治疗：积极开展心理咨询，帮助妇女熟悉围绝经期生理过程，帮助其纠正不健康的理念。采用认知行为疗法和人际心理治疗，使其正确认识围绝经期的各种变化，正确处理生活中遇到的各种问题，从而消除心理压力和恢复心理平衡。

（3）雌激素补充：适当的雌激素替代疗法可改善围绝经期妇女的心理障碍和提高记忆力。

（4）药物治疗：对轻度心理障碍者，可用地西泮、氯氮草等药物辅助睡眠，谷维素调节自主神经；对症状明显者，可用盐酸帕罗西汀、氟西汀等治疗。

5. 定期健康检查　围绝经期妇女易患宫颈癌、子宫内膜癌、乳腺癌。早期发现、早期诊断、早期治疗可提高疗效与生存率。因此，每年应做 1 次全身检查；每半年到 1 年做 1 次妇科检查和宫颈防癌涂片检查，选择性地做血、尿或内分泌检查；至少每月自查乳房 1 次，如发现肿块及时就诊。乳房自我检查方法：①视诊，站立位，两臂自然下垂对着镜子观察，注意两侧乳房的大小、形状、是否对称及轮廓有无变化，有无局限性隆起、凹陷或皮肤橘皮样改变；观察有无乳头回缩、偏歪或抬高。两臂高举过头及双手用力叉腰并收缩胸肌，同时稍微侧身，从不同角度观察乳房外形有无改变（图 8-3）。②触诊，仰卧位，左肩胛下垫薄枕，左臂置于头下，尽量放松肌肉。右手五指并拢，用手指掌面轻柔扪摸，依次检查外上、外下、内下、内上象限，最后检查乳晕区，挤压乳头注意有无溢液；然后左臂放下，再扪摸左侧腋窝有无淋巴结肿大。用同样的方法检查另一侧。如发现肿块，则应及时就诊（图 8-3）。

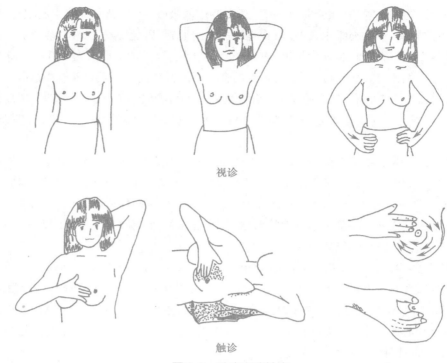

视诊

触诊

图 8-3 乳房自我检查

第三节 社区妇女常见健康问题的保健指导

在生命周期中，妇女往往会遇到一些常见的健康问题，其中主要有痛经、少女妊娠、产后抑郁和尿失禁。因此在做好妇女各期保健的同时，社区护士还应重视这些妇女常见健康问题的保健指导。

一、痛经

痛经（dysmenorrhea）是指行经前后或者月经期出现下腹部疼痛、坠胀、且伴有腰酸或其他不适，严重者影响生活质量和工作。痛经分为原发性痛经和继发性痛经。原发性痛经指生殖器官无器质性病变的痛经，而继发性痛经是指由盆腔器质性疾病如子宫内膜异位症、子宫腺肌病等引起的痛经。原发性痛经多见于青春期少女，常发生在初潮后、排卵周期建立前。

（一）痛经的影响因素

1. 精神因素 紧张、焦虑、忧郁、心理压力大、情绪波动、过度敏感的妇女易发生痛经。

2. 子宫因素 子宫过度屈曲、宫颈管狭窄等影响经血流通而导致痛经；子宫发育不良容易合并血液供应异常，造成子宫缺血、缺氧而引起痛经。此外，子宫内膜异位症、子宫腺肌症、子宫肌瘤等是继发性痛经的诱因。

3. 内分泌因素 原发性痛经主要与子宫内膜前列腺素类物质含量增高有关。月经期，由于前列腺素释放量增加，子宫平滑肌节律异常性的痉挛收缩，造成子宫缺血和疼痛。

（二）保健指导

1. 健康生活方式 注意经期清洁卫生，禁止性生活。注意合理休息和充足睡眠，规律而适度锻炼，避免烟酒和咖啡。

2. 心理放松指导 讲解有关痛经的生理卫生知识，让其放松，保持愉快的心情，消除紧张和焦虑情绪。

3. 疼痛缓解指导 予以腹部热敷，并鼓励进食热饮料如热汤。疼痛难忍时，遵医嘱口服前列腺素合成酶抑制剂。月经来潮即开始服用药物，则效果更佳，连服 2～3 日。常用药物有布洛芬、酮洛芬、双氯芬酸。布洛芬 200～400mg，每日 3～4 次，或酮洛芬 50mg，每日 3 次。

二、少女妊娠

少女妊娠（adolescent pregnancy）是指 10～19 岁的女性，身心各方面尚未完全发育成熟而妊娠。WHO 报道全球每年约有 300 万次不安全流产发生在 15～19 岁的少女中。妊娠和分娩引起的并发症是低中等收入国家中导致 15～19 岁少女死亡的重要原因。少女妊娠严重影响少女自身的身心健康和子代健康，也影响家庭生活，同时增加家庭、社会救助和公共医疗卫生负担。

（一）少女妊娠的影响因素

1. **个人因素**　初潮及性成熟年龄提前而心理社会年龄"晚熟"，性知识缺乏，个人约束能力差，以及好奇心等是少女妊娠的原因。

2. **家庭因素**　缺乏父母的关爱和家庭性启蒙教育，或存在家庭性暴力和家庭性虐待。

3. **社会因素**　社区及学校开展性健康教育少，以致大多数少女缺乏必要的性卫生知识，且对性问题存在误区。加之，发达地区外来文化产品的大量涌入、西方价值观及意识形态的不断传播；落后地区社会环境的不安定、对女性的歧视等，这些因素增加了少女妊娠的风险。

（二）保健指导

1. **加强青春期性教育**　让少女了解男女生殖器官生理解剖知识、青春期发育过程、性生理和性心理卫生知识、性传播疾病及其预防、如何采取措施避孕等，降低少女妊娠的发生；树立青春期少女性道德和自我保护意识，加强自我约束和自我教育，锻炼自我控制能力。

2. **提供心理咨询和医疗支持**　设立专业的少女妊娠心理咨询机构，有针对性地进行疏导；对家庭成员予以心理辅导，防止家庭来源的伤害；需终止妊娠者，应由正规医院的医生实施手术。整个手术过程医护人员应多关心体贴少女及其家属；严格要求心理咨询人员和医护人员保护少女的隐私权，避免医源性刺激。

3. **做好心理治疗及社会关怀**　对有心理障碍者，应及早心理干预。避免对妊娠少女的过分攻击和指责，保障其将来享有平等的教育、就业和婚育权利。

三、产后抑郁

产后抑郁（postpartum depression）是指产妇在分娩后出现的抑郁症状，是产褥期非精神病性精神综合征中最常见的一种类型。一般在产后 4 周内第一次发病（既往无精神障碍史），症状类似普通抑郁，主要表现为抑郁、悲伤、沮丧、哭泣和烦躁，重者出现幻觉等一系列症状为特征的精神紊乱。产后抑郁严重影响产妇的生活质量、社会功能状态和母婴联结，也严重影响婴幼儿的情绪、认知和行为发育。

知 识 链 接

产后抑郁症的诊断标准

在过去的 2 周内出现下列 5 条或 5 条以上症状，必须具备（1）（2）两条。

（1）情绪抑郁。

（2）对全部或多数活动明显缺乏兴趣或愉悦。

（3）体重显著下降或增加。

（4）失眠或睡眠过度。

（5）精神运动性兴奋或阻滞。

（6）疲劳或乏力。

（7）遇事皆感毫无意义或自罪感。

（8）思维力减退或注意力不集中。

（9）反复出现死亡或自杀的想法。

（一）产后抑郁的影响因素

1. 生物因素 产后，产妇下丘脑 - 垂体 - 性腺系统失调，体内激素分泌紊乱和神经递质含量变化，可能与产后抑郁的发生存在一定关联。

2. 遗传因素 有精神病家族史，特别是有家族抑郁症病史的产妇发病率高。既往抑郁病史亦是产后抑郁的高危因素。

3. 社会因素 围生期的负性生活事件，如失业、离婚、丧亲、家庭矛盾冲突、居住环境恶劣、缺少支持系统（特别是丈夫的支持），是产后抑郁较强的预测因素。亦有研究表明婴儿性别与产后抑郁的发生有关，生女婴的产妇明显高于生男婴的产妇。

4. 心理因素 敏感（神经质）、自我为中心、情绪不稳定、社交能力不良、好强求全、固执等个性特征容易导致产妇产后心理障碍。此外，对母亲角色有认同缺陷的产妇，孕期情绪压力大的产妇等易发生产后抑郁。

5. 产科因素 非计划怀孕、难产、滞产、手术产、不良子代结局等增加了产后抑郁发生的风险。

（二）保健指导

1. 健康教育 鼓励孕妇及其丈夫共同参与孕妇学校开展的妊娠、分娩等相关知识的健康教育活动，指导其正确制订分娩计划，以减轻其对妊娠和分娩的紧张、焦虑和恐惧心理。

2. 心理指导 对待产妇，尤其是有不良妊娠史（畸形）和分娩史（难产、死产）产妇，有精神病家族史和抑郁史产妇，医护人员应严密观察产程进展，多关心、多鼓励、避免不良刺激。实施无痛分娩和导乐陪伴分娩以减轻产妇的痛苦和紧张情绪。

3. 分娩方式选择 采取自由分娩体位促进自然分娩；严格掌握剖宫产指征，降低社会因素剖宫产。

4. 母亲角色指导 帮助产妇适应母亲角色，实施母婴同室，按需哺乳；鼓励产妇多与婴儿交流和接触，多参与婴儿的照顾。同时，鼓励其丈夫及家庭成员多给予产妇情感支持和物质支持，多照顾和陪伴产妇与婴儿。

5. 防止意外发生 做好安全防护，恰当安排产妇的生活与起居环境。产后抑郁产妇的睡眠障碍主要表现为早醒，而自杀、自伤等意外事件往往在此期间发生。

6. 用药指导 尽量选取毒副作用小，特别是不能通过乳汁排泄的抗抑郁药物。临床上，通常选用选择性 5- 羟色胺再摄取抑制剂和三环类抗抑郁药。

（1）盐酸帕罗西汀：起始量和有效量为 20mg，每天早餐时口服 1 次。2～3 周后，如不见疗效且副作用不明显，以 10mg 递增剂量，最大剂量为 50mg（体弱者 40mg），每天一次。不宜骤然停药，肝肾功能不全者慎用。

（2）盐酸舍曲林：起始量为 50mg，与食物同服，每天一次。常用剂量为 50～100mg，最大剂量为 150～200mg，但连续使用不超过 8 周。

（3）阿米替林：起始量为 25mg，口服 2～3 次 /d。根据病情和耐受情况，逐渐增加至 150～200mg。

四、尿失禁

尿失禁（urinary incontinence）指尿液不自主地流出。尿失禁主要分为压力性尿失禁、急迫性尿失禁、混合性尿失禁三类。其中压力性尿失禁是产妇和绝经妇女常见的健康问题之一，其特点是正常状态下无遗尿,而在腹压增加如咳嗽、喷嚏、举重物、上下楼梯时,尿液不自主流出。研究显示,成年女性尿失禁发病率平均约为30%,而产后尿失禁的发生率为15%～40%,绝经妇女尿失禁的发生率为5%～43%。

（一）尿失禁的影响因素

1. 妊娠因素　妊娠期随着子宫增大,重力作用对盆底的慢性牵拉造成不同程度的软组织损伤。加之,妊娠期激素水平变化改变了盆底结缔组织的胶原代谢,盆底支持结构减弱,从而导致尿失禁的发生。

2. 分娩因素　产时盆底受胎头挤压,盆底拉伸延长,肌肉高度扩张,使盆底发生去神经改变,结缔组织间连接发生分离等;加之难产、器械助产等引起盆底及尿道周围组织损伤、膀胱颈位置及活动度改变、尿道闭合压下降,使产妇发生尿失禁的风险显著增加。

3. 激素因素　绝经后雌激素水平降低而引起盆底组织张力下降、尿道正常位置改变、关闭压力不足,使绝经妇女容易发生尿失禁。

4. 疾病因素　妇女患有慢性呼吸系统疾病、神经系统疾病和顽固性便秘。

5. 生活习惯　长期负重、高强度体育运动等。

（二）保健指导

1. 健康生活方式

（1）心理指导:保持心态乐观,安然对待。

（2）饮食指导:平衡液体摄入,过量液体摄入会增加尿频尿急。此外,少喝含咖啡因和酒精饮料。保持饮食清淡,食用含纤维素丰富的食物,防止因便秘而引起腹压增加。

（3）活动指导:避免负重和高强度活动。

2. 定时排尿训练

（1）记录排尿日记:建议记录3天,如果时间紧急,则可以缩短,但至少记录24小时。

（2）选定排尿间隔时间:根据排尿日记选定适当的两次排尿间隔时间(可为平均时间,或两次最舒适排尿间隔时间)。如1小时,即晨起后先排尿,以后每间隔1小时排空膀胱。夜间,尿急时可直接排尿,无需每1小时排尿一次。

（3）逐步延长排尿间隔时间:习惯原1小时间隔时间排尿后,将其在原有基础上延长15分钟。即由原来的1小时排尿一次,延长到1小时15分钟排尿一次,坚持1周。再延长,以此类推逐步达到最终目标:每2～4小时排尿一次,每次排尿量大于300ml,且无尿失禁。

3. 加强盆底肌训练　主要是通过自主、反复的盆底肌肉群的收缩和舒张,增强盆底肌肉力量,增加尿道阻力,达到预防和治疗尿失禁的目的。该方法简便易行,是预防和治疗尿失禁的有效方法。

（1）训练准备:排空膀胱,全身放松,可采取坐位、站位和卧位。

（2）收缩方法:目前有快收缩训练法和慢收缩训练法。①快收缩是指快速有力地收缩盆底肌后快速放松;持续快速收缩、放松5～10次,休息2～6秒,如此反复10～15次为1组;每天训练3～5组,持续4周以上。②慢收缩:收缩盆底肌并保持收缩状态2～6秒,然后放松休息2～6秒,如此反复10～15次为1组。每天训练3～5组,持续4周以上。两种方法可交替进行,训练至少持续4周以上。若病人能耐受训练强度,则可逐步增加每天训练的次数,但需以病人能耐受且训练后第2天无明显疲劳感为宜。

4. 其他治疗指导　积极治疗慢性咳嗽、糖尿病、急性泌尿系统感染等疾病,如予以抗胆碱药合并局部应用雌激素治疗。此外,心理治疗和5-羟色胺类抗抑郁药物对成年女性尿失禁也有一定效果。对于单纯压力性尿失禁或者药物治疗无效时,应考虑选择外科手术。

（谢日华）

思　考　题

1. 试述妇女保健的组织机构。
2. 试述母乳喂养的几种姿势。
3. 试述尿失禁妇女的盆底肌训练指导方法。

URSING

第九章

社区老年人群护理

09章　数字内容

学 习 目 标

- 知识目标：
  1. 掌握老年人、人口老龄化、老龄化社会、老年人口系数、老年综合评估、跌倒、阿尔茨海默病、老年综合征概念。
  2. 掌握社区老年人常见健康问题及护理措施。
  3. 熟悉社区养老模式和老年保健原则。
- 能力目标：
  1. 能对社区老年人实施评估及健康指导。
  2. 能为出现衰弱、跌倒、阿尔茨海默病、骨质疏松等健康问题的老年人制订社区护理干预措施。
- 素质目标：
  具有尊重老年人、关心老年人、保护老年人隐私、善于有效沟通素养。

某社区（居民委员会）现有住户 1 928 户，居住人口 7 800 人；其中，60 岁以上老年居民 1 016 人，85 岁以上高龄老年人占 60 岁以上老年人的 27%。该社区有社区活动用房 1 000m²，建有社区日间照护中心，为居家老年人提供完善的生活照料、康复护理和精神关爱，该社区还与周边医院建立了医养合作，使专业养老能力不断提升。

请思考：

1. 该社区是否进入老龄化？

2. 如何对老年人的健康状况进行综合评估？

随着社会经济和医疗卫生事业的进步与发展，人民的生活水平和质量得到提升，平均寿命逐渐延长，老年人口不断增长成为社会发展的必然趋势。老年人处于生命周期的衰老阶段，形态和功能出现进行性衰退，心理上也会随之发生变化。加强社区老年人护理和健康管理，对于维持老年人身心健康、实现健康老龄化目标具有极其重要的意义。

第一节　社区老年人群保健

一、老年人群简况

（一）相关概念

1. 老年人（the aged）　人的老化受遗传、环境和社会生活等各方面影响，存在较大个体差异。2013 年我国颁布的《中华人民共和国权益保障法》规定：60 岁为老年人年龄的起点标准。

2. 人口老龄化（aging of population）　联合国（United Nations，UN）定义：老年人口在人口中比重提高的过程，表现出人口年龄结构的变化。1982 年维也纳老龄问题世界大会定义：当一个国家或地区 60 岁及以上人口占总人口比重超过 10%，或 65 岁及以上人口占总人口比重超过 7%，则处于人口老龄化社会（hyper-aged society），65 岁及以上人口占总人口比重达 14% 为老龄社会（aged society），达 20% 为超老龄社会（aging of society）。

3. 老年人口系数（coefficient of population）　指社会人口年龄结构中老年人口占总人口的比例。一个国家或地区，此系数越大，则老龄化程度越深。它是衡量及判断人口老龄化程度的重要指标。

（二）人口老龄化现状

人口老龄化是世界各国人口发展的普遍趋势，是所有国家共有现象，是科学经济不断发展的标志。人口老龄化不仅与经济增长、储蓄、消费及投资、劳动力市场、税收及代际资源配置有关，还关系到医疗和保健、家庭构成、生活安排、住房及人口流动等方面的变化。

1. 世界人口老龄化现状

（1）人口老龄化加速：据 2019 年联合国颁布数据显示，到 2050 年，世界上将有 1/6 人口超过 65 岁，2019 年是 1/11。预计在 2019—2050 年，65 岁或以上人口比例将翻一番的地区包括北非和西亚、中亚和南亚、东亚和东南亚及拉丁美洲和加勒比地区。到 2050 年，欧洲和北美国家中，每 4 人中就一个 65 岁或以上者。

（2）人类平均预期寿命延长：人类平均预期寿命是指通过回顾性死因统计或其他统计学方法计算得出的一定年龄组的人群能生存的平均年数。随着经济及医疗发展，人类平均预期寿命延长。1990—2019 年，全球人口寿命从 64.2 岁增加至 72.6 岁，预计至 2050 年全球人口平均预期寿命增至 77.1 岁。

（3）人口老龄化区域分布不均衡：随着世界人口老龄化的发展，重心已从发达国家向发展中国家转移,并提示人口老龄化问题将带来一系列社会问题,尤其是社会保障系统的压力。

（4）高龄老年人增长速度快：WHO 将年满 80 岁以上老年人称为高龄老年人。美国人口普查局报告,预计 2015—2050 年,全球 80 岁以上"超高龄人口"将平均每年以 3.8% 速度增长。

2. 中国人口老龄化现状

（1）老龄化急速发展：截至 2018 年底,我国 60 岁及以上老年人口达 2.5 亿,人均健康预期寿命为 68.7 岁,老年人平均有 8 年多的时间带病生存,患有一种以上慢性病的比例高达 75%,患病人数接近 1.9 亿,失能和部分失能老年人超过 4 000 万,老年人对健康服务的需求愈发迫切。

（2）老年人口规模大：联合国预测,中国在 21 世纪上半叶将持续为世界老年人口最多的国家,21 世纪下半叶,中国是仅次于印度的第二老年人口大国。

（3）老年群体代际更替变化：独生子女老年父母数量快速增加,老年人家庭的空巢化、独居化、小型化、少子化态势继续深入发展。老年人面临既有高龄父母需要照顾、又有孙辈需要照看的双重负担。

（4）老龄化城乡倒置现象加剧：农村人口老龄化程度高于城市,其差距呈扩大态势。部分人口净流出的农村和城市将率先经历人口负增长和人口急速老龄化双重负担。而部分一、二线城市的中心城区将面临老年人口高度聚集、过度老龄化与"大城市病"叠加的问题。

（5）老龄问题呈现转变态势：由个体、家庭转向群体、社会,由隐性、缓慢发展为显性、加速,由相对单一的社会领域问题转变为经济、政治、社会、文化等多领域问题。

（6）女性老年人比例高于男性：联合国预测,中国 2010—2015 年女性预期寿命高于男性 3.19 岁,2020—2025 年女性高于男性 4.11 岁,2024—2050 年女性高出 4.5 岁,女性老年人口数量正在经历快速增长期。21 世纪下半叶,女性老年人口基本稳定在 1 700 万～1 900 万人。

（7）高龄化趋势明显：目前,我国老年人口中 80 岁及以上已达 2 500 万,以年均 4.7% 速度增长,到 2040 年将增至 7 400 万人。

二、老年人健康状况和需求

（一）健康老年人标准

1. WHO 提出老年人 10 条健康准则

（1）精力充沛,承担日常生活和繁重工作不感到过分紧张和疲劳。

（2）乐观、积极,乐于承担责任,工作效率高。

（3）善于休息,睡眠良好。

（4）应变能力强,能适应环境的各种变化。

（5）抗疾病能力强,能够抵抗一般性感冒、传染病等。

（6）体重适当,身体匀称,站立时,头、肩、臂位置协调。

（7）眼睛明亮,反应敏锐。

（8）牙齿清洁,无空洞,无痛感,无龋齿,无出血现象,齿龈颜色正常。

（9）头发有光泽,无头屑。

（10）肌肉丰满,皮肤有弹性,走路、活动感到轻松。

2. 中国老年人健康标准　由中华医学会老年医学分会于 2013 年制定。

（1）重要脏器增龄性改变未导致功能异常；无重大疾病；相关高危因素控制在与其年龄相适应的达标范围内；具有一定的抗病能力。

（2）认知功能基本正常；能适应环境；处事乐观积极；自我满意或自我评价好。

（3）能恰当处理家庭和社会人际关系；积极参与家庭和社会活动。

（4）日常生活活动正常,生活自理或基本自理。

（5）营养状况良好,体重适中,保持良好生活方式。

（二）老年人健康问题

随着年龄的增长，老年人生理、心理都会发生变化，预防和逆转老年人功能衰退，对于改善人口老龄化所带来的公共健康问题至关重要。2017 年 1 月 1 日 WHO 发布了《老年人综合护理指南》（integrated care for older people）。该指南分为三大模块：生理和心理功能下降护理、老年综合征护理及照顾者支持。

1. 生理和心理功能下降

（1）活动能力障碍：活动能力是反映老年人肌肉功能的重要组成因素，肌肉质量在成年达某一峰值之后便随着年龄的增加而下降，可导致肌肉力量下降。

（2）营养不良：衰老可以伴随味觉和/或嗅觉下降等感觉损伤，导致食欲缺乏，同时胃酸分泌减少导致铁和维生素 B_{12} 的吸收下降，这些生理变化会对饮食产生很大影响，增加老年人营养不良的风险。

（3）感官功能障碍：衰老会出现年龄相关性黄斑变性，引起视网膜损伤导致视力受损。有数据显示，全球 65 岁以上老年人中超过 1.8 亿人存在听力障碍。这些变化限制了老年人活动及日常生活。

（4）认知障碍：认知障碍是老年人功能障碍的一个强有力预测指标，存在认知受损的老年人会与正常老化的老年人相比，面临更严重的记忆、语言和判断等方面的困难。

（5）抑郁症状：老年人抑郁症患病率为 11%～57%。但其治疗接受率不足 10%，且农村地区是城市的两倍。

2. 老年综合征（geriatric syndrome） 是指由多种原因或多种疾病造成的非特异性的具有共同临床表现或出现相同的问题，是躯体疾病、心理、社会及环境等多种因素累加的结果。包括日常活动能力下降、认知功能障碍、抑郁、谵妄、痴呆、跌倒、骨质疏松症、头晕、感觉丧失、营养不良、体重减轻、疼痛、滥用药物、尿失禁等。

3. 照顾者问题 当老年人功能水平下降到需要帮助来完成日常生活所需时，就会出现照护依赖。在大多数国家，这种照护通常是由非正式的照顾者提供，但长期照护会使照顾者觉得沮丧或是感到巨大压力。为照护者提供更多老年人健康问题知识，教会他们如何处理有危害的行为，可以减轻其压力。

三、老年人常用评估方法

老年综合评估（comprehensive geriatric assessment，CGA）是在 20 世纪 40 年代由英国米德尔塞克斯医院 Marjory（马乔里）首次提出。此评估方法是将病人作为社会中一员，全面关注与老年人健康功能状态相关的所有问题，对老年人的疾病、体能、认知、心理、社会和经济等多层面评估。以下为常用评估量表：

1. 老年健康综合评估量表 该量表于 2016 年由谢世麒等研制，共 4 个维度 37 个条目，含躯体 8 个、生活 11 个、社会 8 个和精神心理 10 个。采用 4 分制，其中躯体、社会和精神心理维度的条目评分从"正常"到"严重"；生活维度条目评分从"独立完成"到"完全依赖他人"。各维度所有条目得分总和为该维度得分，分数越高，表明功能越差。该量表条目少、易操作，在养老机构、医院和社区均适用。

2. SPICES 量表 是由美国哈特福德老年护理研究所、纽约大学护理系 TerryFulmer（特里富尔默）博士设计，S 代表睡眠障碍（sleep disorders），P 代表进食问题（problems with eating or feeding），I 代表失禁（incontinence），C 代表意识模糊（confusion），E 代表跌倒问题（evidence of falls），S 代表皮肤破损（skin breakdown）。将这些内容制成表格，可用于对健康及虚弱老年人的初步评估，简单易行，但该量表仅提供了评估框架，没有给出具体评价指标。

3. 美国老年人资源和服务操作功能评估表（older American resources and services，OARS） 与其他量表相比，该表内容最全、使用时间最长、评估范围最广，评估老年人的躯体健康、精神健康、日常生活功能、社会资源、经济状况五个维度的状况。采用六分制，五个维度评分之和为综合评分。OARS

采用损害模式（也称 OARS 模式）分析法，分析老年人的综合健康受损情况和服务需求，为服务提供者、政策制定者提供全面信息。

4. **综合分析量表**（comprehensive assessment and referral evaluation，CARE）　此量表由美国医疗保险和医疗补助服务中心开发。简版 CARE 量表，包含抑郁、痴呆、活动障碍、主观记忆、睡眠、躯体症状等六个维度，可用于老年人认知功能的评价。其总分越高，代表老年人的认知功能越差。

5. **老年人专用生活质量问卷**（LEIPAD quality of life questionnaire）　是 WHO 开发的老年人专用生活质量评价工具，内容包括了社会功能、生活满意度、抑郁、认知功能、自我保健、生理功能、性功能等维度。

6. **老年人生活质量量表**（senile life quality scale，SLQS）　该量表有完整版、缩略版和简洁版三种类型，各包括 111 个、54 个、24 个项目，涵盖个人生理、心理、精神三方面，对社区生活、社会的归属性、老化、休闲实践的演变过程进行评估。

第二节　社区老年养老模式与健康管理

一、社区老年养老与照顾模式

养老的概念有狭义和广义两种。狭义的养老是指老有所养，是指在经济上得到供养、生活上有人照料。随着社会的发展，养老的含义进一步丰富，还包含了老年人的生活质量与社会参与等方面，因此广义的养老是指为老年人晚年生活提供各方面支持。家庭养老、社区居家养老、机构养老是我国目前最基本的三种养老模式，与此同时，日间照料中心等养老模式也在不断发展。

1. **家庭养老**　是我国传统养老模式，指让老年人通过家庭赡养，安度晚年。其特点是：一种特定的文化模式；具有稳定性；核心是血缘道义。家庭养老是中国崇信儒家文化的表现，由养儿防老、几代同堂等传统观念长期形成了"家庭养老"的传统模式。

2. **社区居家养老**　是老年人在家庭居住、由社区提供服务相结合的一种养老模式，是指在社区内为老年人提供物质、设施、衣食住行方便，包括生活照料、医疗护理、心理保健、文化教育、体育娱乐、法律咨询等方面服务。1992 年，联合国在《全球解决人口老龄化问题方面的奋斗目标》中提出"支持以社区为单位，对老年人提供必要的照顾，并组织有老年人参加的活动"。社区居家养老模式是一个无围墙的养老院。优势为：①费用低，覆盖面广。政府、家庭、企业、社区及志愿者等多方参与，使其成本远低于机构养老，更接近普通老年人的经济承受能力。②符合老年人的既可居家又得到社区服务的需求。社区能给老年人提供安全感、归属感及更大的活动范围，认识更多同龄朋友，获更多交流，实现老年人持续社会化功能。③能弥补子女因工作忙等原因对父母日常生活照顾不周状况。④利于推动社区建设。

3. **机构养老**　指由专门的养老机构包括养老院、福利院、托老所、老年公寓、临终关怀医院等将老年人集中起来，进行全方位照顾。包括提供饮食起居、清洁卫生、生活护理、健康管理和文化娱乐等综合性服务。机构养老是一种专业化、效率化、规模化的养老模式，符合规模经济规律。但也存在与中国传统价值观不符、费用偏高、机构制度化管理使老年人生活方式改变、服务管理模式滞后等缺陷。

4. **日间照料中心养老**　是对生活能够自理或不能完全自理、空巢独居、子女白天无时间照顾的老年人，在日间照料中心提供膳食供应、个人照顾、保健康复、娱乐和交通接送等日间服务，满足其在生活照料、保健康复、精神慰藉等方面的需求。此模式以家庭作为老年人居所，以社区照顾为理念指导，以国家社会保障法律法规为依托，让老年人同时享受传统的家庭照顾和专业的机构养老服务，既解决养老问题又较好满足老年人的情感需要，符合我国的传统文化习俗，兼具家庭养老和机构养老的优势。

Note：

5. **长期护理险** 是一种为被保险人在丧失日常生活能力、年老患病或身故时，提供护理保障和经济补偿的制度安排。2016 年，我国长期护理险开始试点，以长期处于失能状态的参保人群为保障对象，重点解决重度失能人员基本生活照料和医疗护理所需费用。失能状态持续 6 个月以上的参保人员，如重度残疾人、失能老年人、其他长期失能人员，通过专业机构失能评估认定，据失能程度等级不同每周可获得 3~7 小时的护理服务。2020 年 9 月，经国务院同意，国家医保局会同财政部印发《关于扩大长期护理保险制度试点的指导意见》，将长期护理险试点城市增至 49 个。

6. **以房养老** 是发达国家提出的一种"倒按揭"金融养老模式，即老年人将自己的产权房抵押或出租，定期取得一定数额的养老金或者接受老年公寓服务的一种养老方式。此模式在美国、英国、新加坡和加拿大运行较成熟，我国也有试点。

7. **乡村养老** 乡村地理空间辽阔，自然生态环境优美，原始农作物丰富，生活成本相对低廉，吸引众多退休老年人前去养生养老，由此形成了乡村养老模式。然而也面临着医疗保健不便等问题需解决。

8. **其他** 如旅游养老、租房养老、互助养老、合居养老、钟点养老等各种养老模式也正在兴起。

知 识 链 接

9073 养老服务模式

随着社会养老服务需求和供给的多层次、多元化发展，为更有效配置公共资源，更精准提供养老服务，推动社会养老服务系统全面发展。2005 年上海提出构建"9073 养老服务模式"，即 3% 的老年人接受机构养老服务，7% 的老年人可得到政府福利政策支持的社区养老服务，90% 的老年人在家以自助或家庭成员照顾为主，自主选择各类社会服务资源。"9073 养老服务模式"基本形成了以居家为基础、社区为依托、机构为支撑的社会养老服务格局。

二、社区老年人群健康管理

WHO 把"健康老龄化"作为应对人口老龄化的发展战略，并提出"积极老龄化"概念。积极老龄化是指老年人不仅保持身体活动能力或参与体力活动，而且不断参与社会、经济、文化和公民事务，尽可能获得最佳健康、获得更多保障的过程。

（一）老年保健原则

1. **联合国老年人原则** 联合国大会于 1991 年通过《联合国老年人原则》（第 46/91 号决议）。该原则强调老年人的独立、参与、照顾，自我充实和尊严，共计 17 条。其中，"独立"包括了老年人应享有足够的生活和保健条件；"参与"包括了老年人应始终融于社会、为社会服务、组织开展自己协会；"照顾"包括老年人应享有家庭和社区的照顾、享有卫生保健服务、享有社会和法律服务、享有人权和基本自由等；"自我实现"包括了老年人应充分发挥自己的潜力、享有社会中的教育等；"尊严"包括老年人应受尊重和公平对待。

2. **我国老年保健原则** 在 2017 年国务院印发的《"十三五"国家老龄事业发展和养老体系建设规划》中体现了我国老年保健原则。

（1）全面性原则：健康是生理、心理和社会相适应的完美状态，老年保健也应是多维度、多层次、全过程和全周期。

（2）区域化原则：是指以社区为范围来提供老年保健，并通过制度保障。一方面，以家庭、邻居、社区为区域提供健康保健和社会服务，帮助老年人及其照顾者；另一方面，已建立的长期护理机构通过专业或辅助性服务，也深入社区为老年人服务。

（3）费用分担原则：随着社会老龄化及老年保健需求的日益提高，老年保健费用的筹集是严峻的

Note:

问题。"风险共担"原则愈来愈为大多数人接受。我国正在探索国家、企业、个人三方负责的多层次老年人医疗保障体系。

（4）功能分化原则：对老年人提供多样化、多层次、多功能的保健服务。比如，老年人疾病有其特殊性，对老年人的健康服务应由老年医院和老年护理院更多承担；为老年人提供健康服务的团队要多元组合，不仅有医生和护士，还要有社会工作者、健康教育工作者、保健计划设计者等。

（5）防止过分依赖原则：要充分调动老年人依靠其自身力量，维护健康，促进康复。

（二）老年人群健康服务内容

据 2019 年国家颁布的《关于建立完善老年健康服务体系的指导意见》（国卫老龄发〔2019〕61 号），至 2022 年，我国要基本建立综合连续、覆盖城乡的老年健康服务体系，使老年人的健康服务需求得到基本满足。

1. 主要健康服务任务

（1）健康教育：面向老年人及其照护者开展健康教育活动，促进老年人形成健康生活方式，提高健康素养。营造关心支持老年健康社会氛围。

（2）预防保健：加强老年人健康管理，把老年人满意度作为重要评价指标。开展老年人营养改善行动，监测、评价和改善老年人营养状况。加强老年人群重点慢性病的早期筛查、早期干预及分类管理，降低老年人失能发生率。加强适老环境建设和改造，减少老年人意外伤害。重视老年人心理健康。

（3）疾病诊治：完善老年医疗资源布局，建立健全以基层医疗卫生机构为基础，老年医院和综合性医院老年医学科为核心，相关教学科研机构为支撑的老年医疗服务网络。重视老年人综合评估和老年综合征诊治。全面落实老年人医疗服务优待政策。

（4）康复和护理服务：充分发挥康复医疗在老年医疗服务中的作用，为老年病人提供早期、系统、专业、连续的康复医疗服务。建立完善以机构为支撑、社区为依托、居家为基础的老年护理服务网络。加强护理、康复医疗机构建设。

（5）长期照护服务：探索建立从居家、社区到专业机构的失能老年人长期照护服务模式。实施基本公共卫生服务项目，长期护理保险作为对护理费用的经济补偿，起到尽可能长期维持个体的身体机能的作用。

（6）安宁疗护服务：推动医疗卫生机构开展安宁疗护服务，探索建立机构、社区和居家安宁疗护相结合的工作机制，形成畅通合理的转诊制度。完善安宁疗护服务收费项目及标准，稳步扩大安宁疗护试点。

2. 具体保障措施

（1）标准建设：包括老年人健康干预及评价、长期照护服务、长期照护专业人员职业技能、老年健康服务机构等标准，研究完善上门医疗护理和家庭病床服务的内容、标准、规范及收费和支付政策。

（2）政策支持：在土地供应、政府购买服务等方面对老年健康服务发展予以支持。

（3）学科发展：支持老年健康相关预防、诊断、治疗技术和产品研发，引导普通高校和职业院校开设相关专业和课程。

（4）队伍建设：建立老年健康服务人员培训机制，建设培训基地，完善老年健康相关职业资格认证制度。

（5）信息支撑：加强相关信息系统建设，促进数据的汇集和融合，积极探索"互联网＋老年健康"服务模式。

（6）组织保障：建立政府主导、部门协作、社会参与的工作机制。

（三）老年人群健康指导

依据 WHO《老年人综合护理指南》和我国《关于建立完善老年健康服务体系的指导意见》，社区对老年人群开展相应健康指导。

Note:

1. 社区居家老年人群健康指导

（1）生活舒适指导

1）居家环境：①光线充足、每天定时开窗通气。②通道应平坦、防滑、无障碍物，通道上要有扶手。③避免噪声、强光的刺激。④使用厕所方便，选用坐式便器。行动不便者便器放在床边。⑤根据家庭和老年人身体条件，室内温度保持在冬季20～22℃、夏季24～26℃。

2）沐浴适宜：老年人饭后不宜立即沐浴，沐浴时水温宜在42～45℃，浴室温度以22～24℃为宜，沐浴时间不超过30分钟。冬季应先升高室温再沐浴，同时注意不要紧闭门窗，防蒸汽过多、室内缺氧。沐浴时不必上锁，以便家人提供帮助。

3）起居作息合理有规律：老年人应有规律有节奏生活，保证充足的睡眠。睡眠时间一般随年龄的增长而相应延长。每天工作学习、活动锻炼、进餐饮水、休息睡眠都应科学合理，形成规律。

4）个人卫生习惯良好：保持口腔卫生，每日数次刷牙漱口，有义齿的老年人要义齿护理；晨起时主动咳嗽有利于支气管通畅和肺泡的扩张，防止肺部感染；保持皮肤清洁，防止感染及外伤；便前、便后洗手，清洁用具应专人专物专用，主动饮水。衣着应清洁、舒适、柔软、宽松，便于穿脱，内衣以纯棉为宜。

（2）合理营养指导

1）原则：食物多样化、进餐七成饱、油脂要适量、粗细要搭配、食盐要限量、甜食要少吃、饮酒要节制、三餐要合理。

2）营养需求：老年人基础代谢率低，消化功能减弱，劳动与活动时间少，对各种营养素的需求量也有所减少。

3）膳食要求：动物性与植物性食品合理搭配，粗细粮合理搭配；科学烹饪：做到色、香、味俱全，增进食欲；选择易消化吸收、清淡可口食物，食物要细、烂、软、温。不吃过大、过硬、过黏、过热食物。

4）合理的膳食制度：老年人进餐应做到定时定量定质、少吃多餐、细嚼慢咽。早、中、晚三餐总热能比分别为30%、40%和30%。用餐环境应舒适、安静、清洁、气氛好。

（3）运动锻炼指导

1）原则：安全第一；以步速、握力和其他身体活动能力作为衡量指标，循序渐进；适量运动；适合个体；持之以恒，形成规律。

2）推荐多种形式的运动，包括逐步增加力量的抗阻训练，平衡、柔韧和有氧训练。最好的有氧运动为步行，宜晚饭后1小时左右以散步的形式进行，步行20分钟即可。

3）重视运动处方：老年人参加运动前要先做健康检查，由医生开出运动处方。包括：运动目的、项目、强度、密度、持续时间、注意事项。按运动处方进行锻炼可以达到安全和有效的目的。

（4）感觉知觉障碍者护理

1）视觉障碍：对老年人进行常规视力障碍筛查，及时治疗眼部疾病并提供全面的眼部护理。

2）听力障碍：对老年人应加强听力筛查，及时识别和治疗听力障碍，提供助听器。可通过减少背景噪声干扰或针对听力损失的老年人做出行为改变，如吐字清晰大声，改善其听觉。

3）认知障碍：无论是否确诊为痴呆，认知功能受损的老年人都可以接受认知刺激疗法。

（5）安全与防护

1）跌倒防护：见本章第三节"老年人跌倒"相关内容。

2）呛噎预防：呛噎是老年人常见的意外，采取有效的措施预防老年人发生呛噎是非常关键的环节。应指导老年人正确饮食，进食时体位要合适，宜采取坐位或半卧位。疾病原因平卧位的老年人进食速度不宜过快，均匀小口进食，在进食过程中避免说笑、看电视等。吃干食易呛噎的老年人，需要细嚼慢咽，少吃干食，必要时可准备水和汤。吃稀食易呛噎者，可将食物加工成糊状。

3）安全用药：老年人各器官功能和形态发生不同程度的衰退，大量及长期服药极易造成药物的蓄积中毒和导致不良反应发生。必须确保老年人用药合理、有效和安全。

用药原则：①不滥用药，应先就医再用药，提高用药依从性。②最小有效剂量，一般60～79岁的老年人使用剂量为成人量的1/2～2/3；80岁以上老年人用成人量的1/3～1/2。对有肝肾功能减退或疾病者，谨慎用药。③用药种类宜少，最好不超过3～4种，减少不良反应。④选药恰当，老年人吞咽片剂或胶囊有困难时，宜选用液体剂型或冲剂、口服液，必要时改为注射给药，老年人用缓释剂型药物应慎重。⑤用法简单易行，告知老年人家属服药方案，以便督促服药。⑥调整用药，观察疗效及不良反应，随时调整药物种类及剂量。

（6）自我保健指导

1）自我观察内容：①生命活动有关的重要生理指标，如体温、脉搏、呼吸、血压等。②疼痛的部位和特征。③身体结构和功能的变化。如体重、视力、听力、乳房以及呼吸、循环等各系统功能的变化等。

2）自我预防：建立健康生活模式。为及早发现尚未被察觉的症状和疾病，应每年定期进行体检。妥善保管重要检查项目结果等医疗文件。

3）自我治疗：是指对轻微损伤和慢性疾病病人的自我治疗，比如，患有心肺疾病的老年人在家中使用氧气袋、小氧气瓶等吸氧；糖尿病病人自己皮下注射胰岛素；常见慢性疾病的自我服药等。

4）自我护理：增强生活自理能力，运用家庭护理知识进行自我照料、自行康复运动、肢体保护等。

5）自我急救：老年人应熟知急救电话。外出时应随身携带自制急救卡，写明姓名，联系电话、指定医院、病例号、血型及主要疾病的诊断等关键内容，以备疾病突发或遇到意外时，路人和医务工作人员可按急救卡的内容进行救治。患有心绞痛的老年人应随身携带备有硝酸甘油等急救药的急救盒；患有心、肺疾病的老年人，家中应常备氧气袋。

（7）心理和精神关爱

1）帮助适应角色转变：积极耐心地引导老年人成功实现离退休的社会角色转换。空巢老年人要学会自立，热爱生活，理解小辈，对发生在身边的突发事件用正确的方式和积极的心态面对。

2）情感支持指导：鼓励老年人科学安排退休后家庭生活，养成良好的生活习惯；扩大生活圈，多与外界交流，消除孤寂感；积极适当地参加各种活动，培养兴趣爱好，陶冶个人情操，充实生活；呼吁家庭和社会多关注和关心老年人，鼓励家庭成员与之多交流。

3）为患有抑郁症状的老年病人提供简单的、结构化的心理干预。

2. 养老机构老年人群健康指导

（1）养老机构老年人生理健康保健同社区居家老年人。

（2）养老机构老年人心理特点及对策

1）心理健康主要问题：心理孤独。老年人和外界交往机会较少及与亲人的接触减少，社会信息量较少，会产生隔绝感。表现为对人冷漠，对事物漠视。

2）对策：①制定养老机构的管理体系，将老年群体心理健康教育政策与法规，纳入养老机构的日常服务过程中；对护理人员提供培训，提高服务水平，学会沟通，重视老年人心理诉求。②强化老年群体思想教育，如举办"健康知识讲座""心理障碍疏导"等活动，提高心理调节水平。③丰富心理健康教育形式，如养老机构可借助微信、微博、QQ等社交平台，使老年人对自身心理健康情况有所了解。④适当时候增加亲人的探视机会。⑤针对老年人各类心理疾病，积极宣传心理、生理等健康知识，使老年人对自身身体机能的变化有正确的认识，同时建立防御措施。

第三节　老年人常见的健康问题及护理

一、衰弱

衰弱（frailty）是一个包括生理、心理、社会及认知等多个方面变化的整体概念，指老年人多个生理系统功能储备下降所引起的常见老年综合征。它极大地增加了身体的脆弱性，降低了机体维持自我稳定状态的能力和抵抗各种生理应激的能力,造成一种功能稳态失衡的病理生理状态。其特点是各器官系统、细胞和组织损伤的积累。常见于高龄老年人。

(一)易感及危险因素

1. 不良生活方式 睡眠不足、饮食结构差、有吸烟、饮酒习惯,缺乏活动等不良生活方式会导致老年人体质下降,影响肌肉质量,加剧衰弱风险及严重程度。

2. 营养不良和营养素缺乏

(1)营养不良是老年衰弱发生和发展的重要生物学机制,成为衰弱的一个初始影响因素。老年人由于味觉下降、咀嚼和吞咽能力降低、胃肠道功能减弱等导致营养不良,随后各个重要脏器功能降低,加速了衰弱的发展。

(2)维生素、无机盐等微量营养素缺乏是衰弱发生的危险因素之一。维生素 D、维生素 E、维生素 C、叶酸等微量营养素的缺乏与变性的发生具有独立的关系。维生素 B_{12} 缺乏会大大增加老年妇女衰弱的风险。

(3)膳食结构不良与衰弱发生呈正相关,膳食结构不合理主要在乳制品、蔬菜和水果摄入不足。

3. 缺乏运动锻炼 老年人多系统功能下降致使活动量明显减少,出现以肌肉数量、力量、功能下降及体重减轻为主要表现的肌肉减少症,或者是体内较高水平的炎症因子如肿瘤坏死因子和白介素,均可直接或间接引起衰弱。

4. 多病共存 老年人一般患有多种急、慢性疾病,如心血管系统疾病、糖尿病、慢性阻塞性肺疾病、慢性肾衰竭、关节炎等,甚至恶性肿瘤,都是导致衰弱的重要危险因素。

5. 精神心理因素 抑郁与衰弱二者存在相互作用,抑郁使衰弱风险增加了 1.8 倍,而衰弱老年人比非衰弱的老年人有更高的抑郁倾向。

(二)临床表现

主要表现为肌肉力量的下降和生理功能的减弱。其特征包括消瘦、耐力降低、平衡及运动功能下降,动作减慢,相对活动度降低,还可伴随认知功能下降。

(三)常用评估工具

各种不同的测量工具在效度、临床适用性、死亡预测效能及适用人群等存在很大差异。最广泛的测量工具如下:

1. 衰弱表型 又称 Fried 衰弱表型量表,共包含五项评估内容:不明原因体重下降、疲乏、握力下降、行走速度下降、躯体活动降低。满足其中 3 条或以上即为衰弱,1 条或 2 条即为衰弱前期,不满足以上 5 条人群为无衰弱的健壮老年人。Fried 衰弱评估把衰弱作为临床事件的前驱状态,可独立预测 3 年内跌倒、行走能力下降、日常生活能力受损情况、住院率及死亡,便于采取措施预防不良事件。本评估方法目前在临床和研究中应用最多。

2. 衰弱指数(frailty Index,FI) 也称缺陷累积的评估方法。FI 指个体在某一个时点潜在的不健康测量指标占所有测量指标的比例,其选取的变量包括躯体、功能、心理及社会等多维健康变量。选取变量时需遵守一定原则:后天获得、与年龄相关、具有生物学合理性、给健康带来不良后果、不会过早饱和。目前变量的数量通常为 30~70 个。一般认为,FI > 0.25 提示该老年人衰弱;FI < 0.12 为无衰弱;FI 在 0.12~0.25 为衰弱前期。FI 把个体健康缺陷的累计数量作为重点,将多种复杂健康信息整合成单一指标,可更好地评价老年人整体健康状况。FI 在反映健康功能状态及变化、健康服务需求、公共卫生管理和干预等方面具有重要应用价值,能很好评估老年人衰弱程度。

3. 其他

(1)临床衰弱水平量表(clinical frailty scale,CFS):此量表可准确且敏感地评估衰弱的水平。按功能状况分为非常健康、健康、维持健康、脆弱易损伤、轻度衰弱、中度衰弱、重度衰弱、非常严重衰弱、终末期 9 级。该量表可评估老年痴呆病人,适合临床应用。

（2）埃德蒙顿衰弱量表（Edmonton frailty scale，EFS）：此量表共包含九个维度：认知、一般健康状况、自我报告健康、功能独立性、社会支持、多药治疗、情绪、可控性和功能表现。EFS 简单易行，适合在临床环境中使用。

（四）预防及护理措施

积极预防和治疗衰弱对于衰弱早期或前期的干预，可有效逆转和阻止衰弱。

1. 去除诱因，治疗基础疾病　有效控制慢性病，是防治衰弱的重要措施。比如有效控制血压、血糖、血脂，早期肿瘤筛查、骨密度检查、视觉和口腔检查等。

2. 营养支持

（1）补充热量和蛋白质：通过膳食补充热量和蛋白质可以有效改善衰弱老年人的营养状况和身体机能，延缓衰弱过程甚至逆转衰弱，并改善病人的生活质量。补充蛋白质可有效地确保正氮平衡并有效促进肌肉合成，最大限度地提高衰弱老年人肌肉蛋白质合成。建议老年人总蛋白摄入量增加到 1.2～1.5g/（kg·d），在总能量摄入一定的时候，每餐含 25～30g 优质蛋白质。

（2）补充微量营养素：主要包括长链脂肪酸、维生素 D 及复合维生素。脂肪酸可以通过抗氧化和抗炎症作用来有效地改善衰弱；补充维生素 D 可以有效改善老年人活动能力以减少骨折发生风险，建议每天补充维生素 D 700～1 000IU。

（3）调整饮食结构：富含多种营养元素的饮食模式对衰弱的改善效果优于单一营养元素摄入，有利机体功能恢复，延缓认知功能衰退具有积极作用。如地中海饮食结构可以延缓衰弱的进程。

3. 运动管理　运动是增强体质，改善衰弱的重要途径及医学干预措施。通过适当的运动训练，老年人可以增加肌肉的数量和力量并提高身体活动量，从而有效地延迟或改善老年人的衰弱状态。

（1）抗阻运动：是指肌肉在对抗外来阻力时进行的主动运动，包括引体向上、俯卧撑、深蹲起、杠铃弯举、哑铃弯举等。抗阻运动可减轻机体炎症反应，改善衰弱的老年人的肌肉力量和耐力，增加肌肉蛋白质的合成，改善步态和平衡能力。

（2）有氧运动：是指通过细胞有氧代谢提供能量的一类运动，包括骑自行车、步行、游泳等。有氧运动可有效增强体质、降低心率和收缩压，能促进大脑神经再生、延缓特定区域脑萎缩，提高大脑与认知相关脑区兴奋性。

（3）多模态运动：又称多组分运动、多模式运动。是指包含有氧运动、抗阻/力量训练等两种或两种以上的多元运动方案，如新西兰奥塔戈（Otago）医学院 Campbell 等制订的奥塔戈运动，是一种将抗阻训练和有氧运动综合的运动方式，能增加协调性和平衡性、伸展及柔韧性。

（4）中医传统运动：以太极拳、八段锦、五禽戏为代表的传统运动可充分调动全身肌肉促进血液循环，改善脑血流灌注且不断刺激中枢神经系统，增强神经灵敏性，改善衰弱，延缓功能退化。

4. 药物治疗　目前老年衰弱没有确切的治疗方案，药物治疗方法仍在探索之中。有激素类似物，性激素受体调节剂，血管紧张素转换酶抑制剂，中药，抗氧化物，维生素 E、维生素 D，多不饱和脂肪酸等药物。

5. 康复护理　重视对衰弱前期的早识别，早预防，避免衰弱进展及失能，功能康复对于预防和逆转衰弱至关重要，主要方法包括运动康复，心脏康复，并逐渐扩展到肺康复和吞咽康复等方面，重点关注对于中重度衰弱的高龄老年人，要采用综合康复护理策略。

6. 心理支持　耐心倾听诉求，讲解情志五行制约法则，告知老年人良性的情志变化有利于疾病好转，以保持乐观、开朗的情绪，起到调和气血、阴阳平衡的作用，发挥情志的内治功效。

二、老年人跌倒

跌倒（falls）指突发的、不自主的、非故意的导致身体任何部位（不包括双脚）的体位改变，倒在地面或比初始位置更低的平面上，不包括由于瘫痪、癫痫发作或外界暴力作用引起的摔倒。按照国际疾病分类（ICD-10），跌倒分为以下两类：从一个平面至另个平面的跌落、同一平面的跌倒。WHO 指出，全世界范围内跌倒是老年人慢性致残的第三大原因，每年大约有 30% 的 65 岁以上老年人发生过跌倒，15% 的发生过两次以上。

（一）易感及危险因素

1. 内在危险因素

（1）生物学因素

1）年龄：是公认的跌倒发生的独立危险因素之一，且年龄越大，跌倒风险越高。

2）性别：老年女性跌倒相关的重要危险因素，与女性绝经后雌激素水平下降，骨量减少，易发生肌肉骨骼疾病有关。

（2）疾病因素：老年人跌倒与其血压和脉压与平衡功能、步态和步速异常有关，当血压控制不良、脉压增高时，步速显著降低时，跌倒的风险增加。感觉器官功能衰退、视力减退、听力下降也可能增加跌倒和损伤的风险。骨骼、关节与肌肉等运动系统病变，如膝、髋、骨关节炎等，导致老年人行走无力，步态不稳，间歇跛行，会增高跌倒发生概率。肌少症导致的肌力减弱也是造成行走不稳、步态紊乱、易跌倒的原因之一。还有糖尿病周围神经、血管、视网膜病变等一系列并发症出现，也会增加跌倒风险。

（3）功能及行为因素：老年人跌倒与其行为及生活方式存在密切联系，比如长期饮酒、睡眠质量恶化、缺乏体育锻炼、服药依从性差等，独居、搬家、习惯改变等也会引发行为危险。

步态稳定性下降和平衡功能障碍是老年人发生跌倒的主要原因。60 岁以后老年人的平衡能力以每 10 年 ≥16.0% 的速度下降，在完成坐、立、行的时候，由于失去重心而不能立刻恢复平衡引起跌倒的危险性也随之增加。

（4）情绪及行为：老年人跌倒与情绪因素有关，多数跌倒者共同的原因是由于当时太匆忙，或情绪不稳导致注意力不集中而引起。此外，不愿意麻烦家属、护士和护工，对辅助工具多有排斥心理，在行走时缺乏稳定性而增加了跌倒的危险性。随着高龄来到，老年人对跌倒的恐惧感增加，部分老年人为了避免跌倒长期久坐，身体活动量低，导致肌少症的发生风险增高，肌肉质量下降，躯体衰弱程度加重，形成恶性循环，加剧跌倒风险。

（5）其他：肥胖或体质量过轻都是跌倒的危险因素之一。随着年龄的增长，老年人的反应能力、肢体协调能力、肌肉力量、步行时的步长和抬脚的高度都有所下降，导致跌倒的风险增加。

2. 外在因素

（1）环境因素：室内危险因素如昏暗的灯光，湿滑、不平坦的路面，障碍物，不合适的家具高度和摆放位置等；室外危险因素包括过高、过窄、没有扶手的楼梯台阶和人行道缺乏修缮，雨雪天气、拥挤、危险环境缺乏警示标识等。

（2）药物因素：镇静催眠药、抗抑郁药、抗精神病药、抗癫痫药、降压药、降糖药、镇痛剂、利尿剂等可以通过影响意识、精神、视觉、步态、平衡等增加老年人跌倒风险。

（3）认知功能障碍：老年人认知能力下降，导致了运动和感觉状况的认知减退，可导致跌倒。

（4）饮食因素：老年人胃肠生理功能退化，消化吸收功能下降，加之躯体疾病和精神症状支配经常发生拒食、少食、不知饥饱、挑食等而致进食不足，易导致低血钾和肌无力而增加跌倒概率。

（5）家庭社会支持及照护者缺乏风险管理意识：对于长期卧床老年人，如果陪护者责任心不强，安全意识薄弱，陪护时间无法保障，以及对老年人生活习惯不了解、对老年人病情、活动能力及病情评估不全，当老年人起床时，对其缺乏风险管理意识，均是造成跌倒的潜在危险因素。

（二）临床表现

老年人跌倒后可并发多种损伤，如软组织损伤、骨折、关节脱位和内脏器官损伤等，具体临床表现与跌倒情况有关。若跌倒时臀部先着地，易发生髋部股骨骨折，表现剧烈疼痛，不能行走或跛行。或跌倒时向前扑倒，易产生股骨干、髌骨及上肢前臂骨折，出现局部肿胀、疼痛、破损和功能障碍。若跌倒时头部先着地，可引起头部外伤、颅内血肿，当即或数日甚至数月后出现出血症状。

（三）常用评估工具

1. **托马斯跌倒风险评估表**　此量表关注跌倒的内部因素。适合评估医院内老年人,有五个维度:是否在院内发生跌倒、是否躁动不安、视觉不佳及对功能的影响、有无尿失禁或尿频、行走和躯体活动。

2. **Morse 跌倒风险评估量表(Morse fall scale,MFS)**　MFS 在国内外广泛应用,该量表主要用于住院老年病人,且评估过程简单,能实现快速评估。包括六个维度:跌倒史、其他疾病诊断、使用助行器、静脉滴注、步态、认知状态。

3. **Hendrich Ⅱ跌倒风险评估量表(Hendrich Ⅱ fall scale)**　该量表专用于评估老年住院病人跌倒风险,特别是对于急性住院病人,能有效增加护理人员及其家属的风险意识,敏感度和特异度相对较高。Hendrich Ⅱ共八个维度:认知和定向力、抑郁状况、排泄方式、头晕或眩晕、性别、服用抗癫痫药、服用镇静药、起立和行走测试。

4. **其他**　还有 VIC-FRAT 跌倒风险评估量表(VIC-FRAT fall scale,VIC-FRAT)及约翰·霍普金斯跌倒风险评估量表(JFRAS fall scale,JHFRAS)等。

（四）预防及护理措施

1. **环境管理**　室内作为老年人活动主要场所,安全性尤为重要。①过道充足照明无障碍物。②厕所安装扶手,放置大面积防滑垫。墙壁安装扶手,保持地面干燥。③安装报警或呼救装置。④选择鞋底及鞋跟有坑纹、鞋底构造要平而富弹性的鞋。⑤减少各种易跌倒因素,如避免乱拉接线板;防滑地板;加装小夜灯;床单尽量不要带床裙;床旁放便盆等。

2. **营养支持**　平衡营养膳食同时,注意补充钙质和维生素 D。戒烟,避免过量饮酒。

3. **运动管理**　选择促进平衡能力的运动。锻炼的量要适宜,若老年人感觉走路很疲劳,可以使用拐杖,助行器等辅助器具。应根据老年人具体情况制订合适、有效的锻炼计划;经常组织运动讲座或示教活动,鼓励老年人沟通交流,提高健康水平和生活质量。

4. **药物管理**　正在服用会增加跌倒风险的药物,如降压药、止痛药、镇静催眠药等,观察是否有眩晕、困倦,若眩晕发生频繁,去医院调整药物。对老年人用药方案进行调整,并加强宣教和用药指导;帮助老年人总结和归类日常服用的药物,最好制成随身携带的卡片,便于医生和他人能够及时明确服药情况。

5. **健康教育**　提高社区老年居民防跌倒知晓率和行为水平,帮助老年人掌握活动或改变体位注意事项。

6. **发生跌倒后表现及处理**

（1）立即评估跌倒环境,应立即转移老年人到安全环境。

（2）观察跌倒后相关征象,意识不清,立即拨打急救电话。有外伤、出血,立即止血、包扎;有呕吐,将头偏向一侧,并清理口、鼻腔呕吐物,保持呼吸道通畅;有抽搐,移至平整软地或身体下垫软物,防止损伤,必要时防止舌咬伤。对呼吸和心搏骤停者,立即就地实施心肺复苏。

（3）观察有无头痛、头晕、心悸、胸痛、呼吸急迫、单侧虚弱等,必要时立即送医院,且告知医护人员。

（4）有目击者在场,请其告知老年人跌倒情况。

（5）观察老年人跌倒后是否能独立或扶住站起。

（6）告诉医护人员老年人目前用药情况,视力和听力状况等。

三、骨质疏松症

骨质疏松症(osteoporosis,OP)是一种以骨量低、骨组织微结构损坏导致骨脆性增加、易发生骨折为特征的全身性代谢性骨病。骨质疏松症按病因分为原发性和继发性两大类。原发性包括绝经后骨质疏松症(Ⅰ型)、老年骨质疏松症(Ⅱ型)和特发性骨质疏松症(包括青少年型)。可发生于任何年龄,但多见于绝经后女性和老年男性。

Note：

（一）易感及危险因素

原发性骨质疏松症的病因和发病机制未明。

1. 不可控因素 主要有种族（白种人患骨质疏松症的风险高于黄种人，而黄种人高于黑种人）、高龄、女性绝经、脆性骨折家族史。

2. 可控因素

（1）不健康生活方式：活动少、吸烟、过量饮酒、日照减少、营养不良等。

（2）影响骨代谢的疾病：甲状腺功能亢进症、性腺功能减退症、糖尿病、类风湿关节炎、系统性红斑狼疮、慢性腹泻、吸收不良、多发性骨髓瘤、淋巴瘤、卒中和慢性心、肺、肾疾病等。

（3）影响骨代谢的药物：糖皮质激素、抗癫痫药物、肿瘤化疗药物和过量甲状腺激素等。

（4）其他：随着年龄的增长，性激素减少，会对钙质的吸收有一定影响。

（二）临床表现

骨质疏松出现身长缩短，诱发驼背；骨骼疼痛；易发生压缩性骨折；胸廓发生畸形，使得肺活量和最大换气量显著减少，出现胸闷、气短、呼吸困难等症状。

（三）常用评估工具

骨质疏松症是受多因素影响的复杂疾病，对个体进行骨质疏松症风险评估，能为疾病早期防治提供有益帮助。临床上评估骨质疏松风险的方法较多，推荐国际骨质疏松基金会骨质疏松风险一分钟测试题和亚洲人骨质疏松自我筛查工具（osteoporosis self-assessment tool for Asians，OSTA），作为骨质疏松症风险评估的初筛工具。

（四）预防及护理措施

1. 药物管理 治疗主要以药物治疗为主，物理治疗为辅。临床用药主要有基础用药如维生素 D、钙剂补充等；骨吸收抑制剂如双磷酸盐、降钙素、雌激素等。骨形成促进剂如甲状腺激素类似物等；其他如维生素 K 类等。

2. 营养支持 适宜老年人饮用的含钙高的食物有花生酱、牛奶、酸奶及其他奶制品，富含维生素 D 的食物有动物肝脏、蛋黄。避免吸烟、酗酒及饮用过量咖啡，高蛋白饮食及维生素 C 可有效增加机体钙的吸收，富含蛋白质食物有鱼、虾、黄豆、奶制品等。

3. 运动管理 应结合各自的年龄、体质情况，制订合理的活动方案。适合老年人的运动项目包括散步、慢跑、打太极拳及健身体操等。

4. 心理支持 此病病程长，老年人心理压力大，常会出现焦虑、忧郁、排斥锻炼等心理问题。长时间压力过大，导致体内酸性物质沉积，影响骨的代谢。因此，应掌握老年人心理，积极干预，讲解情绪对疾病的影响，调动病人的主观能动性，舒缓病人的心理压力，保持愉快的心情。

5. 疼痛护理 最常见的症状是腰背痛。症状较轻者可以采取转移老年人注意力，做深呼吸运动，按摩松弛术，自我催眠等方法。必要时采用一些物理疗法，如冷疗法、中药熏蒸、红外线、灸贴、电疗法等治疗。较重者应嘱病人卧床休息，适当限制活动，避免长时间坐立及肢体负重。对于卧床病人，应在膝关节下垫软枕，保持病人膝关节于功能位。对于疼痛剧烈不能忍受者可给予口服镇痛药。

6. 预防并发症 尽量避免弯腰、负重等行为，同时为老年人提供安全的生活环境和装束，防止跌倒和损伤。指导老年人进行呼吸和咳嗽训练，做被动和主动的关节活动训练，定期检查防止并发症的出现。

四、阿尔茨海默病

阿尔茨海默病（Alzheimer's diseases，AD）又称老年性痴呆，是发生在老年前期及老年期的一种中枢神经系统原发性退行性疾病，起病隐袭，病程呈慢性进行性。Cox 比例风险模型（Cox proportional hazard model）在 65～74 岁的人群中所做的调查报告中指出，老年性痴呆是继心脑血管病、恶性肿瘤的第三位危害老年人生命的原因。以进行性记忆减退、认知功能障碍和人格改变及语言障碍为主要特征,严重影响社交、职业与生活功能。WHO 数据,老年期痴呆中阿尔茨海默病占 50%~60%,血管性痴呆占 15%,混合性痴呆占 10%,其他类型占 15%~25%。

(一)易感及危险因素

AD 是复杂的异质性疾病,病因及发病机制迄今尚不明确,多种因素与之有关。

1. **年龄** 是常见型阿尔茨海默病的主要诱发因素,其发生极少见于 30 岁以下人群。目前,我国 60 岁以上的患病率为 3.5%,65 岁以上为 4.61%,患病率随年龄的增长呈上升趋势。

2. **遗传** 家族史是老年痴呆的危险因素,病人的家属成员中发病率会高于一般人群。双胞胎 AD 的遗传作用为 70%~80%,此外还会增加先天愚型患病的危险性,研究表明,早发性家属型 AD 有三种相关的基因缺陷。

3. **神经生化改变** AD 病人伴有神经递质乙酰胆碱、去甲肾上腺素减少,影响记忆和认知功能。

4. **潜在因素** 潜在的早年风险因素,如颅脑外伤史、较低的认知及学习能力、不利的家庭环境因素。

5. **营养** 早年生活中食物缺乏与老年痴呆发病的风险存在显著相关性。

6. **心理社会因素** 低学历、离异、独居、经济情况等。

(二)临床表现

1. **记忆障碍** 早期病人出现近期记忆损害,常忘记当天发生的日常琐事,记不清刚做过的事或讲过的话;远期记忆可相对保留,病人可记住既往情感上对个人有意义的重大事件;中后期病人近远期记忆明显损害,甚至连家人都不能辨认。

2. **语言表达困难** 早期病人理解能力会受到影响,但语言的基本原则不会发生改变,可能出现读写问题;中后期病人很难找出想要使用的单词;病人会出现写作和阅读障碍,语言的流利程度影响到病人说话的容量及语速。

3. **视觉空间功能受损** 早期病人会出现明显的定向力障碍,如在熟悉的地方也会感到迷路,不会看地图等;中后期病人无法辨认现场的日期和时间,甚至在自己家里,也会找不到卧室或厕所。

4. **逻辑思维功能障碍** 早期病人有自我意识和洞察力;中后期病人的推理、抽象、判断和精神障碍增加,病人很难理解信息,也很难从一个话题转入新话题,很难适应新状况,或很难跟上电影故事情节。回答问题、执行任务及信息处理速度也变得缓慢。

5. **行为和性格改变** 病人可能为了补偿认知改变而发生行为变化,常表现为尴尬、抑郁、冷漠、社交退缩、食欲缺乏、睡眠不足和自发性言语减少等变化。病人会因自身症状变得更加情绪化、烦躁、沮丧或者愤怒。记忆障碍可能会导致病人出现怀疑和偏执行为,甚至会表现出攻击行为,如踢、推、抓咬、打人、破坏物品等无理要求故意引起别人注意,也有非攻击行为,包括徘徊、坐立不安、重复动作、常人无法理解的怪异动作等。

(三)常用评估工具

1. **简易精神状态筛查量表(MMSE)** 主要包括 6 个方面:定向力、即刻记忆、注意力及计算力、回忆力、语言能力和空间结构能力共 30 项题目,每项回答正确得 1 分,得分越高说明受试者认知功能越好。

2. **长谷川痴呆量表(HDS)** 主要评估定向力、语言、记忆力等,得分越低认知障碍越严重。

3. **Hachinski 缺血指数量表(Hachinski inchemic score,HIS)** 用于鉴别阿尔茨海默病和血管性痴呆。满分 18 分,≤4 分为阿尔茨海默病,≥7 分血管性痴呆可能性大,5~6 分为混合性痴呆。

4. **其他** 常有蒙特利尔认知评估(MoCA);临床痴呆评定量表(clinical dementia rating,CDR);画钟测验(clock drawing test)等。

(四)预防与护理措施

1. **认知功能训练**

(1)生活自理能力训练:包括洗脸、刷牙、吃饭、穿脱衣服、如厕等,制订一定的训练步骤,将整个练习分成若干小部分，一步一步训练。

（2）记忆力训练：从视觉、听觉及动作等方面进行训练，反复向病人讲述一些日常生活的基本知识，让病人认读识字卡片、各种动物和水果卡片，利用数字卡片训练病人的计算能力，让病人辨认各种几何图形。

（3）定向力训练：包括对时间的定向，对人物的定向，对地点的定向等 3 方面。如在病房内设置易懂、醒目的标志，设置病人熟悉的物品，反复训练，使其认识病房、厕所的位置；与病人接触时反复宣讲一些生活的基本知识及护士的姓名，并要求病人能够记忆；利用小黑板和日常生活护理时向病人讲述日期、时间、地点等，使病人逐渐形成时间概念。

（4）注意力训练：提供简易的棋牌游戏，指导病人阅读各种有趣的画报、图书、报纸，根据其爱好选择相应的手工操作，如搭积木、拼七巧板等。

（5）苏醒疗法：向病人家属了解病人年轻时最喜爱、最熟悉的东西，据病人的情况准备一些旧照片、一张历史图片等，勾起病人对从前生活的点滴回忆，激发病人的情绪和远期记忆。

2. 饮食护理　保持高热量、高维生素、低盐、低脂、低胆固醇、适量优质蛋白的易消化饮食。多食糙米、核桃等，可以为大脑补充营养，提升记忆力，促使大脑功能活动有效增强；多食大豆，既能够摄取足够多的植物蛋白，还可以预防血脂异常症、动脉硬化。

3. 安全护理

（1）环境安全：防跌倒。

（2）病人自身安全：老年人的衣物尽量宽松舒适，裤子不宜过长，为老年人选择防滑的鞋子。对于行走能力较差的老年人应当安排专人搀扶。

4. 心理支持　老年人易得抑郁症，与他们面对的各类消极事件有关。情绪低落容易导致老年痴呆症，故要加强预防，每天充实的生活可以让他们保持积极情绪。家属要耐心倾听老年人的诉求，尽量顺着老年人的意愿做事情。老年人情绪波动较大时，要分析原因，言语避免过度刺激老年人。注意对老年人不能使用命令禁止和不耐烦的语言或语气，以免加重他们的心理负担。

老年人常见的健康问题还有很多如抑郁、尿失禁、谵妄、慢性疼痛、营养不良、尿失禁、吞咽障碍等。老年人健康问题不是孤立而是多个并存。老年综合征病人除急诊期需要到医院接受处理外，大多数在社区卫生服务中心接受治疗和护理，护理重点是全面关注老年人的功能状态和生命质量。

（唐红梅）

思 考 题

1. 简述老年人综合评估的常用评估工具。
2. 举例说明老年人的特点及老年人的保健要求。
3. 请为具有衰弱、跌倒、骨质疏松、阿尔茨海默病等健康问题的老年人制订社区护理干预措施。

第十章

社区慢性病病人的护理与管理

10章 数字内容

───── 学习目标 ─────

- **知识目标:**

  1. 掌握慢性病定义、特点和危险因素。

  2. 熟悉慢性病的管理原则与流程;高血压、糖尿病管理流程与随访监测。

  3. 了解慢性病社区管理模式。

- **能力目标:**

  能在教师指导下对社区高血压和糖尿病病人进行管理。

- **素质目标:**

  树立依法行护的法律观念,具有运用相关法规保护护理对象和自身权益的意识,培养健康整体观和群体观。

2013 年，某社区糖尿病的患病率为 14.5%，高于同年全国糖尿病患病率的抽样调查结果（10.4%）。糖尿病是危害该社区人群健康的主要疾病，社区卫生服务中心高度重视糖尿病的社区管理。糖尿病病人的检出是目前社区管理的首要任务。

请思考：

1. 如何进行糖尿病的筛查？

2. 筛查出的糖尿病病人如何开展社区管理？

随着社会经济的发展和卫生服务水平的不断提高，人口老龄化进程日益加快，慢性病患病情况日趋严重，对居民的生活质量和身体健康产生巨大影响。慢性病不能仅仅依赖于医院治疗，更要注重社区的管理和预防。转变医学模式，充分发挥社区服务优势，在社区中开展慢性病病人的护理与管理，提高社区慢性病群体的自我健康管理能力，对控制慢性病的发病率，降低其致残率及死亡率，改善和提高病人的生活质量具有积极的作用。

第一节　概　　述

一、慢性病的概念及其特点

（一）慢性病的概念

1. 慢性病概念　慢性非传染性疾病（non-communicable disease，NCD），简称慢性病，是发病隐匿、病程长且病情迁延不愈、缺乏明确的传染性生物病因证据、病因复杂或病因未完全确认的一类疾病的概括性总称。**WHO** 将慢性病定义为病情持续时间长，发展缓慢的疾病。慢性非传染性疾病不是特指某种疾病，是一组发病率、致残率和死亡率高，严重耗费社会资源，危害人类健康的疾病，也是可预防、可控制的疾病。

2. 慢性病的特点　从慢性病的发生过程看，其具有以下几方面的特点：

（1）一果多因，一因多果，一体多病：一果多因指一种慢性病可以由多种因素共同作用导致。一因多果指同一个病因如不健康饮食、缺乏身体活动、使用烟草和酒精、空气污染等可导致多种疾病，如心血管疾病、恶性肿瘤、糖尿病和慢性呼吸道疾病等。一体多病指一个病人常患多种慢性病，因不同种类的慢性病常具有共同的危险因素，而且一种疾病往往会导致另一种疾病的发生，二者相互联系。

（2）发病隐匿，潜伏期长：慢性病的早期无明显症状，缺乏特征性，往往比较容易被忽视。慢性病病因复杂、没有明确的病因，常由遗传、年龄、不良的生活方式以及生态环境等多种因素共同作用、交互影响，器官损伤逐步积累，直至某些症状急性发作、反复迁延并逐渐加重时就医才被确诊。

（3）病程长：大多数慢性病的病程长，甚至是终身患病。

（4）可防可控、不可治愈：大多数慢性病的病因复杂或不明，治疗及预后也较为复杂与多样化，很难治愈，一般是终身患病。但通过对环境、生活方式等可改变因素的干预能够预防或减缓其发病。

（5）对生活质量影响大：因病程长，不可治愈，而且同时患多种慢性病，可致病人身体出现不同程度的功能障碍，使其日常生活自理能力降低，对病人的生活质量影响较大。

（二）分类

1. 按国际疾病系统分类法（ICD-10）分类　按 ICD-10 标准将慢性病分为：①精神和行为障碍，老年痴呆、抑郁等。②呼吸系统疾病，慢性阻塞性肺疾病（COPD）等。③循环系统疾病，高血压、冠心病、脑血管病等。④消化系统疾病，脂肪肝等。⑤内分泌、营养代谢疾病，血脂异常、糖尿病等。⑥肌肉骨骼系统和结缔组织疾病，骨关节病、骨质疏松症。⑦恶性肿瘤，肺癌等。

2. 按影响程度分类　根据慢性病对病人产生影响的程度不同,可将慢性病分为 3 类:致命性慢性病、可能威胁生命的慢性病、非致命性慢性病。每类慢性病又按起病情况分为急发性和渐发性两种。

(1)致命性慢性病:①急发性致命性慢性病,包括急性血癌、胰腺癌、乳腺癌转移、恶性黑色素瘤、肺癌、肝癌等。②渐发性致命性慢性病,包括肺癌转移中枢神经系统、后天免疫不全综合征、骨髓衰竭、肌萎缩侧索硬化等。

(2)可能威胁生命的慢性病:①急发性可能威胁生命的慢性病,包括血友病、镰状细胞贫血、中风等。②渐发性可能威胁生命的慢性病,包括肺气肿、慢性酒精中毒、老年性痴呆、胰岛素依赖型成人糖尿病、硬皮病等。

(3)非致命性慢性病:①急发性非致命性慢性病,包括痛风、支气管哮喘、偏头痛、胆结石、季节性过敏等。②渐发性非致命性慢性病,包括帕金森病、风湿性关节炎、慢性支气管炎、骨关节炎、胃溃疡、高血压、青光眼等。

(三)危险因素

慢性病的种类很多,发生的原因也相当复杂。常见的慢性病危险因素有以下几个方面:

1. 不良的生活方式　常见的不良生活方式主要包括不合理膳食、缺乏身体活动和使用烟草。

(1)不合理膳食:平衡膳食是机体健康的基石,而不合理膳食是慢性病的主要原因之一。不合理膳食具体表现为饮食结构不合理、烹饪方法不当、不良饮食习惯等。饮食结构不合理包括高盐、高胆固醇、高热量饮食、低纤维素饮食;不当的烹饪方法包括长期食用烟熏和腌制的鱼肉和咸菜等;不良饮食习惯表现为偏食、挑食、暴饮暴食、进食不规律等。

(2)缺乏身体活动:运动可以加快血液循环,增加肺活量,促进机体新陈代谢;增强心肌收缩力,维持各器官的健康。但由于科技的进步和交通、通信工具便利,人们常常以车代步,活动范围小,运动量不足。调查显示:人群中 11%～24% 属于静坐生活方式,31%～51% 体力活动不足,大多数情况下每天活动不足 30 分钟。这是造成超重和肥胖的重要原因,也是许多慢性病的危险因素。

(3)使用烟草:吸烟是恶性肿瘤、慢性阻塞性肺疾病、冠心病、脑卒中等慢性病的重要危险因素;吸烟者心脑血管疾病的发病率要比不吸烟者高 2～3 倍;成人吸烟会给他人特别是儿童造成危害。吸烟量越大、吸烟起始年龄越小、吸烟史越长,对身体的损害越大。《中国居民营养与慢性病状况报告(2020 年)》显示,近年来我国吸烟人数超过 3 亿,15 岁以上人群吸烟率为 26.6%,非吸烟者中暴露于二手烟的比例为 68.1%,每年因吸烟和二手烟而死亡的人数超过 100 万。如果不能有效控烟,2030 年因烟草导致的死亡人数将上升至 300 万人。WHO 将烟草流行作为全球最严重的公共卫生问题列入重点控制领域。

2. 自然环境和社会环境　自然环境中空气污染、噪声污染、水源土壤污染等,都与癌症或肺部疾病的发生密切相关。社会环境中健全的社会组织、教育程度的普及、居民居住条件、医疗保健服务体系等都会直接或间接影响慢性病的发生,影响人群的健康水平。

3. 生物遗传因素　慢性病可以发生于任何年龄,但发生的比例与年龄成正比。年龄越大,机体器官功能老化越明显,发生慢性病的概率也越大。家庭对个体健康行为和生活方式的影响较大,许多慢性病如高血压、糖尿病、乳腺癌、消化性溃疡、精神分裂症、动脉粥样硬化性心脏病等都有家族倾向,这可能与遗传因素或家庭共同的生活习惯有关。

4. 精神心理因素　生活及工作压力会引起紧张、焦虑、恐惧、失眠甚至精神失常。长期处于精神压力下,可使血压升高、血中胆固醇增加,还会降低机体的免疫功能,增加慢性病发病的可能。

二、慢性病的流行病学特点

(一)慢性病发病率高、死亡率高

WHO 的调查显示西太平洋区域 75% 以上的死亡是由慢性非传染性疾病造成的。每年仅心血管病在西太平洋区域造成的死亡就不少于 300 万。《中国居民营养与慢性病状况报告(2020 年)》显示,全国 18 岁及以上成人高血压患病率为 27.5%,糖尿病患病率为 11.9%,40 岁及以上人群慢性阻塞性肺疾病

Note:

患病率为 13.6%，与 2015 年发布结果相比均有所上升。我国居民癌症发病率为 293.9/10 万，仍呈现上升趋势，肺癌和乳腺癌分别位居男性、女性发病首位。2019 年全国居民慢性病死亡率 685/10 万，因慢性病导致的死亡占总死亡的 88.5%，其中因心脑血管、癌症和慢性呼吸系统疾病死亡的比例为 80.7%。

（二）相关危险因素流行日益严重

全球化和城市化对不健康生活方式和环境变化的发展起到了推动作用。这些常见的危险因素可以表现或发展为慢性病更直接的危险因素或中间危险因素，如高血压、高血糖、高血脂、肥胖和肺功能障碍。而中间危险因素又使个体易患"四种致命疾病"，即心血管病、癌症、慢性呼吸道疾病和糖尿病。从全球角度来看，慢性病主要危险因素的暴露水平有新变化，包括：①吸烟率下降；②经常饮酒率下降；③主动参加体育锻炼的人数增加；④超重和肥胖者增加；⑤血脂异常患病率上升；⑥城市居民膳食结构不尽合理；⑦其他变化（城市化趋向明显、人口老龄化突出等）。

（三）慢性病相关的医疗费用上升

慢性病通常是终身性疾患，病痛、伤残不仅严重影响病人的健康和生活质量，而且极大地加重了家庭和社会的经济负担。《中国疾病预防控制工作进展（2015 年）》报告显示，我国慢性病疾病负担约占我国疾病总负担 70%。慢性非传染性疾病的卫生服务需求与利用的增加直接导致我国医疗费用的迅速上升，其上升速度已经超过国民经济和居民收入的增长，带来社会和经济负担。以残疾调整寿命年（disability adjusted life year，DALY）来计算，慢性病带来的经济负担占高收入国家疾病负担的 92%，占中等和低收入国家及地区疾病负担的约 63%。慢性病发病年龄也似有提前的趋势，影响劳动力人口健康。

三、慢性病社区管理的意义

（一）有利于利用慢性病的自身特点，提高治疗效果

慢性病多是由不健康的生活方式造成的，治疗方法以非药物治疗为主，药物治疗为辅。社区慢性病管理，可以有针对性地帮助病人建立健康的生活方式，可改变慢性病发生的危险因素，从根本上延缓慢性病的发展，提高慢性病的治疗效果。

（二）有利于降低成本，促进社区人群的健康

在社区开展健康管理，可以利用慢性病的一些相同危险因素，对人群进行群体健康管理。针对全体人群和不同目标的高危人群，预防和控制一组慢性病的共同危险因素，是一种低投入、高效益的慢性病防治规划。

（三）有利于发挥社区优势，更好地利用卫生资源

社区卫生服务机构在防治慢性病方面具有诸多优势，如机构在居民居住区域，方便居民就诊。社区居民相对稳定，机构熟悉居民情况。机构具有相对完备的设施和人力资源，且服务价格低廉。这些优势加强了社区与居民之间的沟通，有利于持续追踪病人及其病情，使慢性病病人得到持续稳定的治疗、康复和护理，促进预防和治疗。同时，也有利于分流病人，达到合理利用卫生资源的目的。

（四）有利于降低医疗费用

社区健康管理的投资小，效益高。在社区卫生服务机构开展慢性病健康管理，不仅可以减轻慢性病病人及其家庭的经济负担，而且可以缓解国家不断增长的医疗费用。

第二节　慢性病社区管理

一、慢性病社区管理的原则和策略

（一）原则

1998 年 WHO 慢性非传染性疾病行动框架指出，强调个人在慢性非传染性疾病防治中的责任，建立伙伴关系等。任何地区和国家在制定慢性病防治策略和选择防治措施时，都至少要考虑以下的原则：

1. 强调在社区及家庭水平上降低最常见慢性病的共同危险因素,进行生命全程预防。

2. 三级预防并重,采取以健康教育、健康促进为主要手段的综合措施,把慢性非传染性疾病作为一类疾病来进行共同防治。

3. 全人群策略和高危人群策略并重。

4. 发展鼓励病人共同参与、促进和支持病人自我管理、加强病人定期随访、加强与社区和家庭合作等内容的新型慢性非传染性疾病保健模式。

5. 加强社区慢性非传染性疾病防治的行动。

6. 改变行为危险因素预防慢性非传染性疾病时,应以生态健康促进模式及科学的行为改变理论为指导,建立以政策及环境改变为主要策略的综合性社区行为危险因素干预项目。

（二）策略

WHO 给出的慢性病防治行动计划包含三个层次:

1. 环境层次,通过政策和监管干预措施。

2. 共同和中间危险因素的层次,通过人群生活方式干预。

3. 疾病早期和已明确阶段的层次,通过对全人群(筛查)、高危个体(改变危险因素)和病人(临床管理)进行干预,促使他们在三个层次发生变化。需要采取的行动包括:宣传;研究、监测和评价;领导多部门合作和社区动员。

二、慢性病社区管理的工作任务与管理流程

（一）慢性病社区管理的工作任务

慢性病病人社区管理的工作任务主要由 3 部分组成,即健康调查、健康评价和健康干预。健康调查即收集人群的健康资料;健康评价即根据所收集的健康信息对居民的健康状况及危险因素进行评估、分析;健康干预即针对居民的健康状况和危险因素,制订并实施合理的健康改善计划,以达到控制危险因素、促进健康的目的。由于慢性病病种多样,进行慢性病的社区管理首先要由社区卫生服务机构通过健康体检、健康调查等方式收集健康信息;在所收集信息的基础上,确定居民的健康状况和危险因素,对患病人群和高危人群进行筛选;针对不同人群进行重点干预。

（二）慢性病社区管理的流程

慢性病的社区管理流程见图 10-1。

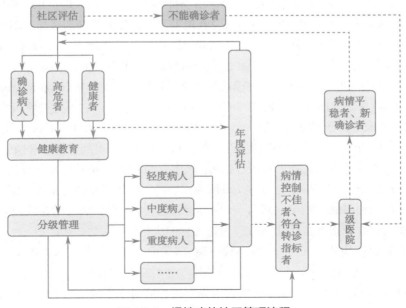

图 10-1　慢性病的社区管理流程

三、慢性病社区管理模式

（一）慢性病管理理论模型

国际慢性病管理模式可分为疾病管理和整合式管理两大类。具有代表性的理论模式主要有两个。

1. 慢性病照护模型（chronic care model，CCM） CCM 是由瓦格纳（Edward H Wagner）等在 1998 年提出的针对于患病人群的慢性病管理模式，关注四个要素：病人自我管理支持、医疗服务提供支持、决策系统支持与临床信息系统支持。巴尔（Victoria Barr）等于 2002 年在原有 CCM 的基础上加入了人群健康和健康促进，形成了 CCM 拓展版本。并将慢性病管理上升到公共卫生层面，强调建立政策性、支持性环境，动员整个医疗系统和社区，进行全面的资源整合，有效发挥它们在健康促进中的作用。

2. 创新型慢性病管理框架（innovative care for chronic conditions framework，ICCC） ICCC 框架由世界卫生组织于 2002 年在慢性病照护模型的基础上扩展形成。框架核心的三要素包括病人及其家庭（微观）、卫生保健组织以及社区（中观）和政策环境（宏观）。强调循证决策、系统整合、灵活实用，并以预防为主、质量为重、关注人群，更加注重从实质性的管理理念出发动员、整合已有慢性病管理资源。以预防为重点，为慢性病病人提供一体化、综合化的管理，增强自主管理意识及自我管理技能，从根本上实现初级卫生保健工作的目标。

（二）慢性病社区管理模式

1. 慢性病群组管理模式 群组管理（group visits）产生于 1974 年，最早作为一种健康儿童的咨询模式。随着慢性病病人不断增加，群组管理作为解决现存慢性病管理模式不足的一种方式被引到慢性病的管理中。主要是将医疗资源利用率较高的个体或者患有相同或不同疾病的个体组织在一起，然后由卫生服务人员对其实施健康教育和个体诊疗的疾病管理模式，国外又称为"group medical visits""cluster visits""shared medical appointments，SMAs"。群组管理模式是一种集诊疗与管理、集群体健康教育和个体化治疗为一体的新型模式。主要有两种：一种以病人为中心，一种以医生为中心。

（1）以病人为中心的群组管理模式：该模式于 1990 年在美国科罗拉多州 Permente 医疗合作中心的合作卫生保健门诊部（Cooperative Health Care Clinics，CHCCs）创建。最初 CHCCs 针对的服务对象通常是医疗资源利用较高的老年人，后来该模式逐渐发展为针对所有年龄段具有相似慢性疾病的病人，如对糖尿病、冠状动脉疾病病人进行群组管理，并以相互交流讨论的形式替代原来正式的教育内容。CHCCs 模式一般每组 20～25 例病人，每次活动持续 2～2.5 小时，其中 1.5 小时群组活动、1 小时个体诊疗。CHCCs 模式中至少需要 1 名医生，其他多专业卫生人员共同参与，如护士、营养师、药剂师等可负责病人的教育部分。此群组管理模式强调医生和病人共同制订行为改变的行动计划，并克服潜在困难、实现目标，从而改变病人不良行为，并提高病人生活质量。

（2）以医生为中心的群组管理模式：该模式又称自愿参与的群组诊疗（drop-in group medical appointments，DIGMAs）模式。DIGMAs 模式与 CHCCs 模式的区别在于它不是按照病人的特点进行分组，而是将每名医生服务的人群分为 1 组。每名医生开展的群组管理活动仅对自己服务的人群开放，病人在接受群组管理的过程中不但能够得到医生的支持，而且可以得到包括心理医生、社会工作者、家庭治疗师、护士、健康教育师和病人家属等在内的支持。DIGMAs 模式一般每周活动 1 次，每次活动持续 90 分钟，每组 10～15 例病人。另外，每周参加的病人可以不是同一批人。活动过程中，病人之间通过交流可以互相帮助、互相支持。活动内容比较自由，可根据病人的需求而定，包括：随访、开药、预约化验检查、检查结果的解释、转诊、讨论各种健康相关问题等。

2. 慢性病自我管理模式 20 世纪 70 年代中期，美国俄亥俄大学教授首先提出自我管理模式并引入儿童哮喘项目中，随后自我管理模式被广泛应用于慢性病病人的健康教育项目中，如糖尿病、高血压、关节炎、哮喘、COPD 等。自我管理模式对提高慢性病病人生活质量的重要价值和意义，已得到越来越多的政府和卫生组织的高度关注。

"慢性病自我管理"（chronic disease self-management，CDSM）是指用自我管理方法来控制慢性病，即在卫生保健专业人员的协助下，个人承担一些预防性或治疗性的卫生保健活动。它通过系列健康教育课程教给病人自我管理所需知识、技能、信心以及和医生交流的技巧，来帮助慢性病病人在得到医生更有效的支持下，主要依靠自己解决慢性病给日常生活带来的各种躯体和情绪方面的问题。2005 年，自我管理在国际会议上被定义为任何有长期健康问题的人士可以通过自我管理制订目标或方针去面对及处理因健康导致的处境并与它共存。慢性病自我管理按健康教育课程的指导者不同可分为：卫生专业人员教授的自我管理项目和非卫生专业人员指导的自我管理项目。按照涉及病种的多少，可分为单一疾病的慢性病自我管理项目和覆盖多个疾病的普适性慢性病自我管理项目。

第三节　常见慢性病病人的社区护理与管理

一、高血压病人的社区护理与管理

高血压（hypertension）是以体循环动脉血压增高（收缩压≥140mmHg 和／或舒张压≥90mmHg）为主要临床表现的心血管综合征。分为原发性高血压和继发性高血压两类。其中原发性高血压（primary/essential hypertension）简称高血压，以血压升高为主要临床表现，其病因尚未明确，占所有高血压病人的 90% 以上，是社区居民中最常见的高血压类型；继发性高血压（secondary hypertension）又称症状性高血压，常见病因为肾脏疾病、内分泌疾病以及神经性疾病等。在世界许多国家，高血压都是造成残疾和死亡的主要原因之一，且随着经济、生活水平的不断改善，发病率逐年增长，严重危害社区居民的健康。作为危害社区人群健康最严重的疾病之一，高血压被列为我国社区慢性病预防和管理的重点疾病。

（一）高血压的流行病学特点

1. 患病率逐年升高　在过去的多次高血压流行病学调查显示，我国成人高血压患病率总体呈上升趋势。《中国居民营养与慢性病状况报告（2020 年）》显示，全国 18 岁以上居民高血压患病率为27.5%，高于 2015 年发布的结果。

2. 致残率和病死率高　高血压是心血管病最重要的危险因素，而心血管病死亡占我国城乡居民总死亡原因的首位。中国 7 个城市脑卒中预防研究表明血压水平与脑卒中发生密切相关，收缩压每升高 10mmHg，脑卒中危险就增加 25%。同时，血压升高也是中国人群冠心病发病的危险因素，血压急剧升高可诱发急性心肌梗死。有高血压史者的心力衰竭危险比无高血压史者高 6 倍。

3. 知晓率、治疗率和控制率偏低　高血压知晓率、治疗率和控制率（以下简称"三率"）是高血压流行病学和防治研究的重要参数。《中国心血管病健康和疾病报告 2019》显示，我国高血压知晓率从1991 年的 27% 升至 2015 年的 51.6%，同期治疗率从 12.0% 升至 45.8%，控制率从 3.0% 升至 16.8%。而美国在 2000 年的调查显示，居民高血压病的三率分别达 70%、59% 和 34%，显著高于我国的水平。随着我国高血压患病率逐年升高，虽然知晓率、治疗率和控制率呈上升趋势，但依旧处于较低水平，这势必引起我国高血压病人发生心脑血管疾病的比例增加。

（二）高血压的危险因素

1. 不可改变因素　遗传、年龄和性别是高血压病不可改变的危险因素。高血压的发病以多基因遗传为主，有较明显的家庭聚集性，60% 的高血压病人可询问到有高血压家族史。父母均患有高血压的子女发病率高达 46%，父母中一人患高血压子女的发病率为 28%，父母血压正常，子女的发病率仅为3%。高血压发病的危险度随年龄增长而升高，且男性发病率高于女性，但 60 岁以后性别差异缩小。

2. 可改变的危险因素　环境因素主要是指不良生活方式，包括体重、饮食、吸烟、活动是高血压可改变的危险因素。

（1）体重超重和肥胖：超重和肥胖（特别是腹型肥胖）是血压升高的重要危险因素，同时也是其他多种慢性病的独立危险因素。我国 24 万成人数据的汇总分析显示，体重指数（BMI）≥24kg/m² 者的高血压患病率是 BMI＜24kg/m² 者的 2.5 倍，BMI≥28kg/m² 者的高血压患病率是 BMI＝24kg/m² 者的 3.3 倍。男性腰围达到或超过 85cm，女性腰围达到或超过 80cm，其高血压患病率是腰围正常者的 2.3 倍。由此可见，肥胖与高血压发生的关系密切。而我国超重和肥胖的患病率也呈现快速增长趋势。《中国居民营养与慢性病状况报告（2020 年）》显示，居民超重肥胖问题不断凸显，我国 18 岁及以上成年人超重率为 34.3%，肥胖率为 16.4%，与美英等多个发达国家接近。因此，在加强对高血压控制的同时，也应强化对超重和肥胖者的管理，减轻体重，减少高血压发病的概率。

（2）高钠低钾膳食：人群中，钠盐的摄入量与血压水平和高血压患病率呈正相关，而钾盐摄入量与血压成负相关。膳食钠 / 钾比值与血压的相关性甚至更强。人群平均每人每天摄入食盐增加 2g，收缩压和舒张压分别升高 2.0mmHg 和 1.2mmHg。而保持足量的钾盐摄入可使血压降低，也可以降低心血管疾病的发病率和死亡率。我国大部分地区，人均每天钠盐摄入量为 12～15g。

（3）饮酒：长期过量饮酒是高血压的重要危险因素之一。北京、广州两地的纵向研究表明，男性持续饮酒者比不饮酒者 4 年内发生高血压的危险性增高 40%。我国 10 组人群前瞻性研究显示饮酒量与高血压发病率呈显著正相关，饮白酒每日增加 100g，高血压发病的相对危险性增高 19%～26%。另有报道，若每日饮酒两次或两次以上，可使收缩压上升 1mmHg。

（4）吸烟：是公认的心脑血管疾病发生的重要危险因素。香烟中的尼古丁可使血压一过性升高。吸烟也会导致服药后降压效果不好，增加降压药物的剂量。

（5）活动：缺少体力活动是造成超重 / 肥胖的重要原因之一。它可增加高血压病人心血管病发生危险。

（6）社会心理因素：美国一项研究指出，持续暴露抑郁压力紧张者与从未暴露者相比，增加收缩压 1.8mmHg 和舒张压 1.5mmHg，这种影响在男性中较明显。此外，社会经济地位和文化程度也在一定程度上影响血压。

（三）高血压的诊断与评估

1. 高血压的诊断　首次发现血压升高的病人，应在不同的时点多次测量血压，在未服用抗高血压药物的情况下，非同日进行 3 次测量，收缩压≥140mmHg（18.7kPa）和 / 或舒张压≥90mmHg（12kPa），可诊断为高血压。病人既往有高血压史，正在使用抗高血压药，血压虽低于 140/90mmHg，也应诊断为高血压。收缩压≥140mmHg 和舒张压≥90mmHg 为收缩期和舒张期（双期）高血压；收缩压≥140mmHg 而舒张压＜90mmHg，为单纯收缩期高血压（ISH）；收缩压＜140mmHg 而舒张压≥90mmHg 为单纯舒张期高血压。一旦诊断为高血压，必须鉴别原发性或继发性，排除继发性高血压的可能后，才能确诊为高血压病。高血压确诊后可以按血压增高水平分为 1、2、3 级（表 10-1）。

表 10-1　血压水平的定义和分级

单位：mmHg

级别	收缩压		舒张压
正常血压	＜120	和	＜80
高值血压	120～139	和 / 或	80～89
高血压	≥140	和 / 或	≥90
1 级高血压（轻度）	140～159	和 / 或	90～99
2 级高血压（中度）	160～179	和 / 或	100～109
3 级高血压（重度）	≥180	和 / 或	≥110
单纯收缩期高血压	≥140	和	＜90

注：若病人的收缩压与舒张压处于不同级别时，则以较高的级别作为标准；单纯收缩期高血压也可按照收缩压水平分为 1，2，3 级。

Note：

2. 高血压病人的心血管危险分层　从指导治疗和判断预后的角度，主张对高血压病人做心血管危险分层，按血压水平分级和影响预后因素的合并作用，将高血压病人分为低危、中危、高危三层，分别表示 10 年内将发生心、脑血管病事件的概率为＜15%、15%～20%、＞20%。

（1）影响预后的因素：影响高血压病人预后的因素包括心血管病的危险因素、靶器官损害以及并存临床疾患。①心血管病的危险因素包括年龄≥55 岁、吸烟、糖耐量受损和 / 或空腹血糖受损、血脂异常、早发心血管病家族史、腹型肥胖、血同型半胱氨酸升高；②靶器官损害包括左心室肥厚、颈动脉内膜增厚或斑块、肾功能受损；③伴随临床疾患包括脑血管病、心脏疾病、肾脏疾病、周围血管病、视网膜病变、糖尿病。对初诊病人可通过全面询问病史、体格检查及各项辅助检查，找出影响预后的因素。

（2）高血压病人的心血管危险分层（表 10-2）：根据病人血压水平和影响预后的因素进行高血压病人的心血管危险分层。①低危：1 级高血压，且无其他危险因素；②中危：2 级高血压；1 级高血压并伴 1～2 个危险因素；③高危：3 级高血压；高血压 1 或 2 级伴≥3 个危险因素；高血压（任何级别）伴任何一项靶器官损害；高血压（任何级别）并存任何一项临床疾患。

表 10-2　高血压危险分层

其他危险因素、靶器官损害和疾病史	高血压		
	1 级	2 级	3 级
无其他危险因素	低危	中危	高危
1～2 个危险因素	中危	中危	很高危
≥3 个危险因素、靶器官损害	高危	高危	很高危
并存临床疾患	很高危	很高危	很高危

注：本表格中的"高危"包含《中国高血压防治指南 2010》中的"很高危"。

（3）排除继发性高血压：5%～10% 的高血压病人为继发性高血压。常见继发性高血压病因有慢性肾脏病、肾动脉狭窄、原发性醛固酮增多症、嗜铬细胞瘤、皮质醇增多症、大动脉疾病、睡眠呼吸暂停综合征和药物等。以下几种情况应警惕继发性高血压的可能性，及时转上级医院进一步检查确诊：①发病年龄＜30 岁；重度高血压（高血压 3 级以上）。②降压效果差，血压不易控制。③夜尿增多，血尿、蛋白尿或有肾脏疾病史。④夜间睡眠时打鼾并出现呼吸暂停。⑤血压升高伴肢体肌无力或麻痹，常呈周期性发作，或伴自发性低血钾。⑥阵发性高血压，发作时伴头痛、心悸、皮肤苍白或多汗等。⑦下肢血压明显低于上肢，双侧上肢血压相差 20mmHg 以上，股动脉等搏动减弱或不能触及。⑧长期口服避孕药等。

（四）高血压的社区管理

1. 高血压的社区管理内容　根据《国家基本公共卫生服务规范（第三版）》的要求，高血压的社区管理内容如下：

（1）高血压筛查

1）要求对辖区内 35 岁及以上常住居民，每年在其第一次到乡镇卫生院、村卫生室、社区卫生服务中心（站）就诊时为其免费测量血压。

2）对第一次发现收缩压≥140mmHg 和 / 或舒张压≥90mmHg 的居民在去除可能引起血压升高的因素后预约其复查，非同日 3 次血压高于正常，可初步诊断为高血压。如有必要，建议转诊到上级医院确诊，2 周内随访转诊结果，对已确诊的原发性高血压病人纳入高血压病人健康管理。对可疑继发性高血压病人，及时转诊。

3）高危人群：如有以下六项指标中的任意一项高危因素，建议每半年至少测量 1 次血压，并接受医务人员的生活方式指导。①血压高值（收缩压 130～139mmHg 和 / 或舒张压 85～89mmHg）。②超重或肥胖和 / 或腹型肥胖：超重，28kg/m² ＞ BMI ≥24kg/m²；肥胖，BMI ≥28kg/m²。腰围，男≥90cm（2.7

尺），女≥85cm（2.6 尺）为腹型肥胖。③高血压家族史（一、二级家属）。④长期膳食高盐。⑤长期过量饮酒（每日饮白酒≥100ml）。⑥年龄≥55 岁。

（2）高血压病人随访评估：对原发性高血压病人，每年要提供至少 4 次面对面的随访。随访内容包括：①测量血压并评估是否存在危急情况，如出现收缩压≥180mmHg 和 / 或舒张压≥110mmHg；意识改变、剧烈头痛或头晕、恶心呕吐、视物模糊、眼痛、心悸、胸闷、喘憋不能平卧及处于妊娠期或哺乳期同时血压高于正常等危急情况之一，或存在不能处理的其他疾病时，须在处理后紧急转诊。对于紧急转诊者，基层卫生机构应在 2 周内主动随访转诊情况。②若不需紧急转诊，询问上次随访到此次随访期间的症状。③测量体重、心率，计算体重指数（BMI）。④询问病人疾病情况和生活方式，包括心脑血管疾病、糖尿病、吸烟、饮酒、运动、摄盐情况等。⑤了解病人服药情况。高血压病人的随访流程图见图 10-2。

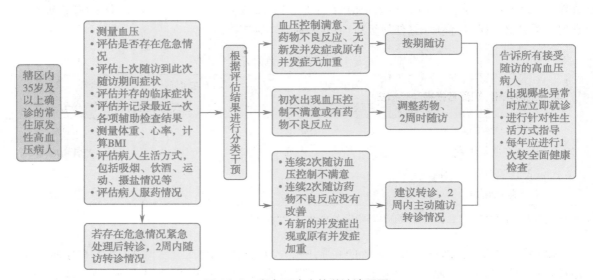

图 10-2　高血压病人的随访流程图

（3）分类干预

1）对血压控制满意：一般高血压病人血压降至 140/90mmHg 以下；≥65 岁老年高血压病人的血压降至 150/90mmHg 以下，如果能耐受，可进一步降至 140/90mmHg 以下；一般糖尿病或慢性肾脏病病人的血压目标可以在 140/90mmHg 基础上再适度降低。

2）对第一次出现血压控制不满意：即收缩压≥140mmHg 和 / 或舒张压≥90mmHg，或出现药物不良反应的病人，结合其服药依从性，必要时增加现用药物剂量、更换或增加不同类的降压药物，2 周内随访。

3）对连续两次出现血压控制不满意或药物不良反应难以控制以及出现新的并发症或原有并发症加重的病人，建议其转诊到上级医院，2 周内主动随访转诊情况。

4）对所有的病人进行有针对性的健康教育，与病人一起制定生活方式改进目标并在下一次随访时评估进展。告诉病人出现哪些异常时应立即就诊。

（4）健康体检：对原发性高血压病人，每年进行 1 次较全面的健康检查，可与随访相结合。内容包括体温、脉搏、呼吸、血压、身高、体重、腰围、皮肤、浅表淋巴结、心脏、肺部、腹部等常规体格检查，并对口腔、视力、听力和运动功能等进行粗测判断。

2. 高血压病人社区管理的服务要求

（1）高血压病人的健康管理由医生负责，应与门诊服务相结合，对未能按照管理要求接受随访的病人，乡镇卫生院、村卫生室、社区卫生服务中心（站）医护人员应主动与病人联系，保证管理的连续性。

（2）随访包括预约病人到门诊就诊、电话追踪和家庭访视等方式。

（3）乡镇卫生院、村卫生室、社区卫生服务中心（站）可通过本地区社区卫生诊断和门诊服务等途径筛查和发现高血压病人。有条件的地区，对人员进行规范培训后，可参考《中国高血压防治指南》对高血压病人进行健康管理。

（4）发挥中医药在改善临床症状、提高生活质量、防治并发症中的特色和作用，积极应用中医药方法开展高血压病人健康管理服务。

（5）加强宣传，告知服务内容，使更多的病人和居民愿意接受服务。

（6）每次提供服务后及时将相关信息记入病人的健康档案。

知 识 链 接

高血压长期随访管理

未达标病人：①随访频率，每2～4周，直至血压达标；②随访内容，查体（血压、心率、心律），生活方式评估及建议，服药情况，调整治疗。

已达标病人：①频率，每3个月1次；②内容，有无再住院的新发合并症，查体（血压、心率、心律，超重或肥胖者应监测体重及腰围），生活方式评估及建议，了解服药情况，必要时调整治疗。

评估内容：除上述每3个月随访事项外，还需再次测量体重、腰围，并进行必要的辅助检查，同初诊评估，即血常规、尿常规、生化（肌酐、尿酸、谷丙转氨酶、血钾、血糖、血脂）、心电图。有条件者可选做：动态血压监测、超声心动图、颈动脉超声、尿蛋白/肌酐、胸片、眼底检查等。

（五）高血压病人的健康指导

1. 自我管理指导　提倡高血压病人自我管理，在专业人员的指导下，可以自发组织自我管理小组，学习健康知识和防治知识，提高高血压的管理效果。要认识高血压的危害，学会自测血压，重视非药物治疗高血压，坚持合理膳食、适当运动、戒烟限酒、心理平衡，提高与医护的沟通能力和紧急情况下寻求医疗帮助的能力。

2. 生活方式指导　对正常人群、高危个体、正常高值以及所有高血压病人，不论是否接受药物治疗者，均需针对危险因素进行改变不良行为和生活方式的指导。《中国高血压防治指南》指出，针对高血压发病的3个主要危险因素的措施是减重、限酒和低盐。超重者应注意限制热量和脂类的摄入，并增加体育锻炼；减少食盐摄入，少食腌制品，食盐摄入量每日应低于5g，烹调时尽可能使用量具，用代用盐、食醋等替代产品；限制饮酒量尽量做到少饮酒或不饮酒，酗酒者逐渐减量，必要时可借助药物戒酒，特别是超重的高血压病人更应该戒酒。此外，高血压病人生活方式指导的内容还包括合理膳食、戒烟、平衡心理、预防便秘、提高服药的依从性、规范监测血压等，并持之以恒，以达到预防和控制高血压及其他心血管疾病的发病危险。

3. 药物治疗的指导　①监测服药与血压的关系，指导病人及家属如何测量血压，并记录血压观察药物的疗效和副作用。②强调遵医嘱用药的重要性，用降压药使血压降至理想水平后，应继续服用维持量，以保持血压相对稳定，忌突然换药或忽服忽停，对无症状者更应强调。③强调不能擅自突然停药，经治疗血压得到满意控制后，可逐渐减少剂量，甚至可考虑停药，但如果突然停药，可导致血压突然升高，出现停药综合征，冠心病病人突然停用β受体阻滞剂可诱发心绞痛、心肌梗死等。

4. 体位性低血压的预防和处理指导　通过健康教育让病人了解体位性低血压的表现和危害，尤其在联合用药、服首剂药物或加量时特别注意预防。指导病人避免长时间站立，尤其在服药后最初几个小时；改变姿势、特别是从卧、坐位起立时动作宜缓慢；服药时间可选在平静休息时，服药后继续休息一段时间再下床活动；如在睡前服药，夜间起床排尿时应注意；避免用过热的水洗澡，更不宜大量饮酒。还应指导病人在体位性低血压发生时应取头低足高位平卧，可抬高下肢超过头部，屈曲股部肌肉和活动脚趾，以促进下肢血液回流。

5. 血压监测指导　推荐使用符合国际标准的上臂式电子血压计。指导内容主要包括监测频率、血压控制目标、血压测量方法及注意事项。病人在家中应该监测以下几种情况的血压。①上午 6～10 点和下午 4～8 点：这两个时间段的血压是一天中最高的，测量这两个时间段的血压可以了解血压的高峰。特别是每日清晨睡醒时，此时的血压水平可以反映服用的降压药物的降压作用是否能持续到次日凌晨。②服药后：在药物的降压作用达到高峰时测量。短效制剂一般在服药后 2 小时测量；中效药物一般在服药后的 2～4 小时测量；长效药物一般在服药后的 3～6 小时测量。③血压不稳定或更换治疗方案时，此时应连续测量 2～4 周，掌握自身血压规律、了解新方案的疗效。

二、糖尿病病人的社区护理与管理

糖尿病（diabetes mellitus，DM）是由遗传和环境因素相互作用引起的一组以慢性高血糖为特征的代谢异常综合征，是一种慢性、终生性疾病，包括 1 型糖尿病、2 型糖尿病、妊娠糖尿病和其他特殊类型糖尿病四种类型。如病情控制不好，可引起酮症酸中毒、高渗性昏迷等急性代谢紊乱，也可导致眼、肾、神经、血管、心脏等器官的损害，重者可以致残、致死，给病人及其家属带来了巨大的痛苦。糖尿病是社区常见病、多发病，糖尿病的防治及其管理是社区卫生服务面临的重要任务。

（一）糖尿病的流行病学特点

糖尿病已成为发达国家继心血管病和肿瘤之后的第三大慢性病，据国际糖尿病联盟（IDF）统计，2019 年全球有 4.63 亿的成年人患有糖尿病，中国的患病总人数约为 1.164 亿人。预计到 2030 年全球将增加到 5.78 亿，到 2045 年将增加到 7 亿，糖尿病防控工作面临严峻的挑战。我国糖尿病的发病特点：以 2 型糖尿病为主，1 型糖尿病及其他类型糖尿病少见；男性略多于女性；经济发达地区的糖尿病患病率明显高于不发达地区，城市高于农村；未诊断糖尿病比例较高，据 2013 年调查显示，未诊断的糖尿病病人约占总数的 63%；肥胖人群糖尿病患病率升高了 2 倍。BMI 越高患病率越高。

（二）糖尿病的危险因素

1. 不可改变的危险因素　包括遗传因素、年龄、先天的子宫内营养环境不良等。

（1）遗传因素：国内外报道普遍认为糖尿病具有遗传倾向性，表现为糖尿病有明显的家族聚集现象。有糖尿病家族史者的患病率比无糖尿病家族史者高，其中 2 型糖尿病的遗传倾向更为明显。

（2）年龄：由于身体各组织老化，功能下降，胰岛素分泌不足，加之运动、饮食、健康问题积累等，糖尿病的发病率随着年龄增长而逐渐增加。

（3）先天的子宫内营养环境不良：子宫内营养不良可致胎儿体重不足，而低体重儿在成年后肥胖则发生糖尿病及胰岛素抵抗的机会增加。

2. 可改变的危险因素　包括不良生活方式、生物源和化学因素等。

（1）不良生活方式：不合理饮食，包括高热量、高脂肪、高胆固醇、高蛋白、高糖、低纤维素食物；静坐生活方式；酗酒；心境不良等。

（2）生物源和化学因素：病毒感染，如 1 型糖尿病与柯萨奇病毒、腮腺炎病毒、风疹病毒、脑心肌炎病毒有关。有专家指出，持续性病毒感染可引起自身免疫反应，T 淋巴细胞亚群的改变与 2 型糖尿病自身免疫致病有关。化学毒物和某些药物，如噻嗪类利尿药、苯妥英钠可影响糖代谢并引起葡萄糖不耐受性，对这类药物敏感者可导致糖尿病。长期应用糖皮质激素可引起糖尿病。

3. 中间危险因素　又称伴随疾病，如高血压、血脂异常、血液黏稠度高、胰岛素抵抗等。

（三）糖尿病的诊断与评估

1. 糖尿病的诊断标准　1980 年以来国际上通用 WHO 的诊断标准，1997 年美国糖尿病协会（American Diabetes Association，ADA）提出修改糖尿病诊断标准的建议，WHO 专家委员会于 1999 年公布了协商性报告，1999 年 10 月我国糖尿病学会采纳新的诊断标准。糖尿病诊断标准为，糖尿病症状加任意时间血浆葡萄糖水平≥11.1mmol/L（200mg/dl）；或空腹血浆葡萄糖（fasting blood glucose，

FBG)≥7.0 mmol/L（126mg/dl）；或口服葡萄糖耐量试验（oral glucose tolerance test，OGTT）中 2 小时葡萄糖水平（2hPG）≥11.1mmol/L（200mg/dl）。诊断标准中，糖尿病症状指多尿、烦渴多饮和体重减轻；空腹是指 8～10 小时内无任何热量摄入；血浆葡萄糖推荐采用葡萄糖氧化酶法测定静脉血浆葡萄糖；空腹血浆葡萄糖正常为 3.9～6.0mmol/L（70～108mg/dl）；任意时间指一日内任何时间，无论上一次进餐时间及食物摄入量；任意时间血浆葡萄糖水平与 OGTT 2 小时葡萄糖水平相同，均以≥11.1mmol/L（200mg/dl）为诊断标准。

2. 糖调节受损的诊断标准　糖调节受损（impaired glucose regulation，IGR）是指诊断标准中划出的处于正常血糖与糖尿病血糖水平之间的状态，即血糖水平已高出正常，但尚未达到目前界定的糖尿病诊断水平，包括空腹血糖受损和 / 或糖耐量受损。糖调节受损的判断以空腹血糖和 / 或口服葡萄糖试验（OGTT）2 小时血糖为准。

3. 常见健康问题　糖尿病常见的健康问题包括代谢紊乱综合征、急性并发症和慢性并发症。

（1）代谢紊乱综合征：糖尿病病人可无明显症状，仅于健康检查时发现高血糖。也可表现为典型的"三多一少"症状，即多尿、多饮、多食和体重减轻。除典型症状之外，由于糖代谢异常，能量利用减少，负氮平衡和失水等原因，病人常伴有疲劳、乏力。由于尿糖局部刺激，病人可出现皮肤瘙痒，尤其是女性外阴，在并发真菌感染时瘙痒更严重。血糖升高较快时可使眼房水、晶状体渗透压改变而引起屈光改变致视物模糊。

（2）急性并发症：包括低血糖、酮症酸中毒。①低血糖多由进食量过少、药物应用剂量过大、用法不当、不适当的运动等引起，轻者表现为心悸、大汗、无力、手抖、饥饿感等，严重者可出现意识模糊、嗜睡、抽搐、昏迷甚至死亡。部分病人在多次低血糖症发作后会出现无警觉性低血糖症，可无先兆直接进入昏迷状态，实验室检测血糖≤2.8mmol/L（50mg/dl）。②糖尿病酮症酸中毒是糖尿病的一种严重急性并发症，常见于 1 型糖尿病病人，多发生于代谢控制不良、伴发感染、严重应激、胰岛素治疗中断、饮食失调等情况；2 型糖尿病如代谢控制差、伴有严重应激时亦可发生。糖尿病酮症酸中毒的早期表现为糖尿病症状加重，随后出现极度口渴、呕吐伴头痛、嗜睡、烦躁、呼吸深快有烂苹果味（丙酮味）等症状，后期出现严重失水、尿量减少、皮肤弹性差、眼球下陷、血压下降、四肢厥冷、血糖高于 16.7mmol/L、尿酮体（+～+++）等，如果没有及时得到控制，病情将进一步恶化，重者出现神志不清、昏迷。

（3）慢性并发症：包括大血管病变、糖尿病微血管病变、糖尿病神经病变、糖尿病足等。糖尿病大血管病变，是糖尿病最严重而突出的并发症，主要表现为动脉粥样硬化。动脉粥样硬化主要侵犯主动脉、冠状动脉、脑动脉、肾动脉和肢体动脉等，引起冠心病、缺血性或出血性脑血管病、肾动脉硬化、肢体动脉硬化等；糖尿病微血管病变是特异性并发症，可累及全身各组织器官，主要表现在视网膜、肾、神经和心肌组织，其中以糖尿病肾病和视网膜病变尤为重要。糖尿病肾病是一个逐渐发展的过程，早期一般没有症状，尿常规化验正常或只有微量白蛋白尿，经过合理治疗大多数可以逆转。而一旦出现大量蛋白尿、全身水肿、高血压、贫血等症状时，往往已经进入晚期阶段，此时病情已经不可逆转，最后逐渐发展至肾功能衰竭。糖尿病性视网膜病变，多见于糖尿病病程超过 10 年者，是糖尿病病人失明的主要原因之一。糖尿病足是指下肢远端神经异常和不同程度周围血管病变相关的足部溃疡、感染和 / 或深层组织破坏，是糖尿病最严重和治疗费用最多的并发症之一，是糖尿病非外伤性截肢的最主要原因。

（四）糖尿病病人的社区管理

1. 糖尿病病人的社区管理内容　根据《国家基本公共卫生服务规范（第三版）》的要求，糖尿病病人的社区管理包括以下内容，可见社区管理流程图（图10-3）。

（1）糖尿病筛查：社区卫生服务机构需对辖区内 35 岁及以上 2 型糖尿病病人进行规范社区管理。对工作中发现的 2 型糖尿病高危人群进行有针对性的健康教育，每年至少测量 1 次空腹血糖，并接受医务人员的健康指导。

（2）糖尿病病人随访：对确诊的 2 型糖尿病病人，每年提供 4 次免费空腹血糖检测，至少进行 4 次面对面随访（图 10-3）。随访内容包括：①测量空腹血糖和血压，并评估是否存在危急情况，如出现血糖≥16.7mmol/L 或血糖≤3.9mmol/L；收缩压≥180mmHg 和 / 或舒张压≥110mmHg；有意识或行为改变、呼气有烂苹果样丙酮味、心悸、出汗、食欲减退、恶心、呕吐、多饮、多尿、腹痛、有深大呼吸、皮肤潮红；持续性心动过速（心率超过 100 次 /min）；体温超过 39℃或有其他的突发异常情况，如视力突然骤降、妊娠期及哺乳期血糖高于正常等危险情况之一，或存在不能处理的其他疾病时，须在处理后紧急转诊。对于紧急转诊者，乡镇卫生院、村卫生室、社区卫生服务中心（站）应在 2 周内主动随访转诊情况。②若不需紧急转诊，询问上次随访到此次随访期间的症状。③测量体重，计算体重指数（BMI），检查足背动脉搏动。④询问病人疾病情况和生活方式，包括心脑血管疾病、吸烟、饮酒、运动、主食摄入情况等。⑤了解病人服药情况。

（3）分类干预：①对血糖控制满意（空腹血糖值＜7.0mmol/L）、无药物不良反应、无新发并发症或原有并发症无加重的病人，预约进行下一次随访。②对第一次出现空腹血糖控制不满意（空腹血糖值≥7.0mmol/L）或药物不良反应的病人，结合其服药依从情况进行指导，必要时增加现有药物剂量、更换或增加不同类的降糖药物，2 周内随访。③对连续两次出现空腹血糖控制不满意或药物不良反应难以控制以及出现新的并发症或原有并发症加重的病人，建议其转诊到上级医院，2 周内主动随访转诊情况。④对所有的病人进行针对性的健康教育，与病人一起制定生活方式改进目标并在下一次随访时评估开展。告诉病人出现哪些异常时应立即就诊。

（4）健康体检：对确诊的 2 型糖尿病病人，每年进行 1 次较全面的健康体检，体检可与随访相结合。内容包括体温、脉搏、呼吸、血压、身高、体重、腰围、皮肤、浅表淋巴结、心脏、肺部、腹部等常规体格检查，并对口腔、视力、听力和运动功能等进行粗测判断。

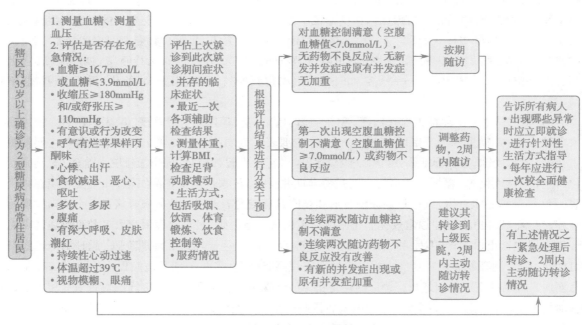

图 10-3　糖尿病病人的社区管理流程

2. 糖尿病病人社区管理的服务要求

（1）对于 2 型糖尿病病人的健康管理由医生负责，应与门诊服务相结合，对未能按照健康管理要求接受随访的病人，乡镇卫生院、村卫生室、社区卫生服务中心（站）应主动与病人联系，保证管理的连续性。

（2）随访包括预约病人到门诊就诊、电话追踪和家庭访视等方式。

（3）乡镇卫生院、村卫生室、社区卫生服务中心（站）要通过本地区社区卫生诊断和门诊服务等途径筛查和发现 2 型糖尿病病人，掌握辖区内居民 2 型糖尿病的患病情况。

（4）发挥中医药在改善临床症状、提高生活质量、防治并发症中的特色和作用，积极应用中医药方法开展糖尿病病人健康管理服务。

（5）加强宣传，告知服务内容，使更多的病人愿意接受服务。

（6）每次提供服务后及时将相关信息记入病人的健康档案。

（五）社区糖尿病病人的健康指导

1. 饮食指导　合理饮食是糖尿病治疗的一项基础措施。饮食指导的原则包括：①根据病人的实际需求（体重、劳动强度等）合理控制总热量，均衡营养，维持理想体重为原则。②定时定量，少量多餐，以减少单次餐后胰岛 β 细胞负担。③对于使用胰岛素治疗者，可在两餐间或睡前加餐，以防低血糖的发生。

2. 运动指导　运动治疗是糖尿病治疗的另一项基础措施。糖尿病病人的运动指导主要包括：①养成健康的生活习惯。培养活跃的生活方式，如增加日常身体活动，减少静坐时间，将有益的体育运动融入日常生活中。②在运动前需要对血糖、糖化血红蛋白、血酮、心电图、肺活量、血压、下肢血管彩超、负荷后心率变化等进行全面的体检，对于空腹血糖≥14mmol/L 且出现酮体者应避免运动，运动前血糖＜5.6mmol/L 应摄入额外的糖类后再运动。③运动项目要与病人的年龄、病情及身体承受能力相适应，并定期评估，适时调整运动计划，记录运动日记，有助于提升运动依从性。④对于合并各种急性感染、严重糖尿病慢性并发症、有明显酮症或酮症酸中毒倾向、有较严重的周围神经病变、频发低血糖、血糖波动较大者，禁忌使用运动疗法。⑤运动时注意随身携带包括个人联系方式、糖尿病病情说明等信息的病情说明卡。

3. 药物治疗指导　糖尿病药物治疗包括口服降糖药物治疗和胰岛素治疗。口服降糖药物治疗主要用于 2 型糖尿病病人，或 1 型糖尿病病人由于肥胖等存在胰岛素抵抗的情况。针对口服降糖药物治疗的病人，社区护士应指导病人遵医嘱服药，根据所服用药物的特点，掌握正确服药的方法，不要擅自更改降糖药物及其剂量。同时熟悉药物可能引起的副作用，并做好应对。使用胰岛素的病人，应教会病人或其家属正确的注射方法及注意事项。注射过早、过量很容易引起低血糖。如发生食欲减退、进食量少或呕吐、腹泻时，应相应减少药物剂量；活动量增加时，要减少胰岛素的用量并及时加餐。

4. 血糖监测　血糖监测有助于及时了解血糖控制情况，为治疗方案的调整提供依据。对于血糖平稳的病人，使用胰岛素治疗者建议每日自我监测至少 3 次，非胰岛素治疗者建议自我监测频率应适应治疗方案的需要。对于糖尿病孕妇，建议每周中 1～2 天全天进行自我监测。对于老年糖尿病病人要教会他们正确使用简易血糖仪，并告知自我血糖监测的记录。对于不能独立完成自我监测血糖者，可请家属或其他人员协助完成。

5. 足部护理指导　糖尿病足是糖尿病病人致残、致死的主要原因之一，也是造成社会沉重负担的重大公共卫生问题。指导病人每天检查足部，如发现皮肤有破损、水疱等，应及时去医院处理；养成每日用温水洗脚的良好习惯；定期修剪趾甲，避免抓破皮肤；选择合适的鞋袜；注意保护足部，避免发生冻伤、烫伤和其他外伤；一般糖尿病病程在 5 年以上的病人，至少应每年到医院检查足部血管、神经，有助于早期发现血管、神经病变，早期治疗。

6. 低血糖的预防指导　低血糖是糖尿病治疗过程中常见的急性并发症，尤其是接受胰岛素或长效磺脲类药物治疗的病人、老年病人及肾功能不全者容易发生低血糖。预防原则包括：①遵医嘱服药，定时定量，不要擅自加大药物剂量，也不要随意调整服药时间，尤其胰岛素注射的病人，胰岛素注射的时间过早、量过大很容易引起低血糖。②病人饮食应规律，定时定量，如由于各种原因引起的食欲减退、进食量少或胃肠道疾病引起呕吐、腹泻时，应相应减少药物剂量。③运动要适时适量，糖尿病病人的运动最好在餐后 1～2 小时进行，选择强度适宜的运动，避免过量运动。④尽量减少饮酒,尤其是勿空腹饮酒,因酒精可刺激胰岛素分泌,容易引起低血糖。⑤应随身携带糖果,以备发生低血糖时急用。⑥随身携带糖尿病病情卡,卡上注明姓名、诊断、电话等,一旦出现严重低血糖,便于其他人了解病情、紧急施救并通知家人。

7. 糖尿病病人自我管理教育指导 糖尿病是一种长期慢性疾病,病人日常行为和自我管理能力是糖尿病控制与否的关键之一。自我管理教育指导注意事项:①糖尿病病人在诊断后,应接受糖尿病自我管理教育,掌握相关知识和技能,并且不断学习。②糖尿病自我管理教育和支持应以病人为中心,尊重和响应病人的个人爱好、需求和价值观,以此指导临床决策。③糖尿病自我管理教育是病人的必修教育课,课程应包含延迟和预防 2 型糖尿病的内容,并注重个体化。④当提供糖尿病自我管理教育和支持时,健康教育提供者应该考虑治疗负担和病人自我管理的自我效能和社会与家庭支持的程度。鼓励病人家属支持和积极参与糖尿病控制,使病人感到家人的支持与关心。

(李彩福)

思 考 题

1. 简述慢性病社区管理流程。
2. 请绘图展示高血压的社区随访流程。
3. 请绘图展示糖尿病的社区管理流程。

Note:

URSING

第十一章

社区伤残病人的康复护理

11章 数字内容

学 习 目 标

知识目标:

1. 掌握社区康复护理概念、工作内容和工作特点;社区常用康复护理技术与方法。

2. 熟悉康复及康复医学概念、目标;常见疾病病人的社区康复护理内容和方法。

3. 了解康复服务方式、社区康复的管理体系。

能力目标:

能对社区伤残病人进行康复护理评估,围绕康复护理原则与目标、根据评估结果制订康复护理措施,并进行康复护理指导。

素质目标:

尊重伤残病人人格、生命价值,具有关心病人、平等待人的护理职业精神。

张先生,71 岁。高血压史 15 年,糖尿病史 9 年。半月前因晨起突发左侧肢体无力,无法行走,并伴有言语不清、口角歪斜、头晕等症状而就诊,以"急性脑梗死"收入院治疗 2 周,今日出院回家。社区护士家访,发现张先生目前左侧肢体偏瘫和运动性失语,生活无法自理。该家庭是空巢家庭,其子女均已成家且在外地工作,不能长期在本地照顾老年人。张先生的妻子今年 70 岁,患有腰椎间盘突出症 2 年,目前只能做简单家务,不能承担张先生的后期康复护理。

　　请思考:

　　1. 如何评定张先生的功能障碍程度?

　　2. 社区护士可以提供哪些康复护理服务?

　　3. 张先生所在社区应采取哪些措施以降低此类疾病的发生风险?

　　随着我国经济的不断发展,康复医学已渗入到医学的各个学科并贯穿于健康管理全程,尤其在提高病人生活质量方面起重要作用。社区康复是一种在家庭和社区层面上为伤残病人提供康复服务的方法,它强调以社区为基础,多部门合作,实现资源整合、改善环境和协助人们正确对待残疾问题,其根本宗旨在于满足伤残病人多方面的康复需求,确保伤残病人参与和融入社会,提高其生活质量。

第一节　康复与康复医学概述

　　WHO 继 1978 年国际初级卫生保健大会及阿拉木图宣言之后,提倡在发展中国家将社区康复作为一种促使伤残病人得到康复服务的策略。社区康复以其经济有效、灵活多样、覆盖面广、社区及家庭主动参与等优点成为大多数伤残病人康复的最有效形式。

一、康复

　　1. 概念　康复(rehabilitation)源于拉丁语,有"重新获得能力""恢复原来的良好状态"以及"复原""恢复"的含义。1981 年世界卫生组织医疗康复专家委员会把康复定义为"应用各种有用的措施以减轻残疾的影响和使伤残者重返社会"。康复工作不仅是训练病、伤、残者使其适应环境,而且是调整其周围环境和社会条件以利于他们重返社会。

　　2. 范畴　包括医学康复、教育康复、职业康复和社会康复。全面康复则指医学康复、教育康复、职业康复、社会康复和康复工程 5 个方面。

　　(1)医学康复(medical rehabilitation):是指通过医学或医疗手段来解决病伤残者的功能障碍。

　　(2)教育康复(education rehabilitation):是指对适龄病伤残儿童实施文化教育,可以在普通学校中开设特殊教育班或成立专门招收残疾儿童的学校。

　　(3)职业康复(vocational rehabilitation):是指对成年残疾人或成年后致残的病伤残者,在职业评定的基础上,根据其实际功能及其残留的能力实施针对性训练,使其掌握实用性职业技能,并帮助其谋求职业、自食其力。

　　(4)社会康复(social rehabilitation):是指从社会学或宏观上对病伤残者实施康复,如国家对残疾人的权利和福利通过立法的方式给予保障。

　　(5)康复工程(rehabilitation engineering):是指利用或借助工程学的原理和手段,将现代科技的技术和产品转化为有助于改善病伤残者功能的具体服务,如人工假肢、康复辅具等。

二、康复医学

1. **概念**　康复医学（rehabilitation medicine）是具有基础理论、评定方法及治疗技术的医学学科，是临床医学的一个重要分支。它以功能障碍的恢复为目标，以团队合作为基本工作模式，研究有关功能障碍的预防、评定和处理（治疗、训练）等问题，与保健、预防、临床共同组成全面医学（comprehensive medicine）。

2. **服务方式**　WHO 根据所能提供康复医学的层次将服务方式分为 3 类，分别是机构康复、社区康复和上门康复服务。

（1）机构康复（institution-based rehabilitation，IBR）：包括综合医院中的康复医学科（部）、康复门诊、专科康复门诊及康复医院（中心）、专科医院（中心）以及特殊的康复机构等。有较完善的康复设备，有经过正规训练的专业人员，工种齐全，有较高专业技术水平，能解决病、伤、残者各种康复问题。机构康复服务水平高，但收费也较高，病、伤、残者必须到机构方能接受康复服务，降低了经济困难人群、行动困难人群获得康复服务的可能性。

（2）社区康复（community-based rehabilitation，CBR）：依靠社区资源（人、财、物、技术）为本社区病、伤、残者提供服务，强调社区、家庭和个人的共同参与，以全面康复为目标，费用低、服务面广，有利于病、伤、残人员回归家庭和社会。促进社区康复是我国社区卫生服务的中心任务之一。

（3）上门康复服务（out-reaching rehabilitation service，ORS）：具有一定水平的康复人员走出康复机构，到病、伤、残者家庭或社区进行康复服务，但服务数量和内容均有一定限制。

以上三类服务相辅相成，共同构筑完善的康复服务体系，为伤残者解决康复问题。

三、残疾

残疾是一个变化发展的过程，是伤残者和阻碍他们在与其他人平等的基础上，充分和切实地参与社会的各种态度和环境相互作用所产生的结果。根据残疾发生的部位，我国将残疾分为视力残疾、听力残疾、语言残疾、智力残疾、肢体残疾和精神残疾 6 类。

2001 年，WHO 发布了《国际功能、残疾和健康分类》（International Classification of Functioning, Disability and Health，ICF）。ICF 对残疾的定义由身体功能和结构、活动和参与及背景因素（环境因素和个人因素）共同构成，认为残疾是疾病病人（如脑瘫、唐氏综合征和抑郁）与个人及环境因素（如消极态度、不方便残疾人使用的交通工具和公共建筑及有限的社会支持）之间的相互作用。在结构上，ICF 将身体功能与功能损伤 / 身体结构与结构损伤，活动与活动受限以及参与和参与限制作为三对重要的范畴来定义残疾（图 11-1）。

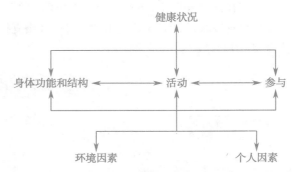

图 11-1　**国际功能、残疾和健康分类（ICF）模式图**

1. **身体功能（body function）和身体结构（body structure）功能**　是指身体各系统的生理功能（包括心理功能），结构是指身体的解剖部位，如器官、肢体及其组成成分。损伤（impairment）是指身体功能或结构出现的问题，如显著的变异或缺失。

2. **活动与参与（activity and participation）**　活动是指可由个体执行一项任务或行动；参与是指投入到一种生活情况中。活动受限（activity limitations）是指个体在进行活动时可能遇到的困难；参与限制（participation restrictions）是指个体投入到生活情景中可能经历的问题。

3. **背景因素**　包括环境因素（environment factor）和个人因素（personal factor），是指与人们日常生活和居住相关的自然、社会和态度的环境。

Note：

第二节 社 区 康 复

一、概念和内涵

1. 概念 国际劳工组织（international labor organization，ILO）、联合国教科文组织（United Nations Education，Scientific and Culture Organization，UNESCO）、世界卫生组织（WHO）在 2004 年的《社区康复联合意见书》中对社区康复的界定是"为社区内所有残疾人的康复、机会均等及社会包容性的一种社区整体发展战略"，需要"通过残疾人和家属、残疾人组织和残疾人所在社区，以及相关的政府和民间的卫生、教育、职业、社会机构和其他机构共同努力"以促进社区康复项目的完成。

我国目前对社区康复的定义为：社区康复是社区建设的重要组成部分，是指在政府领导下，相关部门密切配合，社会力量广泛支持，残疾人及其亲友参加，采取社会化方式，使广大残疾人得到全面康复服务，以实现机会均等、充分参与社会生活的目标。

2. 目标 是使残疾人获得有助于整体康复、融入和参与的康复服务。主要包括：

（1）确保病、伤、残者能够得到身心康复：通过康复训练技术及辅助用具的帮助，使病、伤、残者能够最大程度地恢复日常生活自理能力，能够独立或使用辅助用具（如拐杖或轮椅等）在住所周围活动，能够与他人沟通和交流。

（2）确保病、伤、残者能够完全融入所在社区与社会：依靠政府及社会的力量，确保病、伤、残者能与正常人群一样享受入学、就业等各种社会服务与机会；对社区群众、残疾人及家属进行宣传教育，使残疾人不受歧视、孤立与隔绝，并能得到医疗、交通、住房、教育、就业等方面必要的方便条件和支持，能够参与社会的各项活动。

3. 任务 在社区水平推广、支持和实施康复活动并协助转介到更专业的康复服务机构，以保证残疾人及其家庭能获得常规的康复服务和工作生活的机会，并推动社区朝向包容性社区发展。

二、社区康复服务的内容

按照社区康复广泛、多层面发展的策略，世界卫生组织、联合国教科文组织、国际劳工组织和国际残疾与发展联盟 2010 年共同出版的《社区康复指南》明确了社区康复涵盖五大领域 25 个方面的具体内容（图 11-2）。

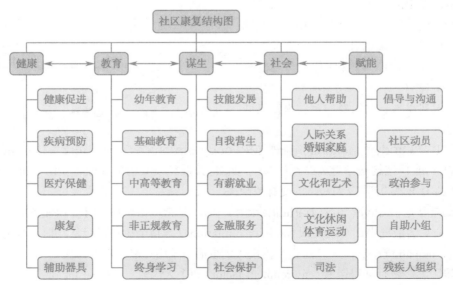

图 11-2 社区康复服务的内容

社区康复服务的原则如下：

1. 社会化原则　是指在政府的统一领导下，相关职能部门各司其职，密切合作，挖掘和利用社会资源，发动和组织社会力量，共同推进工作的原则。

2. 社区为本原则　社区康复服务的生存与发展须从社区实际出发，立足于社区内部的力量，使社区康复服务做到社区组织、社区参与、社区支持、社区受益。

3. 低成本、广覆盖原则　是我国卫生工作改革的原则之一。在社区康复服务中，以较少的人力、物力、财力投入，使大多数伤、病、残者获得必要的康复服务，以保障康复对象的基本康复需求。

4. 因地制宜原则　由于不同地区经济发展水平、文化习俗、康复技术及资源等不同，康复对象的康复需求存在很大差异，因此，只有根据实际情况，因地制宜地采取适合本地区的社区康复服务模式，才能解决当地的康复问题。

5. 技术实用原则　康复技术必须易懂、易学、易会，使大多数参与康复的医务人员、康复对象本人及其家属掌握康复技术，因此，康复技术应注意向简单化、实用化方向转化。

6. 康复对象主动参与　康复对象由被动接受服务的角色，转为主动积极参与的角色，参与康复计划的制订、目标的确定、训练的开展以及回归社会等全部康复活动。

7. 提供全面的康复服务　为实现社区康复目标，社区康复应遵循全面康复的方针，为社区残疾人提供医疗、教育、职业和社会等方面的康复，促进残疾人回归社会。

三、社区康复的管理网络

1. 组织网络　社区康复的开展依赖于健全的网络化结构，目前我国社区康复服务的网络为三级社区康复网络，包括政府部门参与的社区康复管理网、卫生部门参与的三级医疗保健康复网，民政部门参与的三级社会福利保障网络。

2. 工作体系　社区康复的实施依靠社会化的工作体系，由组织管理网络、技术指导网络和训练服务网络组成。

（1）组织管理网络：加强政府领导，完善省、市、县（区）残疾人工作办公室；街道、乡镇残疾人联合会协调有关单位，统筹考虑残疾人的康复需求和资源，因地制宜开展社区康复工作；社区居委会、村委会配备专职或兼职的社区康复员，提供就近方便的康复服务。

（2）技术指导网络：各级社区康复技术指导组制定常见康复疾病的技术标准、推广实用适宜康复技术、培训人员和评估康复效果；省级、地（市）级残疾人康复中心扩展康复业务和服务领域，发挥技术示范和指导作用；县（区）建议康复指导中心，提供技术服务、人员培训及咨询转介等服务。

（3）训练服务网络：以社区为基础、家庭为依托，发挥社区卫生服务中心（站）、乡镇卫生院、学校、工作治疗站等各类场所现有机构、设施、人员的作用，资源共享，形成社区康复训练网络，提供就近方便、及时有效的康复训练与服务。

四、社区康复的基本模式

1. 社会医疗合作模式　由政府各部门如卫生、残疾人联合会、福利和社会保障等部门领导，康复专家、康复医师、康复治疗师和康复护士组成团队，提供技术支持。

2. 医院附属模式　由区域性大型综合医院直属或附属，并由该综合医院提供技术支持及人才培养，以社会招聘形式完成对基层社区康复人员的扩充。

3. 社区卫生中心一体化模式　是中国目前社区康复的主要形式。社区卫生服务中心设置康复治疗室，配有基础的康复训练器材和评定设施，定期对社区所辖范围内的康复对象进行康复治疗和功能评定；同时开设家庭康复病床，康复工作者定期到康复对象家中进行康复治疗。各区县所在康复中心医生定期到周围的社区卫生服务中心进行技术指导和康复讲座，举办技术培训班。

4. 社会力量独立创办社区康复医院模式 由私人经营,以服务康复人群为目的,合理获得利益。该类型康复模式有国家法规支持、运转灵活,是解决日益增长的康复医疗服务需求的有力补充。

第三节 社区康复护理

一、社区康复护理概述

(一)基本概念

1. 康复护理(rehabilitation nursing) 是康复医学的一个重要分支,也是护理学的重要分支;是在总体康复医疗计划下,为达到全面康复的目标,护士与其他康复专业人员共同协作,对康复对象进行适合康复医学要求的专门的护理和各种功能训练,以预防残疾的发生、发展及继发性残疾,减轻残疾的影响,达到最大限度的功能改善和重返社会。

2. 社区康复护理(community-based rehabilitation nursing) 将现代整体护理融入社区康复,在康复医师的指导下,在社区层次上,以家庭为单位,以健康为中心,以人的生命为全过程,社区护士依靠社区内各种力量,即康复对象家属、志愿工作者和所在社区的卫生、教育、劳动就业及社会服务等部门的合作,对社区康复对象提供护理服务。

(二)社区康复护理的服务对象

1. 病伤残者 "病"指各种先天性和后天性疾病导致功能障碍的病人,如各种慢性病病人;"伤"指各类战争伤、工伤以及其他各类突发事件如地震、交通事故等引起的功能障碍;"残"指各类先天或后天因素导致的残疾。

2. 老年人 由于器官老化,老年人身体机能减退,日常生活活动能力和对周围环境适应力减退,需要根据身体机能及健康状态对行为活动进行一定的调整以适应老化状态;同时,老年人患病率增高且常同时患有多种慢性病,患病老年人出院后回归家庭,需要长期的康复护理指导。

3. 亚健康状态者 亚健康是指身体处于健康和疾病之间的一种临界状态,机体无明显的临床症状和体征,但已有潜在的发病倾向,各种适应能力不同程度减退,处于一种机体结构退化、生理功能减退以及心理失衡的状态。如果处理得当,可向健康状态转化;反之则易患上各种疾病。

(三)社区康复护理的工作内容

1. 开展社区康复护理现状调查 社区护士在社区范围进行调查,了解社区康复资源、康复护理对象数量、分布及康复护理需求,并做好登记,为社区康复计划的制定提供依据。

2. 开展社区康复护理服务

(1)康复护理技术实施:是社区康复护理最基本的内容。社区护士根据整体康复护理计划,与康复其他专业人员配合,共同完成病人的康复工作,如对服务对象实施康复护理技术如体位护理、呼吸训练技术等;熟悉常见康复疾病如神经疾病、骨骼疾病等的主要功能障碍、康复护理评估及专科康复护理技术,预防相关并发症的发生;在病情允许的情况下,训练病人的日常生活活动能力;熟悉自助器、步行器等各种辅助用具的性能、使用方法和注意事项,指导功能障碍者选用合适的辅助用具及使用方法。

(2)观察和记录康复疗效及病情:注意观察病人的残疾情况及康复训练过程中残疾程度的变化,与相关人员保持良好的沟通联系,记录并提供各类康复相关信息,做好协调工作,促进康复治疗的实施。

(3)开展康复护理教育:残疾人和慢性病病人都有其特殊的、复杂的心理活动,甚至出现精神、心理障碍和行为异常。护理人员应理解服务对象,对其本人及其家属要进行必要的康复知识教育,指导和帮助他们掌握技能,帮助他们树立信心,鼓励参与康复训练,完成"自我康复护理",逐渐从部分自理到完全自理,增强信心,以适应生活,重返社会。

Note:

（4）协助社区康复转介服务：在康复服务的过程中，一些新的、前沿的康复技术由上级机构下传至社区康复中心，而一些难以在社区层面解决的问题则需要向上级机构转送，这种上下转介的系统是社区康复的重要内容。社区护士应掌握社区转介服务的资源与信息，了解康复对象的需求，提供针对性的转介服务。

3. 开展社区"伤残三级预防"工作

（1）一级预防：预防一切可能导致伤残疾病发生的原因。如进行婚前检查预防先天性残疾；进行新生儿筛查减少致残性疾病的发生。

（2）二级预防：对疾病的早期发现、早期诊断、早期治疗，目的在于治愈疾病或减少疾病的影响。如早期发现高血压、糖尿病、精神障碍等疾病，对病人及时实施医疗干预和护理，预防残疾的发生。

（3）三级预防：限制或逆转已经存在的疾病或损伤的影响，包括对病伤残者进行康复治疗、辅具的配备和技术指导等，防止残疾程度加重。如对肢体功能障碍者进行运动功能、生活自理能力和社会适应方面的康复训练；对残疾人生活环境进行改造，帮助残疾人回归家庭和社会等。

二、社区康复护理技术与方法

（一）体位摆放及体位转换技术

体位摆放和体位转换技术是预防因长期卧床而引起的坠积性肺炎、压力性损伤、肌肉萎缩、关节挛缩和深静脉血栓等并发症的关键措施，是康复护理的专业技术。体位摆放应早期开展，且每隔 1～2 小时为病人变换体位一次。

1. 体位摆放　指根据临床护理和康复需要，协助或指导卧床病人将身体摆放成正确、舒适的体位。

（1）偏瘫病人的体位摆放：为预防偏瘫病人关节挛缩畸形，应将病人的肢体置于抗痉挛体位。

1）仰卧位：患侧头部枕在枕头上，患侧肩胛和上肢下垫一长枕，上臂前旋后，肘伸直，腕伸直，手指伸展，平放于枕头上；长枕或长浴巾卷起垫于患侧髋下、臀部、大腿外侧，防止下肢外展、外旋；膝下可稍微垫起，保持伸展微屈（图 11-3）。

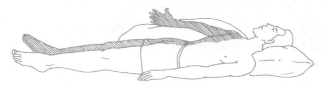

图 11-3　偏瘫病人仰卧位

2）健侧卧位：头部垫枕，健侧在下，患侧在上，躯干与床面保持直角，不要向前呈半卧位。患侧上肢前臂伸直，掌心向下放于胸前枕头上，后期病人如肌张力较高，手指屈曲，掌心向下握毛巾卷，保持腕背伸；患侧下肢向前屈髋、屈膝，完全放于枕头上，注意足也应完全放于枕头上；背部可用枕头轻塞靠住（图 11-4）。

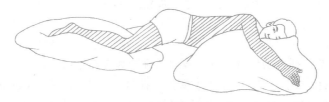

图 11-4　偏瘫病人健侧卧位

3）患侧卧位：头部垫枕，患侧在下，健侧在上。患侧上肢外展，与躯干的角度不小于 90°，肩关节拉出以防受压，上臂旋后，肘与腕均伸直，掌心向上；健侧上肢放松，置于躯干上；患侧下肢稍屈曲放于健腿后，健侧下肢稍屈曲置于体前枕头上呈迈步位；后背用枕头稳固支撑（图 11-5）。

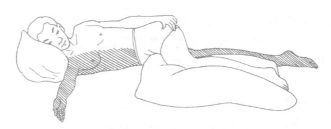

图 11-5　偏瘫病人患侧卧位

　　4）俯卧位：如病人心、肺及骨骼情况允许，可采用俯卧位使髋关节充分伸展，并可缓解身体后部骨隆突处受压组织的压力。病人俯卧，使头偏向一侧，两臂屈曲置于头两侧；于胸部、髋部及踝部各垫一软枕。

　　（2）脊髓损伤病人的体位摆放

　　1）仰卧位：保证病人头、背、肩、臀和膝关节成直线，无身体扭曲。肩关节内收，呈中立位或内收，勿后缩；肘关节伸展，腕背伸约45°，手指轻度屈曲，拇指对掌。上肢放于身体两侧，可在关节下垫枕头，使手的位置高于肩部防止重力性肿胀；下肢髋关节伸展并轻度外展，膝伸展但不能过伸，踝关节背屈，脚趾伸展，两下肢间可放一个枕头（图11-6）。

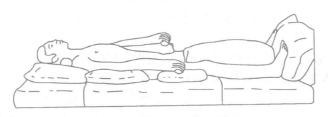

图 11-6　脊髓损伤病人仰卧位

　　2）侧卧位：病人侧身卧床，屈髋屈膝，面向同侧；下方上肢放在垫于头下和胸背部的两个枕头之间，肘关节伸展，前臂旋后；上方上肢呈旋后位，胸壁有上肢间垫一枕头。髋、膝关节屈曲，两下肢之间垫双枕，使上面的下肢轻压于下方枕头；踝关节背屈，脚趾伸展（图11-7）。

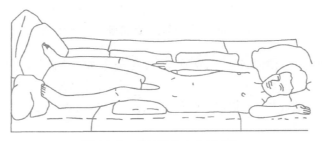

图 11-7　脊髓损伤病人侧卧位

2. 体位转换

　　（1）床上翻身：主要包括主动翻身训练和被动翻身训练两种方式。

　　1）主动向健侧翻身：双手十指交叉，患手拇指压在健手拇指上方（即 Bobath 式握手）；屈曲肩关节90°，伸直肘关节，健腿插入患腿下方；头转向健侧，健侧上肢、躯干带动偏瘫侧上肢摆向患侧，再反向摆向健侧，利用摆动惯性向健侧旋转身体，同时健侧膝关节背屈，勾住患侧小腿，在健侧下肢的带动下使骨盆和患侧下肢转向健侧。

　　2）主动向患侧翻身：双手十指交叉，患手拇指压在健手拇指上方（即 Bobath 式握手）；屈曲肩关节90°，伸直肘关节；头转向患侧，健足踩在床面上，屈膝；健侧上肢带动偏瘫侧上肢摆向健侧，再反

Note：

向摆向患侧，同时健侧足蹬踏床面，向患侧用力，在躯干和上肢手的配合下向患侧翻身（图11-8）。

3）被动向患侧翻身：护士帮助病人将患侧上肢外展置于90°体位；病人自行将身体转向患侧。若病人完成有困难，护士可采用向健侧翻身的方法，帮助病人完成动作。

4）被动向健侧翻身：先旋转上半部躯干，再旋转下半部躯干。护士一手置于病人颈部下方，一手置于患侧肩胛骨周围，将病人头部及上半部躯干转为健侧卧位；一手置于患侧骨盆将其转向前方，另一手置于患侧膝关节后方，将患侧下肢旋转并摆放于自然半屈位（图11-9）。

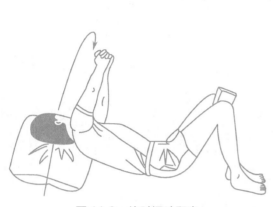

图 11-8　伸肘摆动翻身

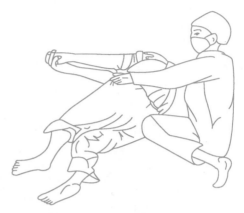

图 11-9　被动向患侧翻身

（2）床上横向移动：偏瘫病人的床上移动可通过将健足伸到患足下方，勾住患足向右（左）动；健足和肩撑起臀部，将下半身移向右（左）侧；臀部向右（左）移动；头向右（左）移动完成。病人完成困难时，护理人员也可以一手放于病人膝关节上方，一手抬起病人臀部，帮助其向一侧移动。

（3）坐位及坐位平衡训练：长期卧床病人坐起时，可能发生体位性低血压，因此宜先从半坐位开始。可先抬高床头30°，耐受后，逐步过渡到坐位。

1）翻身至端坐位训练：病人仰卧，患侧上肢放于腹上，健足放于患侧足下呈交叉状，护理人员位于病人健侧，双手分别扶于病人双肩，缓慢帮助病人向健侧转身，并向上牵拉病人双肩。病人同时健臂肘关节支撑上身抬离床面，健手辅助支撑，健足带动患足一并移向床沿，两足平放于地面，完成坐起动作（图11-10）。全程应给予充分保护，必要时予以帮助，但禁止用力牵拉患肩。如果条件允许，病人也可主动翻身至健侧完成坐起动作。

2）静态坐位平衡训练：为保持躯体平衡，可先用靠背架支撑或端坐在靠背椅上。坐稳后，可左右、前后轻推，训练其平衡力。左右平衡训练时，护士置身于病人患侧，一手置于腋下，一手置于健侧腰部，嘱病人身体重心先移向患侧再移向健侧，反复进行；进行前后平衡训练时，协助病人身体重心前后倾斜，然后慢慢恢复中立位，反复进行。

（4）立位及立位平衡训练：病人能够自行坐稳，且下肢肌力允许时，可行起立动作及立位平衡训练。

1）坐到站起平衡训练：开始时以健足进行，双脚开立，屈髋，用健手在身体侧方抓住平衡杠或扶手，使上半身前倾，重心移至双腿（主要在健腿上），然后做抬臀站起动作。下肢负重能力增强后可自行站立。站立后要注意扶持，以防发生意外。

2）立位平衡训练：双足分开一足宽，双腿垂直站立；双肩垂直于双髋，双髋在双踝之前；髋、膝伸展，躯干直立；双肩水平位，头中立位。站立时，不仅应练习平静站立，还应早期练习使身体向前后、左右摇动，上半身向左右转动。可依次协助病人进行扶站、平行杠内站立、独立站立以及单足交替站立。训练时要注意安全，尤其是高龄或体弱者，要进行辅助，防止摔倒、骨折等事故发生。可给予单拐或双拐辅助器辅助。

Note：

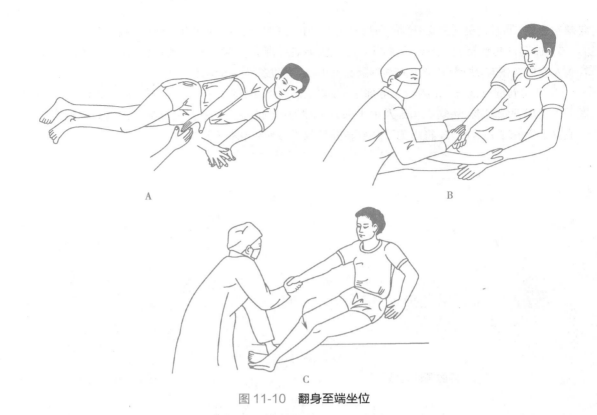

图 11-10　翻身至端坐位

（二）日常生活活动能力训练

日常生活活动（activities of daily living，ADL）是指人们在日常生活中为了照顾自己的衣、食、住、行、保持个人卫生整洁和独立的社会活动所必需的一系列基本活动，是人们为了维持生存和适应生存环境而每天必须反复进行的、最基本的、最有共性的活动。

ADL 根据性质又可分为基础性日常生活活动（basic activities of daily living，BADL）和工具性日常生活活动（instrumental activities of daily living，IADL）。BADL 是指人们为了维持基本的生存、生活需要而每天必需反复进行的基本活动，包括进食、更衣、个人卫生等自理活动和转移、行走、上下楼梯等身体活动；IADL 是指人们为了维持独立的社会生活所需要的较高级的活动，完成这些活动需要借助工具进行，包括购物、财务管理、洗衣、交通工具的使用、处理个人事务、休闲活动等。ADL 训练是为了使残疾者在家庭和社会中尽量不依赖或部分依赖他人而完成各项功能活动。

进行 ADL 训练应先将日常生活活动动作分解成若干简单运动方式，由易到难，结合护理特点进行床旁训练；然后根据病人的残存功能情况选择适当的方法完成每个动作；训练要以能完成实际生活情况为目标，如拿筷子、端碗；若病人肌力不足或协调能力缺乏，可先做一些如加强手指肌力、增强协调能力的准备训练；在某些特定情况下，指导病人使用自助具（为残疾者特制的辅助工具、器皿等）做辅助。

1. 饮食训练　根据病人的功能状态选择适当的餐具，进行体位改变、餐具使用等进餐姿势的训练。如床上坐位进餐可分解为体位改变、抓握餐具、送食物入口、咀嚼和吞咽动作。

（1）进餐体位训练：进餐时宜选择坐位或半坐位，因此最基础的训练为训练病人从仰卧位改变为相应体位，维持坐位平衡（图 11-11A）；若病人无法坐起，应指导病人采取健侧在下的侧卧位。

（2）抓握餐具训练：开始可抓握木条或橡皮，熟练后可使用汤匙等餐具。丧失抓握能力、协调性差或关节活动范围受限的病人常无法使用普通餐具，应将餐具进行改良，如特制碗、碟，特制横把或长把匙、刀、叉等，并根据情况进行必要的固定（图 11-11B）。

（3）进食动作训练：先训练手部动作再训练进食动作。如将餐具及食物放在便于病人使用的位置，指导病人用健手把食物放在患手中，再由患手将食物放入口中，以训练两侧手功能的转换。

（4）咀嚼和吞咽训练：吞咽困难者在进食训练前应先做吞咽动作训练。在确定无误吞危险并能顺利喝水后，可试行自己进食。可先试进食浓汤、糊状食物、稀粥等流质，再逐步过渡到半流质再到普食；从少量饮食过渡到正常饮食。

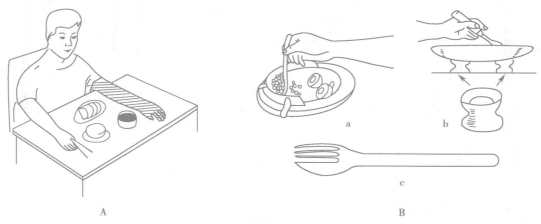

图 11-11　**饮食训练**

2. 更衣训练　病人能够保持坐位平衡后，可指导其进行穿脱衣服、鞋袜等训练。对穿戴假肢的病人注意配合假肢的穿戴。大部分病人可用单手完成穿脱衣服的动作，如偏瘫病人穿衣时先穿患肢，脱衣时先脱健肢；截瘫病人若可坐稳，可自行穿脱上衣。穿裤子时，可先取坐位将下肢穿进裤子，再站起或转换成卧位抬高臀部，将裤子提上、穿好。如病人关节活动范围受限，穿脱普通衣服困难，应设计特制衣服，如宽大的前开襟衣服；如病人手指协调性差，不能系、解衣带或钮扣，可使用按扣、拉链、搭扣等。

3. 个人卫生训练　包括洗脸、洗手、刷牙等，即移到洗漱处、开关水龙头、洗脸、洗手、刷牙等。洗漱用品应放在便于病人取用的位置；病人拧毛巾时可指导其将毛巾绕在水龙头上或患肢前臂，再用健手将其拧干；根据病人实际情况，可设计辅助器具，如加粗牙刷的手柄直径，以方便抓握。

4. 移动训练　是帮助病人学会移动时所需的各种动作，以独立完成日常生活活动。当病人能平稳站立时，应进行立位移动训练，起立动作与行走动作几乎同时开始。步行训练前，病人患腿要有足够的负重能力，同时有良好的站位平衡力，室内步行需达到 2 级平衡，室外步行需达到 3 级平衡。

（1）步行前准备：在帮助下能完成步行的分解动作，包括重心转移练习、患肢负重练习，交叉侧方迈步，前后迈步，加强膝、髋控制能力的练习等。

（2）平衡杠或扶持行走训练：平衡杠是练习站立和行走的主要工具，病人可以借助平衡杠练习健肢与患肢交替支持体重，矫正步态，改善行走姿势。步行训练初期，为保证病人安全，可先在平衡杠内练习向前、向后倒走、转身、侧方行走等；偏瘫病人需要扶持时，护士站在患侧，一手放在患侧腋下，支持肩胛带向上，并从患侧腋下穿出置于胸前，另一手握住患侧手使之保持腕肘伸展位，拇指在上，掌心向前，与病人一起缓慢向前行走。

（3）行走训练：不需要扶持能行走时可进行行走训练，开始时先在室内平坦的地面上短距离行走，如下肢功能不能恢复的病人可借助助行器、拐杖、手杖等辅助用具进行训练（图 11-12）。

（4）拐杖行走训练：拐杖训练是用于使用假肢或偏瘫病人恢复行走能力的重要锻炼方法。进行拐杖训练前应先锻炼双侧上臂、腰背部及腹部的肌力，并训练坐起和立位平衡，完成上述训练后方可进行拐杖行走训练。拐杖长度应按病人的身高及上肢长度而定，即拐杖末端着地与同侧足尖中位距离 15cm 左右，将拐的腋垫贴于腋下胸壁肋骨处，上臂外展与人体中轴线之间的角度为 30°，紧实接触地面。

Note：

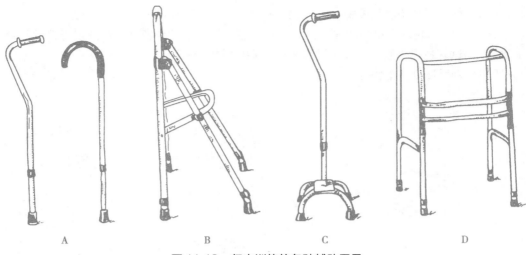

图 11-12　行走训练的各种辅助用具

1) 双拐行走训练：①蹭步训练，将双拐放至身体前方，躯干前倾，由腋拐支撑体重，将双足同时向前拖动一小步。②摆至步训练和摆过步训练，将双拐放至身体前方，躯干前倾，由腋拐支撑体重，将双足同时向前摆出一小步，双足落至腋拐处为摆至步训练；双足同时向前摆出一大步，双脚超过腋拐，落于腋拐前方为摆过步训练。③四点步行训练，按照一侧拐、对侧下肢、另一侧拐、另一侧下肢的顺序前行。

2) 单拐行走训练：健侧挂拐，握紧扶手，用手臂的力量支撑身体。①两点步行训练：健侧拐杖与患侧下肢同时向前迈出，身体前倾，使单拐及患侧下肢根据情况部分负重，同时健侧下肢向前摆出，使健侧足迈至邻近双拐落地点。②三点步行训练：掌握熟练后或肌力较好可稳定控制身体时，也可跨过拐杖落地点以加大步幅，先单拐向前，随后患侧下肢迈出，最后身体前倾，健侧下肢顺势向前摆出。

（5）上下楼梯训练：熟练平地行走后，可尝试上下楼梯训练。偏瘫病人一般应采用健足先上、患足先下的原则。

1) 拐杖上下楼梯训练：①双拐上下楼梯，上楼梯时，健肢先踏上一层台阶；双拐移至同一层台阶；躯干前倾，重心移至拐杖和健肢；站稳后，身体向上将患肢移到同一层台阶，站稳后继续上楼。下楼梯时，双拐移至下一层台阶，患侧下肢移至同一层台阶，站移后，健侧下肢移至同一层台阶。如果楼梯有扶手，可将双拐合并同时放于一侧，利用楼梯扶手与拐杖上下台阶。②单拐上下楼梯，先将拐杖立在上一级台阶上，健肢蹬上，然后患肢跟上与健肢并行。下楼时，先将手杖立在下一级台阶上，患肢先下，然后健肢跟着移动。如果楼梯有扶手，可利用扶手与拐杖，方法同双拐上下楼梯。

2) 扶扶手上下楼梯训练：上楼时，偏瘫病人双足齐放，健手扶楼梯扶手，健足踏上一阶，健手和健腿将身体重心引上一层台阶，患腿尽量以内收内旋的状态上抬，与健腿站在同一级台阶上。下楼时，病人健手扶楼梯前下方扶手，健侧手足支撑身体，患腿先下一级台阶，然后健腿再下到与患腿同一级台阶。

5. 轮椅训练　轮椅为残疾者使用最广泛的辅助性支具，应根据病人情况按处方要求配置和使用。

（1）从床主动转移到轮椅：轮椅置于病人健侧，朝向床尾，与床成 30°～45°，关好轮椅闸，竖起脚踏板；病人按照床上体位训练方法坐起，双足全脚掌着地；健手抓住床挡并支撑身体，将身体大部分重量放在健腿上，健手扶住轮椅远侧扶手，重心前移，站起；健腿向前方迈出一步，以健腿为轴心旋转身体；健手支撑床面，重心前移，缓慢而平稳坐在轮椅上，调整位置，用健足抬起患足，用健手将患腿放在脚踏板上，松开轮椅闸，轮椅后退离床。

（2）从轮椅主动移到床上：轮椅置于病人健侧，朝向床头，与床成 30°～45°，关好轮椅闸，竖起脚踏板；病人用健手提起患足，将脚踏板移向一边，身体前倾并移至轮椅前缘，双足下垂，使健足略后于患足；健手抓住床扶手，重心前移，用健侧上、下肢支撑身体站立，转向坐到床边，推开轮椅，将双足收回床上（图 11-13）。

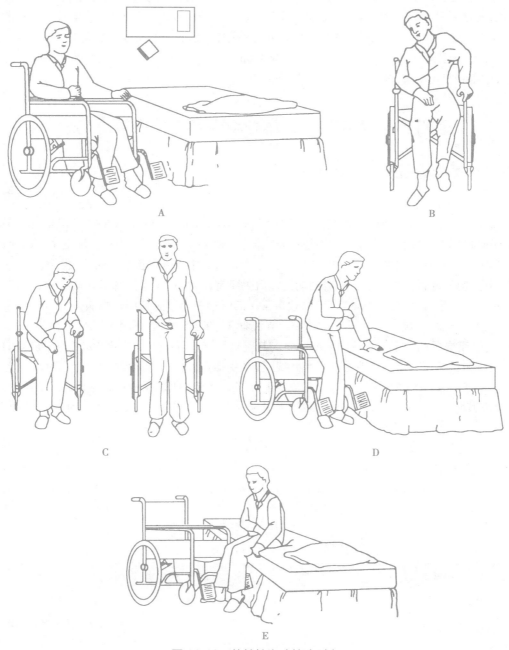

图 11-13　从轮椅主动转移到床

（3）轮椅与厕所便器间的转移：坐便器一般高于地面 50cm。坐便器的两侧必须安装扶手。先将轮椅靠近坐便器，关好轮椅闸，脚离开脚踏板并将脚踏板旋开，解开裤子，用健手扶轮椅扶手站起，然后握住墙上的扶手，转身坐于坐便器上。

（三）无障碍环境改造

1. 概念　无障碍环境对应的英文是"accessibility"，指能够进入、可接近、易于到达，是一个使残疾人既可通行无阻又易于接近的理想环境,包括物质、社会和态度环境。

2. 分类　无障碍环境改造主要是对影响残疾人回归社会的环境进行适当调整与改造,通过环境补偿的方式,使环境适应残疾人的实际能力,提升残疾人的活动表现与参与能力,主要包括:

(1)环境设施无障碍:主要包括道路如城市的主要道路、大型商业区和居住区的人行道等符合无障碍服务功能要求,适应残疾人等社会成员通行的需要;建筑如公共建筑、居住建筑和居住区的出入口、走廊、坡道和扶手、低位服务设施等符合无障碍服务功能的要求,适应残疾人等社会成员的需要;公共交通设施如公共汽车、客运列车等公共交通工具应逐步达到无障碍设施的要求。

(2)信息交流无障碍:主要指各级各类政府或部门为残疾人提供的语文信息和文字服务信息;盲文、配置字幕和手语服务;无障碍网站设计与使用等。

第四节　常见伤、残、精神障碍者的社区康复护理

一、脑卒中病人的社区康复护理

(一)脑卒中概述

1. 概念　脑卒中(stroke)又称脑血管意外(cerebrovascular accident,CVA)是指急性起病,迅速出现由于脑局部血液循环障碍所致的神经功能缺损的一组综合征。可分为出血性脑卒中和缺血性脑卒中,其中前者占10%~15%,后者占75%~90%,为我国成年人致残和致死的首位原因。

2. 主要功能障碍　脑卒中后造成的功能障碍主要有运动功能障碍、感觉功能障碍、言语功能障碍、吞咽功能障碍、认知功能障碍等,可导致日常生活活动能力下降从而影响病人生活。此外,还可能出现各类并发症,如废用综合征、肢体挛缩、异位骨化、深静脉血栓、肩手综合征和感染等。

3. 社区康复目标　不同时期的脑卒中病人其康复目标有所不同。对于未完成医学康复的病人,其社区康复的目标在于进一步改善其功能状况,提高生活自理能力,争取早日重返家庭和社会;对于已完成了医学康复的病人,主要目标在于充分利用社区资源,改造家庭和社区环境,以利于无障碍生活,提高其独立生活能力,同时促进赋能,根据病人意愿,促进其在教育、职业和社会功能方面的发展。

(二)康复护理评定

1. 运动功能评定

(1)肢体运动功能评定:Brunnstrom 6阶段评估法是目前应用较为普遍的肢体运动功能评定方法(表11-1)。

表11-1　Brunnstrom 6阶段评估法

分期	特点	上肢	手	下肢
I	无随意运动引出	无任何运动	无任何运动	无任何运动
II	引出联合反应、共同运动	仅出现协同运动模式	仅有极细微的屈曲	仅有极少的随意运动
III	随意出现的共同运动	可随意发起协同运动	可有勾状抓握,但不能伸指	在坐和站立位上,有髋、膝、踝的协同性屈曲
IV	共同运动模式打破,开始出现分离运动	出现脱离协同运动的活动:肩0°、肘屈90°的条件下,前臂可旋前、旋后;肘伸直的情况下,肩可前屈90°;手背可触及腰骶部	能侧捏及松开拇指,手指有半随意的小范围伸展	在坐位上可屈膝90°以上,足可向后滑动到椅子下方,在足跟不离地的情况下踝能背屈

续表

分期	特点	上肢	手	下肢
V	肌张力逐渐恢复,有分离精细运动	出现相对独立于协同运动的活动:肘伸直时肩可外展90°;肘伸直,肩前屈30°～90°时,前臂可旋前旋后;肘伸直,前臂中立位,上肢可举过头	可做球状和圆柱状抓握,手指同时伸展,但不能单独伸展	健腿站,患腿可先屈膝,后伸髋;伸膝下,踝可背屈
Ⅵ	运动接近正常水平	运动协调近于正常,手指指鼻无明显辨距不良,但速度比健侧慢(≤5秒)	所有抓握均能完成,但速度和准确性比健侧差	在站立位可使髋外展到抬起该侧骨盆所能达到的范围;在坐位伸直膝可内外旋下肢,合并足内外翻

（2）肌张力的评定：修订的 Ashworth 痉挛评定量表是目前常用的较简单、易于掌握的肌张力评定量表（表 11-2）。

表 11-2　修订的 Ashworth 痉挛评估表

级别	特征	表现
0	无肌张力增加	
I	肌张力轻微增加	进行被动关节屈伸时,在关节活动之末(即在肌肉接近最长位置时)出现突然的卡住,然后释放或出现最小的阻力
I+	肌张力轻度增加	进行被动关节屈伸时,在关节活动范围50%之内出现突然的卡住,当继续把被动关节活动评定进行到底时,始终有小的阻力
Ⅱ	肌张力增加较明显	在被动关节活动的大部分范围内均感觉到肌张力增加,但受累部分的活动仍较容易
Ⅲ	肌张力严重增高	被动活动患侧肢体整个关节活动范围内均有阻力,活动比较困难
Ⅳ	僵直	僵直于曲或伸的某一位置,阻力很大,被动活动十分困难

2. 平衡评定

（1）三级平衡评定：①一级平衡，静态平衡。被测试者在不需要帮助的情况下能维持所要求的体位；②二级平衡，自动态平衡。被测试者能维持所要求的体位，并能在一定范围内主动移动身体重心后仍维持原来的体位；③三级平衡，他动态平衡。被测试者在受到外力干扰而移动身体重心后仍恢复并维持原来体位。

（2）Berg 平衡评定（berg balance scale，BBS）：是脑血管意外康复临床与研究中最常用的量表，共有 14 项检测内容，包括：坐→站；无支撑站立；足着地，无支撑坐位；站→坐；床→椅转移；无支撑闭眼站立；双足并拢，无支撑站立；上肢向前伸；从地面拾物；转身向后看；转体 360°；用足交替踏台阶；双足前后位，无支撑站立；单腿站立。每项评分 0～4 分，满分 56 分，得分高表明平衡功能好，得分低表明平衡功能差，低于 40 分表明有跌倒的危险。

3. 吞咽功能评定

（1）洼田饮水试验：被测者先喝下 1～3 汤匙水，如无问题，再像平时一样喝下 30ml 水，观察和记录饮水时间、有无呛咳、饮水状况等。饮水状况的观察包括啜饮、含饮、水从嘴角流出、呛咳、饮后声音改变及听诊情况等。

Ⅰ：可一口喝完，无呛咳；若 5 秒内喝完，为正常；超过 5 秒，为可疑有吞咽障碍。Ⅱ：分两次以上喝完，无呛咳；可疑有吞咽障碍。Ⅲ：能一次喝完，但有呛咳。Ⅳ：分两次以上喝完，且有呛咳。Ⅴ：常常呛住，难以全部喝完。Ⅲ、Ⅳ、Ⅴ为确定有吞咽障碍。

（2）才藤氏吞咽能力评估：根据误咽的程度及食物在口腔中的加工程度进行分级。该方法将症状和康复治疗的手段相结合，不需要复杂的检查手段，对临床指导价值较大（表11-3）。

表11-3　才藤氏吞咽能力评估表

分级	临床表现及康复措施
7级	正常范围。没有摄食、吞咽问题，不需要康复治疗
6级	轻度问题。摄食时有必要改变食物的形态，口腔残留少，不误咽。不一定要进行吞咽训练
5级	口腔问题。主要是吞咽口腔期的中度和重度障碍，需要改善咀嚼的形态，进食的时间延长，口腔内残留食物增多，摄食吞咽时需要他人的提示或监视，但没有误咽，应进行吞咽训练
4级	机会误咽。用一般的方法摄食有误咽，但通过一口量调整、姿势调整或咽下代偿后可以充分防止误咽，需要就医和进行吞咽训练
3级	水的误咽。有水的误咽，使用误咽防止方法也不能控制，但改变食物形态有一定的效果，故需选择食物。为保证水的摄入可采取经口、经管并用的方法，多数情况下需要静脉营养，必要时做胃造瘘，应接受康复训练
2级	食物误咽。有误咽，改变食物的形态没有效果，为保证水、营养摄入应做胃造瘘，同时积极康复训练
1级	唾液误咽。唾液即可引起误咽，有必要进行持续的静脉营养，吞咽训练困难

4. 日常生活活动能力评定　ADL评定是对病人独立生活能力及残损状况进行测定，常用Barthel指数评定（表11-4）。

表11-4　Barthel指数

项目	自理	部分帮助	极大帮助	完全依赖
进食	10	5	0	0
洗澡	5	0	0	0
修饰	5	0	0	0
穿衣	10	5	0	0
大便控制	10	5（偶尔能控制）	0	0
小便控制	10	5（偶尔能控制）	0	0
如厕	10	5	0	0
床椅转移	15	10	5	0
平地走45m	15	10	5（或用轮椅）	0
上下楼梯	10	5	0	0

注：ADL能力缺陷程度判定标准：0～20分极严重功能缺陷；20～45分严重功能缺陷；50～70分中度功能缺陷；75～95分轻度功能缺陷；100分自理。

ADL自理程度判定标准：0～35分基本完全辅助；35分床上自理水平；35～80分轮椅生活部分辅助；80分轮椅自理水平；80～100分大部分自理；100分完全自理。

5. 生存质量（quality of life，QOL）评定　常用的评定量表包括世界卫生组织生存质量评定量表（WHOQOL-100）、健康状况SF-36（36-item short-form）及健康生存质量表（quality of well-being scale，QWB）等。

6. 其他功能障碍的评定　包括感觉功能评定、认知功能评定、失语症评定、构音障碍评定和心理评定等，可参见相关书籍。

本章导入案例中,社区护士可以参考上述评定方法对张先生的功能障碍程度进行评定,如使用 Brunnstrom 6 阶段运动功能评定法来评定张先生的肢体运动功能,使用修订的 Ashworth 痉挛评定量表评定张先生偏瘫患肢的肌张力情况等。

（三）康复护理措施

1. 卧床病人的护理技术　为促进脑卒中病人的康复,进行正确体位摆放的同时还应对居家环境进行适当改造。

（1）居家环境:病人房间的布置应尽可能使其患侧在白天自然地接受更多刺激,如床头柜、电视及日常生活必需品尽可能放在患侧,迫使偏瘫侧经常做出反应。

（2）体位摆放:为了加强对患侧的刺激,家属及护理人员应在患侧对病人实施护理,为其提供喂食、洗漱等生活帮助。常用的体位有仰卧位、健侧卧位和患侧卧位,几种体位交替摆放。

2. 体位变换　偏瘫病人患侧肢体无自主活动,翻身困难,可在他人的帮助下进行向健侧或患侧翻身。在能自己完成翻身动作时,应鼓励病人进行主动翻身训练和床上移动训练。

3. 转移方法　当病人能在床上坐起并能保持平衡后,可进行主动或被动的转移训练。

（1）从床到椅子:①被动转移,病人坐于床边,双足平放于地上。护士面对病人,以自己双膝抵住病人双膝,将病人前臂放在自己肩上,将自己双手放于病人肩胛上方,抓住肩胛骨内侧缘,使病人向前,重心前移至双足,直到其臀部离开床面;以健侧足为轴,使臀部对准椅面,协助病人缓慢坐于椅子上。②主动转移,当病人下肢肌力增强时,可自行完成转移。双手交叉握住（Bobath 握手）向前向下伸,当重心置于双足时,抬起臀部,躯干顺势站起,重心落于健侧下肢,转身,使臀部对准椅面缓慢坐下。

（2）从床到轮椅、从轮椅到床及从轮椅到厕所便器之间的转移见本章第三节。

4. 行走训练及日常生活活动能力训练　见本章第三节。

5. 吞咽功能训练　主要包括进食姿势、吞咽能力的训练。

（1）进食姿势:偏瘫病人由于咽、喉、舌等部位肌肉麻痹或不协调,常导致吞咽困难,此时应采取正确的姿势防止呛咳。病人坐位,头部前屈,偏瘫侧肩部以枕垫起,喂食者位于病人健侧。对于不能坐位的病人,一般至少取躯干 30° 仰卧位。

（2）食物和餐具的选择:①应选择密度均一、不易松散和变形、不在黏膜上残留的食物。②一般先少量（3～5ml）,如病人能顺利吞咽,每次再酌情增加喂食量。③先用薄而小的勺子。④食物放在健侧舌后部或健侧颊部,有利于吞咽。

（3）改善吞咽的训练:①口唇闭合训练,偏瘫病人常表现为嘴微张或唇紧贴于齿外,且常流涎,可采取以下方法改善闭合功能:用冰块快速摩擦或电动牙刷背部由外侧向中间移动刺激口唇部或指导病人将自己的示指放入口中,嘴唇闭合做吸吮动作,进行吸指训练。②舌肌运动训练,训练前,训练者可将手放在病人颌下、口腔底部软组织区,以半圆形运动,用手指向上、向前推压软组织以改善舌肌张力,刺激其向前运动。如果病人的舌头无法活动,可用干净的湿纱布裹住,并用手指握住舌头做不同方向的运动。如果病人舌头有一定的运动能力,可指导病人将舌抵向颊后部,根据训练者指示的方向以舌推颊,增强舌肌力量。③软腭活动训练,训练者一手用压舌板压住病人的舌头,另一手用冰冻棉棒向上向外快速擦软腭,冰刺激后嘱病人发“啊”音,使软腭上抬;也可指导病人用吸管向装水的杯里吹气,尽量保持气流量均匀。④喉部运动训练,嘱病人发“哦啊”或“咿哦”的音,通过音调变化使喉部主动运动;也可以指导病人取坐位,训练者的拇指和示指用适当的力量引导病人的喉头部,做向上向前的运动,完成后嘱病人做吞咽动作。

（四）社区康复预防

1. 一级预防　又称病因预防或初级预防,主要是针对致病因子（或危险因子）采取的措施。通过健康教育等方式,加强生活方式指导。

2. 二级预防　即早发现、早诊断、早治疗。心脏病、冠心病、糖尿病、吸烟和高血脂等是脑卒中的高危因素，社区护士可通过定期监测 BMI、血压、血脂、血糖等指标对社区居民进行筛查，早期发现高危人群和可疑人群。脑卒中病人多在家中发病，发病时应采取正确的措施。

（1）初步判断为脑卒中后，解开病人衣领，应使病人仰卧，头肩部稍垫高，头偏向一侧，清除口鼻分泌物，如有义齿还应取下义齿，保持呼吸道通畅。

（2）拨打急救电话，必要时不要放下电话，询问并听从医生指导进行处理；救护车到达前，安慰家属及病人（如果病人清醒），缓解其紧张情绪。

（3）救护车到达后，协助转运病人。

3. 三级预防　防止病情恶化，减少疾病的不良作用，防止复发。包括社区康复在内的三级康复和治疗。

二、脊髓损伤病人的社区康复护理

（一）脊髓损伤概述

1. 概念　脊髓损伤（spinal cord injury，SCI）是由于外伤或疾病等因素引起的脊髓结构和功能的损害，导致损伤水平以下运动、感觉和自主神经功能障碍。颈椎损伤造成上肢、躯干、下肢及骨盆功能损害时称为四肢瘫（quadriplegia）；胸段以下脊髓损伤造成躯干及下肢瘫痪而未累及上肢时称为截瘫（paraplegia）。

按病因可分为两类。一类为外伤性脊髓损伤，占 90%，如道路交通事故、坠落和暴力导致的创伤等；另一类为非外伤性脊髓损伤，包括先天性病因及获得性病因。先天性病因如脊柱侧弯、脊柱裂等；获得性病因如感染、肿瘤等。

2. 主要功能障碍

（1）运动功能障碍：主要表现为肌力、肌张力和反射的改变。①肌力改变：主要表现为脊髓损伤平面以下肌力减退或消失，造成自主运动功能障碍。②肌张力改变：主要表现为脊髓损伤平面以下肌张力的增高或降低，影响运动功能。③反射功能改变：主要表现为脊髓损伤平面以下反射消失、减弱或亢进，出现病理反射。

（2）感觉功能障碍：主要表现为脊髓损伤平面以下感觉（痛温觉、触压觉及本体觉）的减退、消失或感觉异常。感觉障碍呈不完全性丧失，病变范围和部位差异明显的，称为不完全性损伤；损伤平面以上可有痛觉过敏，损伤平面以下感觉完全丧失，包括肛门周围的黏膜感觉也丧失，称为完全性损伤。

（3）括约肌功能障碍：①膀胱功能障碍，损伤早期，膀胱无充盈感，无张力性神经源性膀胱，充盈过度时出现尿失禁；若膀胱逼尿肌无收缩或不能放松尿道外括约肌，则出现排尿困难，出现尿潴留。②直肠功能障碍，因结肠反射缺乏，肠蠕动减慢，导致排便困难，称为神经源性大肠功能障碍；排便反射破坏，发生大便失禁，称为弛缓性大肠功能障碍。

（4）自主神经功能障碍：颈脊髓损伤后，全身交感神经均被切断。表现为排汗功能和血管运动功能障碍，出现高热、心动过缓、体位性低血压、皮肤脱屑及水肿、角化过度等。

（5）并发症：泌尿系统感染、异位骨化、深静脉血栓、关节挛缩、压力性损伤及疼痛等。

3. 社区康复目标　许多与脊髓损伤相关的结果不是由病症本身造成，而是由于缺乏足够的医疗保健和康复服务，以及由于身体条件、社会和政策环境方面的障碍，使脊髓损伤者无法参与社区生活。因此，提高脊髓损伤病人的生活质量成为医疗护理人员关注的新问题，康复护理不仅是急性期的及早介入，更是病人恢复期的主要医疗手段。

（二）康复护理评定

1. 神经功能评定

（1）损伤平面：通过身体两侧 10 组关键肌肌力检查和 28 对关键点的感觉检查确定运动损伤平面和感觉损伤平面，脊髓损伤病人的功能恢复通常以运动平面为依据。

1）运动平面：指身体两侧具有正常运动功能的最低节段。由于邻近节段对同一肌肉的重叠支

Note：

配,如果某一节段支配的关键肌肌力在 3 级,而下一肌节的关键肌肌力为 0 级,上一个关键肌肌力基本正常(肌力≥4 级),则可判断损伤在该节段。

2)感觉平面:指身体两侧具有正常针刺觉(锐 / 钝区分)和轻触觉的最低脊髓节段进行确定。确定感觉平面时,须从 C_2 节段开始检查。若 C_2 感觉异常,而面部感觉正常,则感觉平面为 C_1。感觉检查时,由于左右两侧的感觉平面可能不一致,因此需要分别评估。

3)神经损伤平面:指身体两侧有正常感觉和运动功能的最低脊髓节段,该平面以上感觉和运动功能正常。由于身体两侧的感觉、运动检查正常的神经节段常常不一致,因此,在确定神经平面时,需要确定四个不同的节段,即左侧感觉,右侧感觉,左侧运动,右侧运动,单个神经损伤平面为这些平面中的最高者。

(2)损伤程度:根据美国脊髓损伤协会(American Spinal Injury Association,ASIA)对损伤程度是以最低骶节($S_4 \sim S_5$)有无残留功能进行分级,骶部感觉功能包括刺激肛门皮肤黏膜交界的感觉及肛门深感觉,运动功能是指肛门指诊时肛门处括约肌的自主收缩(表 11-5)。

表 11-5　ASIA 损伤分级

级别	损伤类型	运动感觉功能
A	完全性	鞍区 $S_4 \sim S_5$ 无任何感觉或运动功能保留
B	不完全性感觉损伤	神经平面以下包括鞍区 $S_4 \sim S_5$ 无运动但有感觉功能保留,且身体任何一侧运动平面以下无三个节段以上的运动功能保留
C	不完全性运动损伤	神经平面以下有运动功能保留,且单个神经损伤平面以下超过一半的关键肌肌力小于 3 级(0~2 级)
D	不完全性运动损伤	神经平面以下有运动功能保留,且 NLI 以下超过一半(一半或更多)的关键肌肌力大于或等于 3 级
E	正常	感觉与运动功能正常且病人既往有神经功能障碍,则为 E 级;既往无 SCI 者不能评为 E 级

2. 运动功能评定　ASIA 采用徒手肌力测定(manual muscle testing,MMT),从上到下检查身体两侧各自 10 个肌节中的关键肌(表 11-6),进行肌力评定;采用 Ashworth 痉挛评定量表进行痉挛评定。

表 11-6　徒手肌力评定法

级别	标准	相当于正常的比例 /%
0	无可测知的肌肉收缩	0
1	有轻微肌肉收缩,但不能引起关节活动	10
2	解除重力的影响,能完成全关节活动范围的活动	25
3	能抗重力完成关节全范围运动,但不能抗阻力	50
4	能抗重力及轻度阻力,完成关节全范围运动	75
5	能抗重力及最大阻力,完成关节全范围运动	100

3. 感觉功能评定　采用 ASIA 的感觉指数评分进行评定。检查身体两侧各自的 $C_2 \sim S_5$ 共 28 个节段的关键感觉点的痛觉(针刺)和轻触觉,感觉正常得 2 分,异常得 1 分,消失为 0 分,NT 表示无法检查。每侧、每点、每种感觉最高为 2 分。一侧感觉最高为 56 分,左右两侧共 112 分,两种感觉得分之和最高可达 224 分,分数越高表示感觉越接近正常。

4. ADL 评定　可采用 Barthel 量表(Barthel index,BI)和功能独立性评定量表(functional independence measure,FIM)量表进行评定。

5. 心理社会状况评定　包括个人生活满意度、精神状态、心理活动和承受力等,其中情绪状态可采用汉密尔顿焦虑量表和汉密尔顿抑郁量表进行评定。

（三）康复护理措施

1. 卧床病人的体位摆放 正确的体位摆放有利于保持骨折部位的正常排列,且是预防压力性损伤、关节挛缩及抑制痉挛的重要措施。

2. 体位变换 是防止压力性损伤和肢体挛缩的有效方法,变换时应注意维持脊柱的稳定性,同时避免在床上拖动,以免损伤皮肤。

（1）独立翻身:有条件的病人,可采用伸肘摆动法翻身。

（2）利用布带翻身:布带系于床栏或床架上,腕部勾住带子,用力屈肘带动身体旋转,同时将另一侧上肢摆向翻身侧,松开带子,位于上方的上肢前伸,完成翻身。

3. 从卧位到坐位 躯干具备柔软性和至少一侧上肢具备伸展功能是完成独立坐起的基本条件。C_7 及以下水平损伤的病人可以从仰卧位直接坐起,C_6 损伤的病人需要翻身至侧卧或俯卧位后再坐起。

（1）四肢瘫病人从仰卧位坐起:①将双肘放在离身体稍远的两侧并向下压,向前屈头和肩。②将肘移近身体,抬高上半身,支持头和肩向前。③身体靠向左肘并保持平衡。④将右上肢放到身后并伸直。⑤将左臂放在身后并伸直。⑥将头和肩向前屈使身体向前挺直坐起。

（2）截瘫病人坐起:①双上肢同时用力向一侧摆动,躯干转向一侧。②一只手和对侧肘支撑床面,伸展肘关节,由手支撑移动至坐位。

（3）借助辅助用具坐起:有条件时,可在床上方系悬吊带或在床尾系绳梯,病人通过拉吊带或绳梯坐起。

4. 从轮椅到床 是病人生活自理的关键动作。

（1）前方转移法:适用于四肢瘫和上位胸髓损伤的病人。①病人将轮椅移至下肢能抬起放至床上的位置。②刹闸,脱下鞋子,将双下肢放于床上。③将轮椅再推向前靠近床。④双手支撑将身体移至床上。

（2）侧方转移法:较常用的方法。病人将轮椅侧方靠近床旁,将双下肢放于床上,利用支撑动作将臀部移至床上。

（3）斜向转移法:见本章第三节。

5. 行走和上下台阶训练 见本章第三节。

6. ADL 训练的护理 指导和协助病人进行床上活动、进餐、洗漱、更衣、排泄等日常生活活动。

7. 常见并发症的预防与康复护理 SCI 病人由于卧床时间长、运动受限等原因,常发生如压力性损伤、排尿障碍、排便障碍等并发症。

（四）社区康复预防

1. 健康教育 加强社区居民脊髓损伤预防与院前急救的健康教育,以降低损伤风险和院前急救过程中造成的二次损伤概率。可通过多种宣传途径使居民了解脊髓损伤的严重后果,掌握可疑脊髓损伤病人的移动、固定和搬运等院前急救方法。

2. 高危人群的干预 对从事高危行业的人群进行安全教育和急救知识培训,积极防范事故发生;对有结核、肿瘤、畸形等脊柱、脊髓病变的病人加强干预,鼓励积极治疗,防止病变造成的脊髓损伤。

3. 病人随访 对社区脊髓损伤病人建立个人档案和家庭档案,定期随访。指导居家环境改造,以利于截瘫病人的康复训练和日常生活,如安装呼叫器,安装防摔、防撞装置等;定期对病人功能障碍进行评估,并进行功能训练指导,传授康复训练技术与自我护理技巧,鼓励病人树立战胜疾病的信心等。

三、精神障碍病人的社区管理及康复护理

（一）基本概念

1. 精神障碍（mental disorder） 指大脑机能活动发生紊乱,导致认知、情感、行为和意志等精神活动不同程度障碍的总称。精神障碍持续一年以上未痊愈,由于存在认知、情感和行为障碍,以致

影响其日常生活和社会参与,临床上称为慢性精神病,从社会保障和社会福利角度则称为精神残疾。

2. 精神康复(mental rehabilitation)　指联合和协同应用医学方法、社会干预、教育和职业训练等方法,消除精神症状,使缺损的社会功能得以恢复。精神康复的形式包括相互联系的医院康复和社区康复。

3. 精神障碍社区康复(community rehabilitation of mental disorders)　指以社区为基础的康复,利用和开发社区资源,将精神障碍病人及家庭和社区视为一个整体,采取一切措施,预防精神障碍的发生和促进精神障碍病人的康复。

(二)社区管理

社区康复服务是精神障碍病人恢复生活自理能力和社会适应能力,最终摆脱疾病、回归社会的重要途径,是多学科、多专业融合发展的社会服务,是适合我国国情的一种康复形式。《关于加快精神障碍社区康复服务发展的意见》(民发〔2017〕167 号)明确提出:到 2025 年,80% 以上的县(市、区)广泛开展精神障碍社区康复服务,在开展精神障碍社区康复的县(市、区),60% 以上的居家病人接受社区康复服务,基本建立家庭为基础、机构为支撑、"社会化、综合性、开放式"的精神障碍社区康复服务体系。

1. 原则　根据 2010 年 WHO《社区康复指南》,主要包括全员接纳、共同参与、可持续发展和赋权四项原则。

(1)全员接纳:是最基本原则,指消除歧视和偏见,让所有符合社区康复的精神障碍病人有均等的参与机会。

(2)共同参与:指为精神障碍病人的社区康复全过程中必须有病人的参与,以满足他们的需求,并最终实现精神障碍病人能力建设的目标。

(3)可持续发展:精神障碍康复是一种长期发展战略,在社区康复中要因地制宜,探索并形成符合本地区经济、社会发展水平的长效机制,实现可持续发展。

(4)赋权原则:精神障碍病人及家属在社区康复中有决策的权利。

2. 目的　通过各种康复措施,使精神疾病病人在社区得到服务,克服疾病所导致的各种功能缺陷,达到全面康复,回归社会。

(1)预防出现精神障碍:早期发现、及时治疗及全面康复,使多数病人达到治愈和缓解,并巩固治疗效果,防止复发,防止精神残疾的发生。

(2)减轻精神障碍程度:对于难以治愈的病人,要尽可能防止精神衰退;对已出现精神残疾者,应设法逐步提高其生活自理能力,减轻残疾程度,减少家庭负担。

(3)提高社会适应能力:康复的过程就是使病人适应及再适应社会生活的过程。

(4)提升社会生存发展能力:通过各种康复训练,使病人具有代偿性生活和工作技能,尽可能最大程度恢复功能,参与社会生活。

(三)精神分裂症病人的社区康复及护理

精神分裂症是一种病因不明的常见重性精神疾病,以思维、情感、行为的分裂,整个精神活动与周围环境的分裂(不协调)为主要特征,常伴有认知和社会功能严重受损。根据《严重精神障碍管理治疗工作规范(2018)》,严重精神障碍主要包括精神分裂症、分裂情感性障碍、偏执性精神病、双相(情感)障碍、癫痫所致精神障碍、精神发育迟滞伴发精神障碍。由于针对精神分裂症的康复手段普遍适用于大部分精神障碍疾病,因此,以精神分裂症为代表介绍精神疾病病人的社区康复护理。

1. 康复护理措施

(1)基础护理:对病人进行全面评估,协助病人做好生活基础护理。

1)饮食护理:注意维持营养均衡。对于不愿进食的病人,应根据不同的原因,诱导其进食;而对于暴食、抢食的病人,应安排其单独进食并控制食量。

2)睡眠护理:为病人创造良好的睡眠环境,房间布置简单、光线柔和,温度适宜,床铺整洁、舒

Note:

适；制订适宜的作息时间；睡前忌服兴奋性饮料（酒、浓茶），尽量避免参加容易引起兴奋的谈话或活动；有失眠现象发生时，应寻找原因，及时给予安慰和帮助。

3）排泄护理：病人因疾病可能有饮食不正常，活动量减少的生活方式，同时又服用抗精神病药物，可能发生排尿或排便障碍。应经常指导家属观察病人的排泄情况，如有异常，应及时寻找原因进行处理。

（2）用药护理：与家属合作做好病人的用药管理。病人在患病期间一般无自知力，不承认自己有病，常常拒绝服药，指导家属应耐心劝说。药物由家属保管，口服药物应有专人督促检查，确保病人把药服下，必要时检查病人口腔（舌下或牙缝），以防病人藏药。对病人家属进行健康教育，使其了解药物不良反应，并通过家庭访视，了解病人服药情况、治疗效果，及时给予合理建议以提高服药依从性。

（3）安全护理：病人受疾病的影响会产生幻觉、妄想等，可能出现伤害自己或他人的行为。因此应特别注意创造一个安全的社区、家庭环境。尽量不与病人争辩，减少外界环境的刺激；避免病人接触剪刀、火、绳子等危险物品，尽量避免让病人单独留在家里。病情严重时，建议并协助家属将病人送医院治疗。

（4）社会功能康复训练：在对病人进行药物治疗的同时，应对病人进行生活技能的康复训练；营造良好的社区氛围，理解、接纳和支持病人，鼓励病人多与他人交往，适当参加社会活动，防止社会功能的衰退；开展生活技能、基本职业技能、人际交往能力的训练，促进病人早日回归社会。

（5）心理支持：与病人及其家属建立良好的护患关系，通过电话随访、家庭访视等方式，根据家庭成员的文化程度及心理状态进行针对性心理疏导，使家庭成员适应角色转变，建立正确的应对方式。

2. 社区干预管理

（1）信息管理：为辖区内新发现的重性精神障碍病人建立一般居民健康档案，并按要求填写重性精神疾病病人个人信息补充表。积极与家属和原治疗单位取得联系，获取疾病诊疗相关信息，在有可能的情况下为病人进行一次全面评估，完善健康档案相关内容。

（2）随访服务：①基本原则，与国家基本公共卫生服务项目中的严重精神障碍病人管理服务工作相结合，由基层医疗卫生机构精防人员或签约家庭医师在精神科医师的指导下，对辖区内有固定居所并连续居住半年以上的病人开展随访服务。鼓励有条件的精神卫生医疗机构承担辖区病人社区随访服务。对首次随访和出院病人，应当在获取知情同意或获得医院转介信息后的 10 个工作日进行随访。②形式，包括面对面访谈（预约随访人到门诊就诊、家庭访视等）和电话随访。③内容及频率，包括危险性评估、精神症状、服药情况、药物不良反应、社会功能、康复措施、躯体情况、生活事件等。随访结束后及时填写严重精神障碍病人随访服务记录表，于 10 个工作日内录入信息系统。基层医疗卫生机构应当按照国家有关要求，每年对病人进行 1~2 次健康体检，必要时增加体检次数。

（3）分类干预：根据《严重精神障碍管理治疗工作规范（2018 版）》，根据病人危险性分级、社会功能状况、精神症状评估、自知力判断，以及病人是否存在药物不良反应或躯体疾病情况，将病人分为病情稳定、基本稳定和不稳定 3 大类，进行分类干预，并依据病情变化及时调整干预措施。

1）病情稳定者：危险性评估为 0 级，且精神症状基本消失、自知力基本恢复，社会功能处于一般或良好，无严重药物不良反应、躯体疾病稳定、无其他异常的病人。社区门诊继续执行精神卫生医疗机构制定的治疗方案，3 个月时随访。

2）病情基本稳定者：危险性评估为 1~2 级或精神症状、自知力、社会功能状况至少有一方面较差者。社区医生在判断影响病情的原因及规范处理的基础上，2 周时随访，若处理后病情趋于稳定者，3 个月时随访；未达稳定者，应建议其到精神卫生医疗机构复诊，1 个月时随访。

3）病情不稳定者：危险性评估为 3~5 级或精神症状明显、自知力缺乏、有严重药物不良反应或严重躯体疾病者。精防人员在做好自身防护的前提下，必要时报告当地公安机关关爱帮扶小组，2 周内随访。对于未能住院或转诊的病人，联系精神科医师进行应急医疗处置，并在村（居）委会成员、民警的共同协助下，至少每2周随访1次。

如病人既往有暴力史、有滥用酒精（药物）、被害妄想、威胁过他人、表达过伤害他人的想法、有反社会行为、情绪明显不稳定或处在重大压力之下等情况，应增加随访频次。

知 识 链 接

严重精神障碍病人的危险性评估

0级：无符合以下1~5级中的任何行为。

1级：口头威胁、喊叫，但无打砸行为。

2级：打砸行为，局限在家中，针对财物，能被劝说制止。

3级：明显打砸行为，不分场合，针对财物，不能接受劝说而停止。

4级：持续的打砸行为，不分场合，针对财物或人，不能接受劝说而停止（包括自伤、自杀）。

5级：持械针对人的任何暴力行为，或者纵火、爆炸等行为，无论在家里还是公共场合。

（4）健康体检：依据病人病情，在监护人和病人本人同意后，对病人每年进行一次健康体检，检查项目包括一般体格检查、体重、血压、血糖、血常规、肝功能、肾功能检查等。

（庄嘉元）

思 考 题

1. 请阐述社区康复与医院康复的区别。

2. 请简述除脑卒中、脊髓损伤外，还有哪些疾病需要社区康复护理。

Note：

NURSING

第十二章

社区安宁疗护与管理

12章 数字内容

学 习 目 标

- 知识目标：
  1. 掌握安宁疗护的概念及内涵；社区安宁疗护中常见症状控制和护理；社区安宁疗护中的舒适照护。
  2. 熟悉安宁疗护的机构；社区安宁疗护中的心理支持和人文护理；社区安宁疗护中的社会支持；社区安宁疗护中的哀伤辅导。
  3. 了解安宁疗护的起源和发展；死亡教育的概念、意义和内容。
- 能力目标：
  能运用所学知识为社区病人实施安宁疗护。
- 素质目标：
  在实施安宁疗护的过程中，体现人文护理。

王某，男，68岁。诊断：肺癌晚期，骨转移。接受手术、放疗、化疗后治疗效果不理想，卡氏功能量表评分60分，预计生存期评估3个月，接受社区居家安宁疗护。社区家访时评估发现：病人神志清醒、精神疲乏，主诉全身不适和疼痛难忍（眉头紧锁），使用镇痛药后有呕吐症状，便不愿意再服药，夜间很难入睡。评估疼痛为中度（数字评分法评估得6分）。病人情绪波动明显，有时候愤怒，有时候怨天尤人，有时候独自落泪。病人和老伴居住在安居房的四楼，无电梯，无子女，享受居民最低生活保障。

请思考：

1. 如何做好病人的症状控制和护理？

2. 如何做好病人的心理支持和人文护理？

3. 如何帮助病人和家属获取社会支持？

第一节　概　　述

一、安宁疗护的起源和发展

安宁疗护起源于英文hospice，原意是"济贫院""救济院"，是一种早期的慈善服务机构，后来延伸至收容照顾病人、受伤者或垂危者，在20世纪发展成为针对临终病人提供护理和必要治疗的服务体系。1967年，桑德斯（Cicely Sanders）在英国创建St.Christopher's Hospice机构，并发展为现代安宁疗护的典范。

国际上，欧洲一些国家通常使用临终关怀（hospice care），指由医生、护士、社会工作者、志愿者以及政府人员等多学科、多层次人员组成的团队对临终病人及其家属提供全面的支持与照料。临终关怀的服务对象是诊断明确且病情不断恶化、现代医学手段不能治愈、不可逆转的疾病终末期、预期生存期3～6个月者；服务人群包括所有年龄段，如临终老年人和儿童；不仅为临终病人，也为病人家庭提供服务；服务从确诊病人预期生存期3～6个月至病人死亡后的居丧期。

起源于对临终关怀的关注，美国等地的舒缓医疗（palliative care）发展更为体系化。加拿大学者芒特（Balfour Mount）于1973年首次提出Palliative care，国内将其译为舒缓医疗/护理、缓和医疗/护理、姑息护理。1982年WHO在癌症控制项目中向全球推广使用舒缓医疗，并在1990年正式界定其内涵，后在2002年将舒缓医疗的定义修订：通过早期识别、控制疼痛和缓解其他躯体、社会心理症状，从而预防和缓解身心痛苦，改善面临威胁生命疾病的病人及其家庭生活质量的支持性照护。服务对象包括：患有严重疾病或绝症的病人，如癌症晚期、终末期老年痴呆症等；患有慢性进行性疾病者，如慢性肾病、进展性心脏病或肺疾病、恶性肿瘤、周围性血管性疾病等；有先天性疾病或日常活动需要依赖他人提供生命支持或需要长期照护的儿童和成年人；患有急性、严重危及生命的疾病者，如白血病、严重创伤者等。现今，舒缓医疗已扩展并整合到整个疾病过程中。临终关怀和舒缓医疗在症状控制和关爱照护病人方面的服务是相似的，但应用前提有所不同。病人进入临终关怀的前提是放弃原发疾病的治疗且可以接受死亡的来临，核心目标是减轻痛苦和控制不适症状，提高终末期生活质量。而舒缓医疗在疾病早期与疾病治愈性治疗措施一起使用，帮助病人积极面对疾病，以更好地接受专科治疗。

我国将临终关怀、舒缓医疗/护理、姑息治疗、缓和医疗/护理统称为安宁疗护。1988年原天津医学院临终关怀研究中心成立，hospice care被译为"临终关怀"后开始在我国正式使用。为了避免中国传统文化中的生死观对于"临终"和"死亡"的忌讳，2016年"安宁疗护"首次在我国作为政策语言出现。2019年"安宁疗护"首次作为法律语言在《基本医疗与健康促进法》中出现。我国安宁疗护虽然起步较迟,但近年来发展迅速,已经纳入国家医疗卫生系统的重点工作中。2017年,国家卫生和计划生育委员会连续颁布《安宁疗护中心基本标准(试行)》《安宁疗护中心管理规范(试行)》和《安宁疗护实践指南(试行)》三个文件,针对安宁疗护机构的设置、管理规范和实践做了规定和要求。同年,我国首批安宁疗护试点:北京市海淀区、吉林省长春市、上海市普陀区等地,从服务内容、工作机制、制度保障、队伍建设、标准规范、宣传教育等方面,探索建立符合我国国情的安宁疗护服务体系;初步构建了市、县(区)、乡(街道)多个层次的服务体系,形成医院、社区、居家、医养结合和远程服务多种类型的安宁疗护模式。2019年全国开展了第二批安宁疗护试点,针对以下八项任务开展工作:试点调查、建设服务体系、明确服务内容、建设工作机制、探索制度保障、加强队伍建设、研究制定规范标准和加强宣传教育。2019年12月我国《基本医疗与健康促进法》规定:各级各类医疗卫生机构应当分工合作,为公民提供预防、保健、治疗、护理、康复、安宁疗护等全方位和全周期的医疗卫生服务。至此,安宁疗护上升到法律层面在全国推动。在安宁疗护的发展过程中,国家卫生健康委牵头在安宁疗护人才培养制度、收费制度、医保支付制度等方面进行了探索。但对分级安宁疗护服务体系的建设、医疗机构绩效考核、服务人员工作报酬和职称晋升以及服务人员的从业资质、培训要求、病人收治标准、转诊标准、服务规范及相关法律法规等有待进一步探索和建设。

二、安宁疗护的概念和内涵

(一)安宁疗护概念

我国《安宁疗护实践指南(试行)》指出:安宁疗护实践是以临终病人和家属为中心,以多学科协作模式进行,主要内容包括疼痛及其他症状控制,舒适照护,心理、精神及社会支持等。

(二)安宁疗护的理念

安宁疗护的理念包括:全人、全家、全程、全队、全社区。全人指从病人的身、心、灵提供完整的照顾。全家指照顾对象包括病人,也包括病人家属。全程指自病人病发开始、治疗、死亡前后、殡葬丧事及丧亲者的哀伤辅导,帮助临终者使其在死亡前能有最好的生活品质,也帮助病人家属度过哀伤期。全队指医生、护理人员、社工、宗教人士、营养师、心理师等合作提供服务。全社区指结合社区资源、志愿者共同协助个案及家属,达到全社区的照顾。

(三)安宁疗护的目标

安宁疗护的目标是提高受危及生命的疾病影响的人及其家庭成员的生活质量。具体目标包括减少病人痛苦,维护病人尊严,帮助病人平静离世,减轻丧亲者负担。

(四)安宁疗护的原则

安宁疗护应遵循人道主义原则、以照护为主的原则、全方位照护原则。《上海安宁疗护服务规范》提出,安宁疗护的原则包括:以疾病终末期或老年病人及其家属为中心;以病人自愿、尊重病人、平等公正为导向;为病人提供缓和、舒适、安全、有效的服务;以多学科协作模式进行。

(五)安宁疗护的服务对象

由于对生命末期的界定没有统一的标准,现有的医学手段无法准确预测生存期,安宁疗护服务对象的准入仍然在探索中。目前只要病人符合以下条件都可以获得安宁疗护服务:疾病终末期,出现症状者;拒绝原发疾病的检查、诊断和治疗者;接受安宁疗护的理念,具有安宁疗护的需求和意愿者。安宁疗护的服务对象为经医疗机构医师明确诊断疾病终末期或老年病人,经评估病人预期生存期在6个月以内;有安宁疗护服务需求,病人和家属同意接受服务约定或协议。居家安宁疗护的服务对象需满足的条件:卡氏功能评分量表(Karnofky performance status,KPS)≤70分,姑息功能量表(palliative performance scale,PPS)评估预期生存期≤6个月;住院安宁疗护的服务对象需满足的条件:卡氏功能评分量表≤50分,姑息功能量表评估预期生存期≤3个月。

卡氏功能评分量表

卡氏功能评分量表（Karnofky performance status，KPS）是评价患者功能状况的工具，已被证明是评估生存期的可靠指标。主要依据患者能否正常活动、病情、生活自理程度，把患者的健康状况视为总分100分，10分为一个等级，分值越高代表患者功能状态越好。

姑息功能量表（palliative performance scale，PPS）是对KPS的一种改进，由医生或者熟悉患者的工作人员从安宁疗护患者的移动、活动能力和疾病情况、自理能力、进食情况、意识水平进行评估，能预测临终患者的生存期限。PPS得分分为11个水平，分值越高代表患者功能状态越好。

（六）安宁疗护的服务内涵

日本安宁疗护之父——大板大学的柏木哲夫教授提出的HOSPICE体现了安宁疗护的内涵。H——hospitality（亲切）：指以亲切、关爱的态度面对病人及其家属，乃至所有的工作人员。O——organized care（团队照顾）：指由受过专业训练的团队包括医生、护士、社工、心理师、药师、营养师等使病人和家属得到照顾。S——symptom control（症状控制）：终末期的病人最需要照顾的症状包括：疼痛、呼吸困难、恶心呕吐、睡眠障碍、谵妄等。P——psychological support（精神支持）：指病人及家属的沮丧、忧郁、失眠或愤恨、怨怒等负性情绪的缓解都需要团队的协助和支持。I——individualized care（个性化照顾）：指以病人为中心的照顾，视不同的情况给予最合适的照顾。不但指要帮助病人减少痛苦，也包括要设法完成病人的心愿。C——communication（沟通）：指医疗人员、工作人员与病人及家属要经常沟通，交换意见。尤其是要鼓励和支持病人与家属之间亲密的沟通，交代后事，乃至郑重道别。E——education（教育）：指病人及家属、社会人员、甚至医疗人员都需要有教育，应让更多的人更了解、认同与支持安宁疗护的工作。

三、安宁疗护的服务形式和机构

安宁疗护服务可由医疗机构门诊、病房和居家提供。常见的机构有基于医院的安宁疗护机构和基于社区的安宁疗护机构。《安宁疗护中心基本标准和规范（试行）》对安宁疗护机构的床位、科室设置、人员、建筑要求、设备的基本条件做了要求，并要求安宁疗护机构要加强机构管理、质量管理、感染防控与安全管理、人员培训等管理工作，要求各级卫生计生行政部门加强监督与管理工作，切实保障医疗质量和病人安全。国家卫生健康委、民政部、国家中医药管理局联合制定了《医养结合机构服务指南（试行）》对医养结合机构的安宁疗护进行了规范。

在医院常见的有开设安宁疗护科、安宁疗护病区或独立的安宁疗护中心并设置安宁疗护病床提供服务；也可没有固定的安宁疗护的病床，在医院肿瘤科、老年医学科等相关科室成立安宁疗护多学科小组，协同病区医疗护理团队提供服务；也可见由具有资质的安宁疗护专科护士在医院门诊以出院延续护理形式提供服务。基于医院的安宁疗护机构提供的服务有利于推动安宁疗护团队的建设，促进学科的发展，有利于支撑安宁疗护三级转诊网络和居家照护体系的建设，有利于优化医疗资源配置，减少医疗费用。

在社区主要以医养结合机构，如护理院、日间安宁疗护机构、社区卫生服务中心（乡镇卫生院）提供安宁疗护服务为主。基于社区的安宁疗护机构的设置符合时代的需求，有利于满足病人需求。同时，整合社区医疗资源，也能有效节省医疗费用开支，缓解家庭及社会负担。但面临着社区安宁疗护床位使用率不高、医护人员薪资收入偏低、医护人员满意度偏低等问题和挑战。

居家安宁疗护是社区安宁疗护的特殊形式，以家庭病床为载体开展。多数终末期病人希望在家中度过生命的最后阶段，开展居家安宁疗护体现了医学的进步和文明的发展，有助于减轻病人躯体不适症状，有助于病人和家属更好地面对死亡，也有利于优化医疗资源的配置。但居家安宁疗护仍然在起步阶段，面临诸多的障碍和挑战：①服务接受者方面，如病人和家属不了解安宁疗护服务、缺乏安宁疗护理念、相关知识不足。②服务提供者方面，如医护人员数量少但工作任务繁重、团队成员服务能力不足。③服务场所方面：如社区药物资源有限、在居家环境中无法密切观察病人用药效果以及部分药物在居家环境中无法使用。④服务制度方面：如居家安宁疗护相关费用未纳入医疗保险服务支付范围、收费标准不明确、服务人员的绩效评估体系缺乏。

第二节　社区安宁疗护的服务内容

我国《安宁疗护实践指南（试行）》指出安宁疗护的主要内容包括疼痛及其他常见症状的控制和护理，舒适照护，心理、精神及社会支持等。本节内容根据指南，结合社区病人和家属的特点，对安宁疗护病人的常见症状控制和护理、舒适照护、心理支持和人文护理、社会支持、哀伤辅导进行阐述。

一、症状控制和护理

症状控制和护理是安宁疗护的核心内容。安宁疗护病人常见的症状包括躯体方面的疼痛、呼吸困难、恶心呕吐、睡眠障碍等，还可能包括精神方面的症状，如谵妄。这些症状常常合并以症状群的形式出现，相互影响，给病人带来极大的痛苦。通过合理用药等对症治疗和护理等安宁疗护服务，可缓解和控制症状、减轻痛苦，最大程度地提高病人的生活质量。对症处理的原则包括 EEMMA，即评估（evaluation）：治疗之前对每种症状进行评估；解释（explanation）：和病人及其家属进行充分地沟通，让病人和家属参与治疗选择的讨论；症状的处理（management）：要注意纠正可以纠正的因素，采用非药物措施和治疗方案，保持尽可能简单的治疗等；动态监测（monitoring）：因病人间存在个体差异，应连续性地监测药物反应并进行调整；注意细节（attention to detail）：在评估、治疗、护理各个环节都要注意细节，以免病人遭受不必要的痛苦。

（一）疼痛

疼痛是和组织损伤或潜在的组织损伤相关的一种不愉快的感觉和情感体验。在终末期病人中疼痛发生率达 59%～64%，因此疼痛也是安宁疗护中重要和优先要解决的症状。常见的是与癌症有关的疼痛，与疾病进展和治疗有关的疼痛。癌性疼痛以慢性疼痛为主，常伴有疼痛综合征，随时间变化表现为进行性加重，时常伴有暴发性疼痛，所造成的心理障碍比其他疼痛所导致的状况更为严重。

1. 评估　疼痛的评估内容包括四大要素：疼痛的部位（包括范围）、强度、性质、疼痛发生时间。评估时也要注意疼痛的持续时间、加重和／或缓解疼痛的因素、既往疼痛史和有无伴发情绪问题等。应根据病人的认知能力和疼痛评估的目的，选择合适的疼痛评估工具，对病人进行动态、连续的评估并监测和记录疼痛控制情况。常通过观察和交流的方法进行评估，评估中要特别重视病人的主诉。评估时可采用单维度的工具，如评估疼痛强度的视觉模拟评分法（visual analogue scale，VAS）、数字评分法（numerical rating scale，NRS）、疼痛文字描述评分量表（verbal descriptors scale，VDS）、面部表情疼痛量表（face pain scale-revised，FPS-R）等；也可采用多维度工具，如简明疼痛评估量表（brief pain inventory，BPI）、简式 McGill 疼痛问卷（short-form of McGill pain questionnaires，SF-MPQ）、整体疼痛评估量表（global pain scale，GPS）等；或可选择针对特殊人群的疼痛评估工具，如针对儿童的指距评分法（finger span scale，FSS）以及成人危重症病人的行为疼痛量表（behavioral pain scale，BPS）等进行评估。

2. 治疗　疼痛治疗越早开始，病人生存获益越大。应在全面评估病人的基础上，联合多学科，采用包括药物治疗等综合治疗原则，给予病人个性化的干预。

（1）药物治疗：WHO 推荐的三阶梯镇痛药物包括非阿片类镇痛药、弱阿片类镇痛药和强阿片类。阿片类药物是急性重度癌痛及需要长期治疗的中、重度癌痛治疗的首选药物，分为长效阿片类药物和短效阿片类药物。通常以长效药物作为背景给药,短效药物备用以控制爆发痛。长期使用时,首选口服给药,当有明确指征时可选用透皮吸收途径给药,也可临时采用皮下注射给药,必要时通过病人自控镇痛泵给药。阿片类镇痛药的疗效和安全性存在较大的个体差异,需要注意预防药物的不良反应,应逐步调整药物剂量,结合病情给予必要的其他药物和/或非药物治疗。其他常见的药物有:非阿片类镇痛药,如乙酰氨基酚;非甾体抗炎药,如布洛芬等;辅助镇痛的药物,如抗惊厥药物、糖皮质激素等。

(2)WHO 推荐的三阶梯镇痛基本原则:包括首选口服给药、按阶梯用药、按时用药、个体化给药、注意具体细节给药。临床更多提倡中等疼痛可从小剂量阿片类药物起始,不必等弱阿片类药物无效,再使用强阿片类药物。

(3)非药物治疗:包括微创介入治疗、放疗、针灸、经皮电刺激、芳香治疗等。

3. 护理

(1)药物护理:没有任何一种药物适合所有的病人,应当密切观察药物疗效和不良反应。遵医嘱给予镇痛药缓解疼痛症状时,不仅要关注镇痛药的作用和副作用,同时要避免突然中断阿片类药物引发的戒断综合征。阿片类的镇痛药物可能引起便秘、恶心呕吐、瘙痒、谵妄、呼吸抑制、尿潴留、药物过量及中毒。非阿片类镇痛药,如乙酰氨基酚以及非甾体抗炎药常见的不良反应有消化性溃疡、消化道出血、血小板功能障碍、肝肾功能损害,应做好相应的护理。

(2)非药物护理:注意保持安静和舒适的环境。根据疼痛的部位,协助病人采取舒适的体位。

(3)健康教育:健康教育贯穿治疗的全过程,教育对象包括病人和家属,健康教育的内容包括:①知识方面,疼痛管理的理念、疼痛的原因和诱因等;强调应在医务人员指导下进行镇痛治疗,规律用药,不宜自行调整剂量和方案。②技能方面,鼓励主动讲述疼痛;教会疼痛自评方法和自我监测的方法,如采用疼痛日记进行记录;指导采取减轻和避免疼痛的其他方法,包括音乐疗法、注意力分散法、自我暗示法等放松技巧。

(4)随访:对于安宁疗护病房出院和居家安宁疗护的病人,可由经过专业培训,具有疼痛管理经验者根据病人的疼痛和用药情况进行定期随访。随访的内容包括当前疼痛及缓解情况、对所服用的镇痛药的依从性情况、药物不良反应情况,同时做好规范记录。

(二)呼吸困难

呼吸困难又称为气促、呼吸窘迫,是一种在气道比较通畅时,无能力正常呼吸时出现的窒息感。在晚期癌症病人中特别是肺部受损的病人中,呼吸困难是常见的症状。据报道,50% 的无法根治的肺癌病人发生呼吸困难。随着死亡的临近,呼吸困难发生率更是明显增加,在死亡之前的最后几周,70% 的癌症病人会出现呼吸困难。

呼吸困难发生和下列因素有关:疾病相关因素,如癌症引起的胸腔积液、大支气管阻塞以及癌组织替代肺组织;治疗相关因素,如化疗、放疗所导致的肺纤维化,肺叶切除术;并发症相关因素,如慢性阻塞性肺气肿、哮喘;心理因素,如焦虑、抑郁、癔症等。

1. 评估　呼吸困难的评估内容包括病人病史、发生时间、起病缓急、诱因、伴随症状、活动情况、心理反应和用药情况等;病人神志、面容与表情、口唇、指(趾)端皮肤颜色,呼吸的频率、节律、深浅度,体位、外周血氧饱和度、血压、心率、心律等。评估方法:在临床上常用呼吸量测定、肺功能测定等量化病人呼吸困难的严重程度。对于临终病人可以使用 Borg 量表,由病人用语言描述呼吸困难带来的不适程度,评估者可根据病人的描述词对应数字进行评分。也可以使用呼吸困难可视模拟评分量表(dyspnea visual analog scale)等从病人的临床感知情况、呼吸困难感受严重程度、呼吸困难症状的影响和负担等方面进行评估。

2. 治疗　呼吸困难最佳的治疗措施为治疗原发疾病,在寻找呼吸困难诱因的同时应努力控制症状。在合适地纠正可纠正因素和充分尝试非药物治疗之后,才考虑药物治疗。常见的药物有支气管扩张剂和阿片类药物。在病人病情允许、不存在呼吸抑制的情况下,使用阿片类药物包括吗啡、可卡

Note:

因、芬太尼，可明显降低病人的呼吸中枢感受性、减少耗氧量、有效改善呼吸困难的症状。注意在使用时，应明确告知病人和家属药物的呼吸抑制、镇静的作用机制。而针对存在严重焦虑的呼吸困难的病人，可针对性地使用抗焦虑类的药物。

3. 护理

（1）药物护理：遵医嘱给药，注意给药的时间、剂量、方法和不良反应的观察和护理。要注意呼吸困难时采用口服给药可能会加重病人的症状或呛咳，可考虑其他给药途径。

（2）非药物护理：①环境，保持安静、舒适、洁净、温湿度适宜的环境。每天开窗通风，对有哮喘的病人应避免尘螨、花粉等变应原。②体位，以病人自觉舒适为原则，根据病情采取合适的体位，如胸腔积液、心包积液、慢性心肺疾病的病人需抬高床头，取坐位或半卧位改善通气，但同时应注意提供枕头或床边桌椅等作为支撑。③氧疗，对低氧血症者通过低流量给氧可增加血中氧气浓度。对无明显低氧血症的终末期病人，可采用氧气气流或者小电风扇直接吹口鼻处，以减轻呼吸困难的症状。④心理护理，呼吸困难会引发病人烦躁、焦虑、紧张，要注意安抚和鼓励。

（3）健康教育：健康教育贯穿治疗全过程，教育对象包括病人和家属，健康教育的内容包括：①知识方面，呼吸困难的病因、特点、治疗及护理要点等。②技能方面，指导选择和进食高营养、高蛋白饮食，以保证每日摄入适度的热量；注意选择易消化的食物，并少量多餐，避免便秘；根据呼吸困难程度及病人实际情况，指导合理休息；指导进行正确、有效的呼吸肌功能训练，保持呼吸道通畅。对痰液不易咳出者，指导采用辅助排痰法；指导有计划地在床边进行适量走动、提高耐力；同时指导家属为病人提供拐杖、助步器，可将日常用品放在病人触手可及处，控制氧耗量。

（三）恶心呕吐

恶心是在喉部背侧和上腹部的不愉悦的感觉，这种感觉可能引起呕吐。呕吐是指胃内容物经口、鼻的有力排出。在终末期病人恶心的发生率很高，20%～40% 的恶性肿瘤病人会出现恶心呕吐。病人在生命的最后一周，恶心发生率高达 70%。

恶心呕吐常见原因有：疾病相关因素，如胃肠道梗阻、中枢神经系统的原发或转移性肿瘤、感染、高血糖或低钠血症等代谢异常等；治疗相关因素，如抗癌治疗有关的细胞毒性药物、镇痛的强阿片类药物以及治疗便秘药物造成恶心与呕吐等；病人个人相关因素，如既往有恶心与呕吐史、存在焦虑或抑郁情绪等。

1. 评估　恶心呕吐的评估内容包括：①病人发生恶心呕吐的时间、频率、原因或诱因，呕吐的特点及呕吐物的颜色、性质、量、气味，伴随的症状等。②病人生命体征、神志、营养状况，有无脱水表现，如软弱无力、口渴、皮肤黏膜干燥、尿量减少以及腹部体征，如胃肠蠕动、腹部压痛、反跳痛、肌紧张、腹部包块、肠鸣音等。③病人呕吐物或细菌培养等实验室检查结果，注意有无水电解质紊乱、酸碱平衡失调。评估方法有：采用视觉类比量表（visual analogue scale，VAS），由病人根据自己的恶心·程度的轻重和变化情况，在 1～100 分的直线上记录自己的感受。也可以从病人的食欲和进食情况进行评估和分级。

2. 治疗　寻找引发症状的诱因及病因，如消化、代谢、中枢神经系统疾病、药物不良反应等，有针对性的治疗，去除病因。采用止吐药物、中医药等缓解和控制症状，以及纠正由恶心呕吐等引发的病理、生理紊乱。

3. 护理

（1）药物护理：遵医嘱给药，观察药物效果和不良反应，如止吐药物 5-HT$_3$ 受体阻滞剂昂丹司琼等容易导致便秘、头痛等不良反应，要注意做好相应的护理。

（2）非药物护理：①环境，保持房间安静、整洁、通风良好、无异味、温湿度适宜。鼓励通过阅读、看电视等转移注意力，减轻恶心呕吐症状。②体位，出现前驱症状时协助病人取坐位或侧卧位，预防误吸、呕血。③监测和记录，每日出入量、尿比重、体重及电解质平衡情况等，必要时监测生命体征。④可采用音乐治疗、肌肉放松技巧、芳香治疗帮助病人缓解恶心呕吐症状。

（3）健康教育：健康教育贯穿治疗全过程，教育对象包括病人和家属。健康教育内容包括：①知识方面，剧烈呕吐时暂禁饮食，而对于长时间禁食和控制饮食者，应遵医嘱及时补充水分和电解质；告知应及时向医护人员报告病情变化，如恶心呕吐的程度、症状和体征、脱水及其他病理状态的症状。②技能方面，指导选择清淡、易消化食物并少量多餐；指导在呕吐时采取侧卧位，并及时清理呕吐物、防治误吸；对胸腹部有伤口者，指导其在呕吐时按压伤口，以减轻伤口张力，避免伤口撕裂。

（四）睡眠障碍

睡眠障碍指由于各种因素影响而出现睡眠量不正常、睡眠质量的改变，或是睡眠过程中出现异常行为。睡眠障碍是病人的主观感受，会加重病人的不适感。约有 40% 的肿瘤晚期病人会出现睡眠障碍。

睡眠障碍的主要原因有：药物相关因素，如 β 受体阻滞剂、甲基多巴、氨茶碱、某些抗抑郁药物等常会引起睡眠障碍，而治疗睡眠障碍药物尤其是苯二氮䓬类药物，可以产生日间遗留效应；环境相关因素，如室温过高或过低、噪声过大、光线刺激；病人个人相关因素，如老年临终病人由于生物节律的改变，表现出睡眠能力减退，睡眠时相提前，唤醒阈值降低等；或者因患有多种躯体疾病，尤其是受到疼痛、活动受限、皮肤瘙痒、尿急、尿频等的影响而出现睡眠障碍。

1. 评估　睡眠障碍的评估内容包括：①病人性别、年龄、既往失眠史等。②病人失眠发生的药物及环境因素。③病人有无不良的睡眠卫生习惯及生活方式。④病人有无谵妄、抑郁或焦虑状态等精神障碍。睡眠障碍的临床评估应涵盖睡眠节律评估、病史和体格检查评估、心理情绪评估。常用评估工具包括：①睡眠日记。作为一种经济、实用的睡眠评估方法，睡眠日记常用于睡眠的连续性评估，主要记录在床上的时间、自评的睡眠时间、睡眠过程中的觉醒次数（起床次数）、清晨起床后精神状况、夜间发生的相关症状，以及日间饮用浓茶、酒精、咖啡情况和入睡前 1 小时活动情况等。②睡眠评估量表，如使用美国国立卫生研究院（National Institutes of Health）睡眠障碍共识报告所推荐的睡眠调查问题："个体是否对自己的睡眠满意""睡眠或疲劳是否影响个体的日间活动""是否有其他人抱怨过睡眠时的异常行为，如打鼾、呼吸中断或腿部异常活动"等进行评估。③睡眠监测。必要时可使用多导联睡眠监测仪、体动记录仪等进行。

2. 治疗　针对病因处理是治疗睡眠障碍的关键，通过了解病人睡眠节律、可能的诱因和病因，必要时进行行为心理治疗，同时要注意避免使用非处方催眠药物。

3. 护理

（1）药物护理：遵医嘱有规律地使用促进睡眠的药物，如苯二氮䓬类、非苯二氮䓬类、抗抑郁类药物、中成药等。应用间隔给药方法进行药物治疗，通常为每周 2~4 次。而短期给药时，一般不超过 3~4 周。要注意在停药时需逐渐停药，关注撤药反应，避免出现戒断综合征。

（2）非药物护理：①环境，营造舒适的睡眠环境，控制睡眠环境刺激，主要包括日间控制和睡眠时间的控制。日间控制：强调不管夜间睡眠时间长短都要做到清晨固定时间起床、日间充分暴露在明亮环境中（除非必需时），减少日间小憩次数等。睡眠时间的控制：强调建立并保持良好睡眠行为习惯，限制卧床时间，减少卧床的非睡眠时间，如不要在床上长时间使用电子产品、观看电视等，并控制睡眠时室内的温度，减少夜间强光及噪声的刺激。②活动：根据病人的体力与病情安排适当的娱乐活动和运动锻炼。适当增加日间活动时间和有规律的锻炼能提高夜间的睡眠质量，但要避免进行剧烈的运动。③饮食：避免进食刺激性的食物或药物，如咖啡、浓茶，睡前可进食少量的点心和热饮，但不宜过饱，以促进睡眠。④对于躯体症状如疼痛、呼吸困难等引发的睡眠障碍应积极控制症状。

（3）健康教育：健康教育贯穿治疗全过程，教育对象包括病人和家属。健康教育内容包括：①知识方面，改变对睡眠错误的认知，如对睡眠时长和质量有过高的期待，以及对睡眠意义的认知误区；在使用处方类镇静催眠药物时，告诉病人和家属应注意预防跌倒、低血压等副作用。②技能方面，指导采取非药物疗法促进睡眠，如听轻柔的音乐、按摩双手或足部、渐进性肌肉放松训练、芳香疗法和正念减压的练习。

（五）谵妄

谵妄是一种以认知功能损害和意识水平下降为特征的脑器质性综合征，常表现为意识障碍、感知觉障碍、睡眠-觉醒周期紊乱、精神运动障碍等。这些精神症状在一天内有波动性，具有昼轻夜重的特点，不仅干扰病人的治疗和护理，也影响病人和家属的生活质量。在生命的最后几周内高达80%者出现谵妄症状。

谵妄症状出现的主要原因包括：①疾病相关因素，如脑转移、颅内压增高。②治疗相关因素，如使用阿片类制剂、抗胆碱制剂、H_2受体阻滞药物等。③环境相关因素，如更换住所和照顾者也可能诱发谵妄症状。

1. 评估 谵妄评估的主要内容包括：病人的意识水平、注意力、思维、认知、记忆、精神行为、情感和觉醒规律的改变；导致病人谵妄发生的药物及环境因素。谵妄最为标志性的症状是意识障碍，因此可采用"是否能够准确书写自己的名字和地址"来甄别早期谵妄。也可采用简易精神状况检查（mini-mental state examination，MMSE），从定向力、记忆力、注意力、计算能力、回忆力和语言能力评估病人认知受损的情况。神经性行为认知状态测验（neuro-behavioural cognitive status examination，NCSE）可帮助评估病人的认知功能的意识水平、集中注意力和定向能力、语言能力、结构能力、记忆力、计算能力和推断能力。谵妄护理筛查量表（nursing delirium screening scale，Nu-DESC）仅五个条目，可帮助评估者通过与病人的简单交流，便捷地实施谵妄的评估。

2. 治疗 寻找病因并改变可能的危险因素对谵妄的治疗至关重要，如对伴有颅内高压者进行脱水、地塞米松治疗；如是药物导致的谵妄，应停止或减少引起意识混乱的药物等。应注意监测并处理因谵妄引起的尿潴留、便秘、跌倒外伤等并发症。必要时使用小剂量的苯二氮䓬类或氟哌啶醇类镇静药物。

3. 护理

（1）药物护理：遵医嘱给药，观察药物效果和不良反应，如苯二氮䓬类是酒精戒断性谵妄优先选择的药物，但可能会加重病人的激越症状，也可能会出现嗜睡、疲劳、骨骼肌张力过低等不良反应，要注意做好防跌倒等相应的护理。

（2）非药物护理：①环境，保持安静，避免刺激。尽可能提供单独的房间，降低说话的声音，降低照明，应用夜视灯，使用日历和熟悉的物品，尽少地改变房间摆设，以免引起不必要的注意力转移。②安抚病人，对病人的诉说做出反应，帮助病人适应环境，减少恐惧。③保护病人的安全，在诱因、病因无法去除的情况下，应与家属及照护者沟通谵妄发作的反复性和持续性。必须使用保护具时，应充分向病人家属告知病情和使用保护具的目的，取得同意和配合。

二、舒适照护

舒适照护（comfort care）是指帮助病人在生理、心理、社会、精神上达到最愉快的状态，或缩短、降低不愉快的程度。舒适照护体现了"以人为本"的护理理念，是安宁疗护的核心内容，需要病人及家属的积极参与，应从病人身体方面、心理精神方面、环境方面、社会文化方面做好舒适照护。

1. 评估 舒适照护的评估工具包括普适性评估量表，如 BCS 舒适评分（bruggrmann comfort scale，BCS）、Kolcaba 的普通舒适量表（general comfort questionaire，GCQ）。也可采用针对安宁疗护的安宁疗护舒适量表（hospice comfort questionaire，HCQ）的病人问卷和照顾者问卷以及针对总舒适度的水平和垂直视觉模拟量表，对安宁疗护病人和照顾者进行全面地、标准化地评估。

2. 舒适照护 ①身体方面的照护，指满足机体生理功能的照护，主要内容包括：口腔护理、肠内营养的护理、肠外营养的护理、静脉导管的护理、留置导尿管的护理、会阴护理、协助沐浴和床上擦浴、床上洗头、协助进食及饮水、排尿异常的护理、卧位护理、体位转换、轮椅与平车的使用[具体照护的要求参考《安宁疗护实践指南（试行）》]。②心理精神方面的照护，指满足病人和家属内在的自我意识包括尊重、性及生命意义的照护。③环境方面的照护，指对病人和家属经历有关的外部环境因素方面的照护。我国的《安宁疗护实践指南（试行）》要求的环境方面的舒适照护内容包括：病室环境管理，如温湿度和光线适宜、布局合理和温馨、要通气但要注意保暖、工作人员应做到说话语气温和、走路轻、操作轻、关门轻；床单位管理，如规范的卧有人床更换床单。④社会文化方面的照护，指在病人和家属在个人、社会及家庭关系方面的照护。我国《安宁疗护中心基本标准（试行）》要求安宁疗护机构设置关怀室（告别室）等功能区域，并要求关怀室（告别室）的建筑要考虑民俗、传统文化需要，尊重民族习惯，体现人性、人道、关爱的特点，配备满足家属告别亡者需要的设施，从而促进丧亲者心理精神方面的舒适。

三、心理支持和人文护理

对安宁疗护病人进行心理支持和人文护理的目的包括：恰当地应用沟通技巧与病人建立信任关系，引导病人面对和接受疾病状况，帮助病人应对情绪反应，鼓励病人和家属参与，尊重病人的意愿做出决策，让其保持乐观顺应的态度度过生命终期，从而舒适、安详、有尊严地离世。主要内容包括实施心理评估、医患沟通、帮助病人应对情绪反应、尊重病人的权利。

（一）心理评估

评估内容包括：①病人的一般资料。包括年龄、性别、民族、文化程度、信仰、婚姻状况、职业环境、生活习惯、嗜好等；②病人的主观资料。包括病人的认知能力、情绪状况及行为能力，社会支持系统及其利用；对疾病的主观理解和态度以及应对能力；③病人的客观资料。通过体检评估病人生理状况，病人的睡眠、饮食方面有无改变等。

评估工具：应用恰当的工具筛查和评估病人的焦虑、抑郁程度及有无自杀倾向，如自评抑郁量表（self-rating depression scale，SDS）和自评焦虑量表（self-rating anxiety scale，SAS）。对病人对外界变化环境的心理及行为上的反应状态进行评估，如心理弹性量表（connor davidson resilience scale，CD-RISC）。从病人现实和未来积极态度、采取积极行动、与他人保持亲密关系的角度评估希望感，如Herth希望量表（Herth hope index，HHI）。

（二）医患沟通

与病人交谈时应确立明确的目标，获取有效信息。沟通时多采用开放式提问，鼓励病人主动叙述，充分表达感受，交谈后简单小结，核对或再确认交谈的主要信息。交谈过程中与病人保持适度的目光接触，注意倾听。言语沟通时，用通俗易懂的语言解释与疾病相关的专业名词，语速缓慢清晰，用词简单易理解，信息告知清晰简短，注意交流时机要得当。非言语沟通时，表情亲切、态度诚恳。恰当应用非语言的沟通技巧，如适当的沉默、触摸等表达对病人的理解和关怀。

（三）帮助病人应对情绪反应

安宁疗护病人面对疾病威胁生命的心理反应非常复杂。Kübler-Ross（赫尔姆·罗斯）将临终病人的心理过程概念化为五个阶段，即否认期、愤怒期、协议期、抑郁期、接受期。

1. **否认期**　对死亡的否定通常只是一种暂时性的心理防御反应，是个体对令人震惊的事件的缓冲，随后就会被部分否定、部分接受所代替。与病人沟通时应坦诚，既不揭穿病人的防卫也不对病人撒谎，耐心倾听病人的述说，循循善诱地使病人逐步面对现实。

2. **愤怒期**　病人在愤怒期常无理由地迁怒于医护人员或家属，对身边的人抱怨或挑剔，甚至恶语相加，处于此期的病人常常难以沟通，给予的照护也难以得到病人的配合。应引导病人适度宣泄自己的感情，同时做好病人家属的宣教，共同给予病人关爱、宽容和理解。

3. **协议期**　协议期是面对死亡心有不甘，希望免受死亡的痛苦，病人在此期常常积极配合照护。应抓住时机，关心、鼓励病人说出自己内心的感受和希望，引导病人积极配合治疗和护理，控制症状，减轻痛苦。

4. **抑郁期**　由于病情不断恶化、身体功能的逐渐丧失，使病人对周围事物淡漠，对任何东西均不感兴趣。抑郁心理对于临终病人在一定程度上是必需和有益的，有利于病人真正接纳死亡；但如病人有明显抑郁状态，甚至出现自杀倾向，应及早发现，做好防范，转介心理咨询或治疗师进行专业

Note：

干预,预防意外发生。

5. 接受期 接纳死亡说明临终病人正在接受死亡的到来,病人的情绪逐步恢复正常,能以平和的心态来面对死亡。应让病人有独处的时间,不要过多打扰,但应有适度的陪伴。

(四)尊重病人的权利

病人可能由于种族、文化和信仰的差异而存在特殊的习俗。应对入院病人进行入院宣教,为病人提供医疗护理信息,包括治疗护理计划,鼓励病人及其家属参与医疗护理决策、医疗护理过程。尊重病人的知情同意权和自主权。尊重病人的价值观与信仰、尊重病人的权利和意愿。诊疗护理过程中保护病人隐私,并平等地对待病人。

四、社会支持

社会支持(social support)指由社区、社会网络和亲密伙伴所提供的感知的和实际的工具性和表达性的支持。工具性支持是指指引、协助以及有形的支持与解决问题的行为。表达性支持是指情绪支持、心理支持、自尊、情感和认可等。

1. 评估 社会支持评估的内容包括:病人的适应情况,病人的人际关系状况,家属的支持情况。可用社会交往调查表(interview schedule social interaction,ISSI)从支持的可利用度和自我感觉到的社会关系的合适程度进行评估。也可利用社会支持量表(social support rating scale,SSRS)从客观支持、主观支持、社会支持的利用度方面对病人获得社会支持情况进行评估。

2. 提供支持 全面评估病人和家属的生理、心理、社会和精神上的需求,统筹不同的社会支持资源,如各级相关政府部门、社区和社会组织等正式支持,和来自家庭成员、邻里朋友提供的非正式支持,通过提供情感支持、信息支持、物质支持和陪伴支持,帮助病人和家属减少不适应反应。

(1)情感支持:指为病人和家属提供尊重、关心和倾听等情感安慰。对心理问题严重的个案可转介给义务社工和心理治疗师跟进处理。

(2)信息支持:指为病人和家属提供疾病信息、家庭事务、丧葬礼仪、临终机构、政策福利、救助机构等信息,能有效帮助病人和家属利用社会资源,以解决问题。

(3)物质支持:指为病人和家属提供财力帮助、物质资源或所需的服务等,包括来自政府、单位、社区等医疗保险支持,也可以是基金、救助金或者医疗设备和生活设施等。

(4)陪伴支持:对病人家属进行教育,帮助家属了解治疗过程,参与病人的心理护理,并鼓励病人亲朋好友多陪在病人身边提供支持。必要时寻求医护人员和志愿者的支持进行陪伴。

五、哀伤辅导

哀伤(grief)也称为悲伤,是人在面对失落或丧失时所产生的心理状态和情感反应。丧亲是重大的个人生命危机,会对健康造成严重影响。研究显示:病人家属在病人死亡后数月内躯体和心理疾病、感染、酒精滥用的发生率会增加,健康服务需求和精神药物的应用也会增加。哀伤辅导的目的是帮助病人家属顺利度过悲伤阶段,恢复正常的日常生活。狭义的哀伤辅导是指对丧亲者的辅导。如果病人的死亡是在预料之中的,那么哀伤辅导也包括濒死期病人临终阶段的辅导,也包括在病人死亡之前和之后对病人家属的辅导。病人部分的哀伤辅导内容在该章节中的心理支持部分已经涉及,以下主要介绍病人家属的哀伤辅导:

1. 评估 病人家属在预感或真正失去病人后会产生情感反应和外在行为的表现。因受到多种因素影响,悲伤的程度、持续时间、表现形式因人而异,呈现出个性化特征。要注意评估丧亲者心理状态及意识情况,理解能力、表达能力和支持系统。正常悲伤呈现的症状和体征有:

(1)情绪方面:悲伤、恐惧、愤怒、内疚或自责、焦虑、孤独、乏力、无助/绝望、渴望、解脱。

(2)认知(思维模式)方面:怀疑、思维混乱或记忆问题、无法做出决定、无法集中注意力、感觉逝者又出现。

（3）生理方面：头痛、恶心、食欲不振、胸部和喉咙发闷、失眠、对噪声过度敏感、人格解体（似乎没有什么是真实的）、感觉呼吸急促有窒息感觉、肌肉无力、缺乏活力、口干。

（4）行为方面：哭泣和经常叹息、远离人群、心不在焉、梦见逝者、保持逝者房间的完整性、对日常生活失去兴趣、穿戴逝者的物品。正常悲伤是有限度的，大部分人最终能够接受丧亲的事实，并逐渐适应丧亲的生活状态。但仍有少部分人在持续悲伤中，反应强烈，难以缓解，出现慢性悲伤、夸大性悲伤等复杂性悲伤，可能出现：不正常的否认、麻木呆滞、无缘由的恐惧、幻想和幻觉、自残和自杀等异常反应，应及时发现和进行哀伤辅导。居丧风险指数（bereavement risk index，BRI）可以从情感反应和应对能力相关的 4 个条目（否认死亡、愤怒、自责、预期应对能力）评估丧亲者可能存在的健康风险。预感性悲伤量表（anticipatory grief scale，AGS）可以从悲伤感、失去感、愤怒感、易怒感、焦虑感、内疚感和完成任务能力评估丧亲者的悲伤程度。

2. **哀伤辅导**　包括病人临终阶段的病人家属的哀伤辅导和丧亲者居丧期的哀伤辅导。

（1）病人临终阶段的病人家属的哀伤辅导：①提供病人的治疗和病情等信息。②解决病人和家属间的冲突，鼓励家属和病人表达情感，协助病人完成心愿。③允许病人家属陪伴病人，并为家属提供治疗性陪伴。④引导病人和家属为临终决策做准备。

（2）丧亲者居丧期的哀伤辅导：①提供安静、隐私的环境。②在尸体料理过程中，尊重逝者和家属的习俗，允许家属参与，满足家属的需求。③陪伴、倾听，鼓励家属充分表达悲伤情绪。④尊重葬礼等不同的悼念仪式，并为家属提供支持性信息，帮助家属接受现实，与逝者真正告别。⑤鼓励家属参与社会活动，通过朋友、同事等的社会支持，顺利度过悲伤期，开始新的生活。⑥采用电话、信件、网络等形式，在居丧的特殊日子（如逝者的生日、忌日、清明节、西方的感恩节）提供主动随访，表达对居丧者的慰问和关怀。⑦充分发挥志愿者或社会支持系统（如丧亲家庭组织）在居丧期随访和支持中的作用。⑧重视对特殊人群如丧亲父母和儿童居丧者的支持。

第三节　死 亡 教 育

死亡教育

1. **概述**　死亡教育（death education），又称为生命教育、生死教育，是有关死亡的知识大众化、社会化的过程，是推进安宁疗护的基础。死亡教育是一门新兴学科，尚未有统一的定义。1977 年，美国学者列温顿（Dan Leviton）将死亡教育定义为向大众及社会传递正当的死亡相关知识及其影响的启发性过程。《医学伦理学辞典》中指出死亡教育是就如何认识和对待死亡而对人进行的教育。而从病人和家属的角度出发，可将死亡教育认为是为针对生命受到威胁的人提供身体和情绪上的支持性照顾，并对家属进行同等的关怀。我国受到传统文化的影响，死亡一直是个忌讳的话题。死亡教育发展起步较迟，但相关研究近年来呈明显上升趋势。研究多数集中在医院医务人员针对临终病人及家庭的死亡教育，旨在帮助病人和家属认识死亡到直面死亡。而在社区护理范畴中如何针对不同层次人群特点，如中小学生、慢性病病人等开展死亡教育值得关注。

2. **死亡教育的意义**　对于临终病人，死亡教育有利于缓解对死亡的恐惧，通过死亡教育可以使临终病人较为坦然地面对死亡现实，安宁地走完人生的最后阶段。对于临终家庭，死亡教育有利于缓解对死亡的悲伤，使家属较快地接受亲人亡故的现实，缩短悲伤阶段，尽快地度过居丧期，恢复正常生活。对于医务人员，在向临终病人及家属或其他人员进行死亡教育的同时，客观上提高了自身对于死亡的科学认识，临终关怀人员素质的提升有利于临终关怀工作更好地开展。对于全社会，死亡教育有利于人们树立珍惜生命的观念，使人们更好地意识到生命的意义，从而有计划地安排自己的生活。

3. **死亡教育的内容**　死亡教育的内容应根据教育对象的年龄、特点等设置，从而制订具有针对性的死亡教育大纲。美国列温顿（Dan Leviton）提出的死亡教育内容较具有代表性，包括：死亡教育

Note：

的本质、死亡及濒死的态度和问题、对死亡及濒死的调适三大类,具体内容包括死亡的本质及意义,对死亡及濒死的态度,对死亡及濒死的处理及调适,对自杀、意外死亡等特殊问题的探讨,有关死亡教育的实施等五个方面。也有学者提出死亡教育应涉及葬礼及吊唁等与死亡有关的内容,包括:死亡的定义、原因与阶段,有关死亡文化的观点,生命周期,葬礼仪式和选择,尸体处理方式,器官移植与捐献,自杀与自毁行为,对亲人和朋友的吊唁,宗教对死亡的解释,法律和经济对死亡的解释,死亡准备等。学者指出针对中小学生的死亡教育应包括:自然的生命循环、植物及动物的生命循环,人类的生命循环即出生、生长、老化及死亡,生物学层面的死因、死亡的界定,社会和文化层面的丧葬风俗及有关死亡的用语,经济和法律层面的保险、遗嘱、葬礼安排事宜,有关哀伤、丧礼、守丧等,文学、音乐及其他艺术形式中的死亡描述,死亡的宗教观点,道德和伦理对诸如自杀等问题的讨论,生死相关的个人价值等。

我国《安宁疗护实践指南(试行)》提出针对安宁疗护病人实施死亡教育,应先评估病人对死亡的态度,以及影响死亡态度的个体和社会因素,如病人的性别、年龄、受教育程度、疾病状况、应对能力、家庭关系等。该指南也指出了死亡教育的操作要点和注意事项:①尊重病人的知情权利,引导病人面对和接受当前疾病状况。②帮助病人获得有关死亡、濒死相关知识,引导病人正确认识死亡。③评估病人对死亡的顾虑和担忧,给予针对性的解答和辅导。④引导病人回顾人生,肯定生命的意义。⑤鼓励病人制订现实可及的目标,并协助其完成心愿。⑥鼓励家属陪伴和坦诚沟通,适时表达关怀和爱。⑦允许家属陪伴,与亲人告别。在实施死亡教育时应注意:①建立相互信任的治疗性关系是进行死亡教育的前提。②坦诚沟通关于死亡的话题,不敷衍不回避。③病人对死亡的态度受到多种因素影响,应尊重病人。

4. 死亡教育的形式与方法 死亡教育应考虑到教育对象的特点、时间、场所等。死亡教育常使用的形式包括文字材料、团体讲解、个人指导、电化教育等,常使用的方法包括讨论法、模拟想象法、情景教育法、阅读指导法等。今后也可以借鉴国外经验,开展体验式实践教育。

(朱雪娇)

思 考 题

1. 阐述安宁疗护的适用对象。
2. 分析我国社区安宁疗护发展过程中的机遇和挑战。
3. 分析如何针对不同的社区人群开展死亡教育。

URSING

第十三章

社区突发公共卫生事件的管理和护理

13章 数字内容

学习目标

- 知识目标:
  1. 掌握突发公共事件及灾害概念、特征及分级;突发应急管理概念及模式,监测及预警管理;社区传染病管理特点。
  2. 熟悉突发公共卫生事件分类;4R应急管理理论及应用;突发公共卫生事件报告制度及应急预案管理;传染病报告与分类管理;社区病例监测及管理。
  3. 了解突发公共卫生事件应急管理的组织体系、预警分类及预案内容;突发事件应急恢复期管理;重点人群的心理干预。

- 能力目标:
  能正确、快速评估突发公共卫生事件、建立社区预案与重点病人管理手段。

- 素质目标:
  具备突发公共卫生事件的预防、快速反应及救助的素质。

 ——————————————————— 导入情境与思考 ———————————————————

　　2003 年春节期间，一场突如其来的严重急性呼吸综合征（传染性非典型肺炎，SARS）暴发并迅速蔓延，严重影响社会生产和人民生活。

　　在抗击 SARS 之际，国务院出台了《突发公共卫生事件应急条例》。根据条例规定，对与传染病病人的密切接触者和可能受到危害的人员分别采取医学观察、必要的控制和分散隔离措施。

　　请思考：

　　紧急状态下的公民权利与义务如何履行？

　　突发公共事件是指突然发生、危害居民生命和财产，造成重大社区影响及公共安全的各类事件。目前大部分突发公共事件的发生是人类社会很难规避的，但可以利用现代科学技术把伤害损失影响尽可能降到最低、最小。社区作为应急管理最基层组织，承担着应急管理重要任务，在各类突发公共卫生事件及传染病防控中承担监测、报告、预防突发事件发生和控制其发展的责任。

第一节　概　　述

一、相关概念

（一）突发公共事件

　　1. 概念　突发公共事件（public emergency event）是指突然发生，造成或者可能造成重大人员伤亡、财产损失、生态环境破坏和严重社会危害，危及公共安全的紧急事件。

　　2. 突发公共事件分类　按照突发事件的发生过程、性质及机制，主要分为以下几类：

　　（1）自然灾害：主要包括水旱灾害、气象灾害、地震灾害、地质灾害、海洋灾害、生物灾害和森林草原火灾等。自然灾害除了造成社会结构和系统破坏外，还易引发次生灾害，并由此带来继发性损伤和间接性损失。

　　（2）事故灾难：主要包括交通安全、消防安全及生产安全等企事业单位发生重大安全事故，造成交通运输、供电、供水等公共设施破坏、人员伤亡及环境生态事件等，对公众及社会产生严重影响。

　　（3）公共卫生事件：主要包括传染病疫情、群体性不明原因疾病、食品安全和职业危害、动物疫情以及其他严重影响公众健康和生命安全的事件。

　　（4）社会安全事件：主要包括恐怖袭击事件、经济安全事件和涉外突发事件等，引发重大刑事案件及群体性事件。

（二）灾害

　　1. 概念　世界卫生组织将灾害（disaster）定义为：任何能引起设施破坏、经济严重受损、人员伤亡、健康状况恶化的事件，其规模、严重程度已超出区域承受能力并向外部扩散和发展，需要寻求援助。可见，灾害是指能够给人类和人类赖以生存的环境造成破坏性影响的事物总称，当突发公共事件的规模和严重程度超出发生区域的承受能力、不断扩散和发展，可演变成灾难事件。

　　2. 灾害特征　灾害具备两方面特性：①灾害具有突发性和破坏性。②灾害的规模和强度超出灾害社区的自救能力或承受能力。

　　灾害是突发公共事件中最为严重的事件，包括自然灾害（气象灾害、地震地质伤害、生物伤害）和人为灾害（技术事故、环境公害、事故、人为恐怖事件）。

　　3. 国际灾害日　为唤起国际社会对防灾减灾工作的重视，敦促各地区和各国政府把减轻灾害作为工作计划的一部分，推动国家和国际社会采取各种措施以降低灾害的影响。1989 年 12 月的第 44 届联合国大会做出决议，决定从 1990—1999 年开展"国际减轻自然灾害十年"活动，并将每年的 10 月份第二个星期三确定为"国际减灾日"，借此在全球倡导减少灾害，包括灾害防止、减轻和准备。

2008 年 5 月 12 日，四川汶川发生里氏 8.0 级特大地震这是近百年来我国遭遇破坏性强、波及范围广的地震，造成社会经济巨大损失和人员伤亡。经国务院批准，自 2009 年起，每年 5 月 12 日为全国"防灾减灾日"。有利于唤起社会对防灾减灾的高度关注，以及防灾减灾意识的普遍增强，最大限度减少自然灾害的损失。

（三）危机

1. 概念　危机（crisis）指一系列影响着日常生活和社会关系的风险事件，这些事件具有不断升级、迅速展开的危险特点。美国危机管理专家劳伦斯·巴顿（Laurence Barton）认为：危机是一个引起潜在负面影响、具有不确定性的事件，可能会对组织及其员工、产品、服务造成一定损害，需要做出快速反应和判断，积极采取措施进行控制及行动调节，以维持组织正常活动。

2. 危机分类　按照危机来源可以将其分为：内部危机和外部危机。

（1）外部危机：是由组织外部原因导致的、对组织活动和生产经营造成不利影响的危机，如政治危机、社会危机、经济危机、自然危机、产业和科技进步危机等。

（2）内部危机：由组织内部原因而引发的危机、对组织的日常运营和经营产生危害或潜在危害的危机，如组织的战略发展、人才、财务危机、组织安全及形象信誉等危机。

二、突发公共事件的特征与分级

（一）特征

突发公共事件一般具备以下四方面特征：

1. 突发性　指事件发生的突然性和不确定性。由于事件发生难以预测，导致日常工作计划被打乱，支持系统不能有效保障等。2008 年 5 月 12 日 14 时 28 分，四川省阿坝藏族羌族自治州汶川县突然发生的里氏 8.0 级大地震。因此，公共事件的突发性对管理者应变能力和应对措施提出了极具挑战性的考验。

2. 危害性　危害性大小根据突发事件程度而定。突发公共事件的发生给组织个人带来很大的损失和管理压力，一方面事件本身可对社会经济产生严重影响，对人民群众的生产工作和生活造成极大影响；另一方面公共资源和医疗资源亦面临巨大的压力，救援人员和物资需求急剧增加。例如 2020 年初新型冠状病毒肺炎的流行，不仅需要大量的医护人员投入到疫情一线抢救病人及防疫工作，同时需要进行相关的封闭性管理，也给居民生活带来严重影响。

3. 扩散性　信息传播渠道的多样化、时效的高速化及范围的全球化，使得突发事件发生很快成为公众关注的焦点，成为各种媒体追逐的"新闻素材"。因此，管理者要关注对事件事态的发展、积极组织应对措施，通过沟通及时发布事件的进展，提高事件进展的透明度，消除各种猜疑及社会不实信息带来的影响。

4. 复杂性　突发公共事件发生和发展的原因复杂、影响广泛，常规经验难以判断和处理，甚至导致事态恶化。因此，突发公共事件的应急处理必须由政府建立统一指挥中心综合协调，需要社会各有关方面及社会成员共同参与和努力，方可将危害降到最低。

（二）分级

根据突发公共事件性质、严重程度、可控性和影响范围等因素，分为四级，Ⅰ级（特别重大）、Ⅱ级（重大）、Ⅲ级（较大）和Ⅳ级（一般）。

1. Ⅰ级（特别重大突发公共事件）　灾害范围广、涉及多个省市、几百个县，人员伤亡和经济损失巨大，对一定区域社会经济造成严重影响、需要中央政府组织指挥救灾工作。如 2010 年智利发生的 8.8 级大地震。通常用红色表示。

2. Ⅱ级（重大突发公共事件）　灾害范围涉及 1～2 省、几十个县，造成人员伤亡和经济损失严重,在成灾区域人民生活和经济发展造成严重影响,在中央有关部门和省政府领导下组织抗灾。通常用橙色表示。

3. Ⅲ级(较大突发公共事件) 成灾范围为 1 个省,造成一定人员传播所造成全球伤亡和经济损失难以估量,对发生区域人民生活和经济发展造成严重影响,由中央及他省支援、省政府依靠当地组织进行抗灾救灾。通常用黄色表示。

4. Ⅳ级(一般突发公共事件) 在局部地区发生,造成一定人员伤亡,灾区人民生活和经济受到一定影响,由省级政府支援,主要依靠当地组织进行抗灾救灾。通常用蓝色表示。

三、应急管理相关理论

(一)概念

应急管理是指为了降低突发事件的危害,基于对突发事件的原因、过程以及后果的科学分析,有效利用各方面资源,运用各种手段与方法对突发事件进行有效的应对、控制和处理的过程。

(二)相关理论

突发公共事件发生具有暴发性和时限性特征,要求管理者在有限的时间里获取充分有价值的信息,分析事件暴发的原因、程度、影响,找到有效的应对管理措施,运用危机发生周期来揭示和描述危机现象的过程及其规律。其中最有代表性的是美国危机管理专家罗伯特·希斯(Robert Heath)危机管理理论。

罗伯特·希斯(Robert Heath)博士 2001 年在《危机管理》书中率先提出危机管理的四个阶段理论,即危机管理的 4R 模式,包括:缩减力(Reduction)、预备力(Readiness)、反应力(Response)、恢复力(Recovery)。该理论指出:管理者需按 4R 模式将突发事件划分为四个阶段,做好处理突发事件情况的应急准备,尽力应对已发生的事件处理,减少突发事件发生带来的损害性和影响力,以及尽快有效恢复到日常工作。危机管理的基本过程见图 13-1。

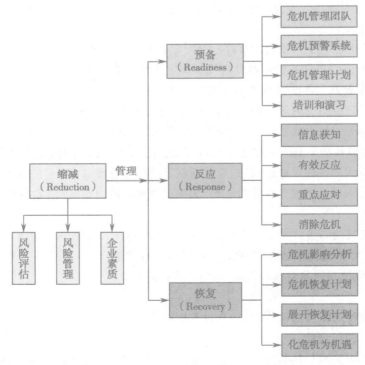

图 13-1 罗伯特·希斯危机管理 4 阶段理论

(1)缩减阶段:完善预警系统可以快速评估和模拟出事件可能造成的结局,提示相关管理者必须做出快速和必要的反应,减少突发事件带来的危害。

该阶段主要任务是预防危机的发生和减少危机发生后的冲击程度。有效危机管理的核心是缩减影响。在缩减阶段，危机是相对比较容易控制、投入的成本也是最低。因此，缩减阶段的各项工作准备显示，我们必须对事件的各种细小的变化多加注意，防微杜渐，做好常态化的应急预案管理，可以降低突发事件造成的危害。如我国"防灾减灾日"的设立，有利于唤起社会各界对防灾减灾工作的高度关注，增强防灾减灾意识，有利于推动全民防灾减灾知识和避灾自救技能的普及推广，有利于各级综合减灾能力的普遍提高，最大限度地有效减轻自然灾害造成的损失。

（2）预备阶段：主要是进行突发事件管理的预警与防范工作。由多方面专家组成突发事件预备管理团队，制定危机管理计划，进行常态下的危机管理工作，同时要一套完整而有效的危机预警管理体系，进行训练和演习，使每个参与者都掌握一定的预警和处理方法。如对员工进行技能培训和模拟演习，保证预警方案落到实处，一旦危机发生，使损失最小化，并尽快恢复到常态。

（3）反应阶段：在突发事件来临时，组织应该做出什么样的反应以策略性地解决问题，运用各种资源、人力和管理方法，及时出击、解决事件危机，在尽可能短的时间内遏制事件危害发展的势头，防止事态的进一步恶化。反应阶段是突发事件应急管理中最关键的步骤。包括：信息获知、有效反应与重点应对、消除影响。

1）信息获知：这是应急管理的第一步。突发事件发生时，及时、准确地获知突发事件发生有效信息是进行应急管理重要部分，可以通过信息的来源、内容及特征，决定应急对策和启动应对方案。

2）有效反应、重点应对：这是应急管理最重要步骤。事件的突发性和不确定性有时会造成信息不完整，因此需要对信息进行多渠道验证和快速重点分析，并在短时间内完成危机处理的各种准备，尤其是对突发事件影响的重点区域和人群实施重点应对处理，以防事件进一步演化和次生灾害发生。

3）消除影响：在突发事件管理过程中，降低和消除事件不良影响可以有效帮助受伤害人群维持生命的支持和保持生活需要，为进一步全面恢复提供良好保证。

（4）恢复阶段：通常在经历过突发事件之后，人和物都会受到不同程度的冲击和影响。事件情境一旦得到控制，就应尽快同时开展恢复工作，并对突发事件处理过程中反映出来的问题及时改进和完善管理工作、修订管理计划。

罗伯特·希斯认为，管理者要主动进行突发事件的风险评估，减少事件严重性和带来的影响，做好处理应急事件的准备工作，尽快恢复生产工作，减少突发事件带来的影响。突发公共事件管理是一个动态的、交互的过程。危机管理 4R 模型理论提出了应对突发公共事件应急管理必须是全局、全面整合，管理者从总体战略的高度进行突发公共事件应急管理。

第二节　突发公共卫生事件的应急管理

一、应急管理体系与模式

（一）相关概念

1. **突发公共卫生事件**（ public health emergent events ）　指突然发生，造成或者可能造成社会公众健康严重损害的重大传染病疫情、群体性不明原因疾病、重大食物和职业中毒以及其他严重影响公众健康的事件；亦指突然发生的、不可预测的、有公共卫生属性的、危害性和影响达到一定程度的突然事件。

2. **应急管理**（emergency management）　指为了降低突发事件的危害，基于对突发事件的原因、过程以及后果的科学分析，有效利用各方面资源，运用各种手段与方法对突发事件进行有效的应对、控制和处理的过程。

3. **突发公共卫生应急管理**（emergency management for public health）　指在突发公共卫生事件发生或发生后，采取相应的监测、预警、物质储备等应急准备，以及现场处置等措施，及时预防引起公共卫生事件的潜在因素、控制已发生的突发公共卫生事件，以减轻其对社会、政治、经济、人民健康与生命安全危害的各项活动。

4. 社会应急联动系统（society emergency replying system, SERS）　指一个综合利用各种应急服务资源，提供相应的紧急救援服务，为社会的公共安全提供强有力的保障系统。主要目的是，在有限资源下为民众提供更快捷的紧急救援服务，以提高政府对紧急事件快速反应和抗风险的能力。

（二）组织体系

1. 组织架构　我国卫生应急体系的架构是由应急指挥管理组织系统、疾病预防控制系统、卫生监督机构体系、医疗救援组织体系、非政府组织等众多部门和组织机构组成，形成多主体、多部门、多角色参与的复杂应对系统。不同的组织和机构在卫生应急的管理实践活动中拥有不同的角色和职责。各组织之间通过构建一系列的制度、规则、规范系统，明确不同组织的责任和分工，确保众多的参与者各司其职、有机合作、密切配合，以保证突发公共卫生事件的有效应对。

2. 组织管理　突发公共卫生事件发生后，依据突发事件严重度及分级成立相应的突发事件应急处理管理中心，统一指挥协调预防和应急处置工作。主要包括：①负责对突发事件进行综合评估，初步判断突发事件的类型及危害程度。②向上级管理部门提出是否启动预警机制和紧急应对措施。③组织、协调成员部门，配合社区开展突发公共卫生事件预防和控制工作。

3. 保障体系

（1）建立应急管理专业队伍：建立高素质的专业队伍是突发公共事件应急管理的重要保障。①成立突发事件应急保障预备队，进行专业与技能培训，明确各应急专业人员职责。②建立公共卫生培训和突发事件应急演练基地。③提升疫情监测和数据分析能力、现场应急处置能力和实验室检验能力。

（2）建立应急管理保障体系：应急保障体系的建立是正确应对突发事件、减少和避免损失、保证应急救援工作正常进行的重要条件。包括：①组建队伍，由流行病学、临床医学和护理、实验室检验、卫生监督、环境消毒等专业技术人员组成，加强对医疗救护队伍人员相应突发公共事件防治知识和技术培训。②物资保障，应急救援资源及交流网络需畅通；加强物资管理与调配预案演练，如消毒组和综合预防保障等应急组织，参加事件调查、现场卫生处置、救治物品准备等工作。

（三）管理模式

突发公共事件应急管理体系是由一系列相互关联的要素组成，具有特定结构和功能的系统，并通过一定的结构与功能保障系统多种功能目标的实现。其中最重要的系统是"一案三制"管理模式。

1. 概念　"一案三制"是指应急预案、应急体制、应急机制、应急法制。"一案三制"是我国应急管理反应体系的核心内容。

体制解决的是主体的问题；机制解决的是反映具体程序的问题；法制解决的是规则问题；预案则是行动计划，是对应急反应主体、反应程序和反应规则，在突发公共卫生事件发生之前需做出明确方案和计划。

2. 意义　"一案三制"的制定，实现我国在突发公共卫生事件管理方面的防范机制和预警功能，体现了应急管理方面的指挥协调功能、联动处置功能、资源支持与技术保障、社会协同与公众动员功能等。目前，我国的突发公共卫生事件应对体系是以"一案三制"思想为核心框架，不断完善和推进的卫生应急管理体现建设和发展。

二、突发公共事件的预警管理

（一）监测与报告

1. 监测　监测是基层卫生机构预防与应对突发公共事件重要工作，我国已建立完整突发公共卫生事件监测、预警与报告网络体系。

（1）国务院是突发公共事件应急管理工作的最高行政领导机构，国家应急管理部及国家相关部委

（如卫生行政部门）等共同组成应急组织管理体系，加强对国家的突发公共事件监测管理与统一指挥。

（2）省级人民政府、卫生行政部门要按照国家统一规定和要求，结合实际、组织开展重点传染病和突发公共卫生事件的主动监测。

（3）各级人民政府卫生行政部门根据医疗机构、疾病预防控制机构、卫生监督机构提供的监测信息，按照公共卫生事件的发生、发展规律和特点，及时分析其对公众身心健康的危害程度、可能的发展趋势，及时做出预警。

（4）各级医疗、疾病预防控制、卫生监督和出入境检疫机构负责开展突发公共卫生事件的日常监测工作。

2. 评估与识别　指对社区易损环境、脆弱人群的状况定期进行社区监测与评估。如社区的居民房屋、水电工程等。对社区区域范围内有风险的迹象进行监测、识别、诊断与评价，做出警示，引起相关管理人员重视，并做好必要的应对准备和应急预案。

（1）社区应对能力评估：评估社区风险和脆弱性特征，明确社区制定风险防范规划的重点。如社区内老年人口居多、特别是独居老年人居多，就要做好对老年人的健康评估和长期护理服务，通过建立独居老年人安全巡视预警机制或者安排社区减灾志愿者与弱势群体关爱结对，保障老年人口的安全。

（2）社区环境评估：社区护士应熟悉社区环境，评估社区在交通、卫生、饮食、安全等方面存在的隐患，及时采取措施。熟悉可利用的救援机构、救援路径，在事件发生时能及时联系，帮助居民疏散。根据社区自身特点，要对社区重点区域和人群活动集中的地方加强风险防范设施，建立社区各类应急应对预案。

（3）社区救护评估：针对常见突发公共卫生事件应急预案，应加强预案建立和模拟演练。如建立应急小组、准备物资、配备人员等，并开展现场救护、卫生处置、疫情防范等相关演练，提高医护人员的预警、急救技能及应对社区突发事件管理能力。

知 识 链 接

突发公共事件组织体系

领导机构：国务院是突发公共事件应急管理工作的最高行政领导机构。在国务院总理领导下，由国务院常务会议和国家相关突发公共事件应急指挥机构（以下简称相关应急指挥机构）负责突发公共事件的应急管理工作，发挥运转枢纽作用。国务院相关部门具体负责相关类别的突发公共事件专项和部门应急预案的起草与实施，将贯彻落实国务院有关决定事项。

地方机构：地方各级人民政府是本行政区域突发公共事件应急管理工作的行政领导机构，负责本行政区域各类突发公共事件的应对工作。

成立专家组：国务院和各应急管理机构建立各类专业人才库，可以根据实际需要聘请有关专家组成专家组，为应急管理提供决策建议，必要时参加突发公共事件的应急处置工作。

---

3. 报告　任何单位和个人都有权向国家卫生行政部门和地方各级人民政府及其有关部门报告，包括突发公共卫生事件及其隐患。

（1）报告内容：包括事件名称、初步判定的事件类别和性质、发生地点、发生时间、发病人数、死亡人数、主要的临床症状、可能原因、已采取的措施、报告单位、报告人员及通信方式等。填写《突发公共卫生事件相关信息报告卡》（附录1）。

（2）报告方式：各级各类医疗卫生机构、监测机构和卫生行政部门以及有关单位为责任报告单位。执行职务的医护人员和检疫人员、疾病预防控制人员、乡村医生、个体开业医生均为责任报告人。

Note：

（3）报告时限：初次报告必须在核实确认发生突发公共卫生事件后 24 小时内上报；阶段报告可按每日上报；总结报告在事件处理结束后 10 个工作日内上报。根据《传染病信息报告管理规范》，将传染病分为甲类、乙类、丙类传染病，不同类型的传染病上报的时限不同。

（二）预警与响应

1. 概念与分类

（1）概念：预警（prediction）指在缺乏确定的因果关系和缺乏充分的剂量反应关系证据的情况下，促进调整预防行为或者在环境威胁发生之前采取措施的方案。建立高效可行的预警管理机制，应对危机管理的预防措施，可以有效避免突发事件的发生。早期预警是为了及时采取相应的应急反应，将突发事件的危害降低到最小。

（2）分类：预警主要分为。

1）直接预警：指对发生烈性传染病或易传播疾病、原因不明性疾病、重大食物中毒等直接进行预警报告。

2）定性预警：指采用综合预测法、控制图法、尤度法、逐步判别分析等多种统计方法，借助计算机完成对疾病的发展趋势和强度的定性估计，明确是上升还是下降，是流行还是散发。

3）定量预警：指采用直线预测模型和指数曲线预测模型，多元逐步回归分析建立预报方程，简易时间序列、季节周期回归模型的预测方法等对疾病进行定量预警。

4）长期预警：采用专家咨询法对疾病的长期流行趋势进行预警。

2. 预警级别与响应　根据预测分析结果，突发公共卫生事件预警响应等级为 4 级，依次为：Ⅰ级、Ⅱ级、Ⅲ级和Ⅳ级，分别采用红色、橙色、黄色和蓝色表示。

（1）Ⅰ级疫情（红色预警）：证实突发事件具备人传人的能力，出现暴发流行。响应措施：在省级疾病预防控制中心的指挥下，开展现场处置。

（2）Ⅱ级疫情（橙色预警）：一定范围内发生 3 例以上确诊病例，或发生 1 例或 1 例以上确诊病例死亡。响应措施：省级疾病预防控制中心给予现场技术指导，疫情发生地负责现场处置。

（3）Ⅲ级疫情（黄色预警）：一定范围内发生 1 例确诊病例。响应措施：县级疾病预防控制中心现场技术指导，疫情发生地负责现场处置。

（4）Ⅳ级疫情（蓝色预警）：一定范围内发生某种疾病疫情。响应措施：由疫情发生地的疾病预防控制中心负责接触者的医学观察和现场处置。

3. 预警信息发布　根据各类突发公共卫生事件应急预案，按照突发公共卫生事件发生、发展趋势和危害程度，发布预警信息。预警信息的主要内容包括突发公共事件的名称、类别、预警级别、起始时间、可能影响范围、警示事项、应对措施和发布机关等。

在突发事件处置过程中应建立一个及时透明可信的信息系统，充分利用电视、报刊等工具，在第一时间发表最新信息和事实，保证准确、及时、公开的信息发布系统和信息的可信度和权威性。2003年 SARS 以来，我国在突发公共事件预警机制方面的建设，取得了一定的成效，对各类突发公共事件建立了预警预案，建立了信息相互通报的机制，增加了疫情信息的透明度。

（三）社区突发公共事件应急预案

应急预案（emergency preparedness plan）指建立在科学预测和及时预警基础上的一种总体应对突发事件的全过程，应急预案是预警的延续和发展。其目的是从突发事件的始发期到恢复期，实现总体协调、有效运作，减少突发事件的影响，将危害降到最低程度。

1. 目的　突发公共事件应急预案指面对突发事件如自然灾害、重特大事故、环境公害及人为破坏的应急管理、指挥、救援计划等方案。完整的应急预案制定应体现出组织的应急综合管理和救援能力，包括：完善的应急组织管理指挥系统；强有力的应急救援保障体系；综合协调的应对支持系统；充分备灾的保障供应体系。

突发公共事件应急预案建立目的,是为了减低突发公共事件的损害及后果的严重性,预先制定的预测、预警及抢救救援等应急管理方案和应对突发事件的行动指南。2005 年,国务院 79 次常务会议通过了《国家突发公共事件总体应急预案》,为保障我国社会经济快速平稳发展,建立各种预案是突发公共事件管理的重要内容。

2. 应急预案内容　应急预案指针对具体设备、设施、场所和环境,在安全评价的基础上,为降低事故造成的人身、财产与环境损失,对事故发生可能需要的应急救援组织、人员、设备、设施、条件和环境,行动的步骤和纲领,控制事故发展的方法和程序等,预先做出的科学而有效的计划和安排。编制应急预案时,预案内容应包括:

(1)总则:说明编制预案的目的、工作原则、编制依据、适用范围等。

(2)组织指挥体系及职责:明确各组织机构的职责、权利和义务。依照突发事故应急响应为主线,明确事故发生、报警、响应、结束、善后处理处置等环节的主管部门与协作部门;以应急准备及保障机构为支线,明确各参与部门的职责。

(3)预警和预防机制:包括信息监测与报告,预警预防行动,预警支持系统,预警级别及发布(建议分为四级预警)。

(4)应急响应:包括分级响应程序(原则上按一般、较大、重大、特别重大四级启动相应预案),信息共享和处理,通信,指挥和协调,紧急处置,应急人员的安全防护,群众的安全防护,社会力量动员与参与,事故调查分析、检测与后果评估,新闻报道,应急结束等要素。

(5)后期处置:包括善后处置、社会救助、保险、事故调查报告和经验教训总结及改进建议。

(6)保障措施:包括通信与信息保障,应急支援与装备保障,技术储备与保障,宣传、培训和演习,监督检查等。

(7)附则:包括有关术语、定义,预案管理与更新,国际沟通与协作,奖励与责任,制定与解释部门,预案实施或生效时间等。

(8)附录:包括相关的应急预案、预案总体目录、分预案目录、各种规范化格式文本,相关机构和人员通讯录等。

应急预案制定不仅关注"事件发生了如何应对",还应关注事件进展预测报告,判断哪些状态下可能发生,估计发生的范围和强度,如何预防、怎样减轻损失与影响等。应急预案要定期进行演练,不断完善和修订更新,保证有效运行和应用。

第三节　社区突发传染病的应急管理

社区卫生服务中心是医疗卫生服务工作的基层单位,在传染病领域对传染病的预防、治疗、报告、康复指导与统计等,承担重要防疫职能和指导服务工作。在突发公共卫生事件及疫情防控期间,及时报告与控制蔓延亦是社区卫生服务工作中的重中之重。

一、传染病报告与分类管理

(一)传染病报告

传染病报告是传染病管理的重要内容之一。在发现规定的某些传染病后,医务工作者有责任向卫生防疫部门报告。传染病报告要求迅速、准确、无遗漏。

1. 重大公共卫生事件报告　各社区卫生机构(含农村卫生院、个体诊所)应于 2 小时内将传染病报告卡直接通过网络报告;不具备网络直报条件的,应采用最快的通信方式将报告送属地卫生行政部门指定的专业机构。有以下情形之一均属于特别重大公共卫生事件报告:

(1)发生或可能发生传染病暴发、流行的。如:发现甲类传染病和乙类传染病中的肺炭疽、传性非典型肺炎、脊髓灰质炎、人感染高致病性禽流感病人或疑似病人时，或发现其他传染病和不明原因疾病暴发。

（2）发生或发现不明原因的群体性疾病。

（3）发生传染病菌种、毒种丢失。

（4）发生或者可能发生重大食物和职业中毒事件。

2. 传染性疾病的病例报告　各级各类医疗卫生机构发现疑似病例、确诊病例时，应当于 2 小时内、通过中国疾病预防控制信息系统进行网络直报。疾病控制机构在接到报告后应当立即调查核实，于 2 小时内通过网络直报系统完成报告信息的三级确认审核。不具备网络直报条件的医疗机构，应当立即向当地县（区）级疾病控制机构报告，并于 2 小时内将填写完成的传染病报告卡寄出；县（区）级疾病控制机构接到报告后，应当立即进行网络直报，并做好后续信息的订正。

例如：各县（区）出现首例病毒性肝炎确诊病例，辖区的疾病控制中心应当通过突发公共卫生事件报告管理信息系统在 2 小时内进行网络直报，事件级别选择"未分级"。根据对事件的调查评估，及时进行调整并报告。疑似病例确诊或排除后应当及时订正。所有病例根据病情变化 24 小时内订正临床严重程度。病例出院后，在 24 小时内填报出院日期。病例死亡后，在 24 小时内填报死亡日期。

（二）传染病分类管理

《中华人民共和国传染病防治法》规定：传染病分为甲、乙、丙三类。

甲类传染病指：鼠疫、霍乱。

乙类传染病指：传染性非典型肺炎、艾滋病、病毒性肝炎、脊髓灰质炎、人感染高致病性禽流感、麻疹、流行性出血热、狂犬病、流行性乙型脑炎、登革热、炭疽、细菌性和阿米巴性痢疾、肺结核、伤寒和副伤寒、流行性脑脊髓膜炎、百日咳、白喉、新生儿破伤风、猩红热、布鲁氏菌病、淋病、梅毒、钩端螺旋体病、血吸虫病、疟疾。

丙类传染病指：流行性感冒、流行性腮腺炎、风疹、急性出血性结膜炎、麻风病、流行性和地方性斑疹伤寒、黑热病、包虫病、丝虫病，除霍乱、细菌性和阿米巴性痢疾、伤寒和副伤寒以外的感染性腹泻病。

国务院卫生行政部门根据传染病暴发、流行情况和危害程度，可以决定增加、减少或者调整乙类、丙类传染病病种并予以公布。

传染病实行分类管理。《中华人民共和国传染病防治法》规定，乙类传染病和突发原因不明的传染病需要采取甲类传染病的预防、控制措施的，由国务院卫生行政部门及时报经国务院批准后予以公布、实施。需要解除依照上述规定采取的甲类传染病预防、控制措施的，由国务院卫生行政部门报经国务院批准后予以公布。省、自治区、直辖市人民政府对本行政区域内常见、多发的其他地方性传染病，可以根据情况决定按照乙类或者丙类传染病管理并予以公布，报国务院卫生行政部门备案。

知 识 链 接

中国传染病自动预警信息系统

传染病自动预警信息系统（简称预警系统）是"中国疾病预防控制信息系统"平台中的一个全新的子系统。该系统通过特定的算法确定预警阈值，当现时的病例数高于该阈值时，可自动发出预警信号，以便疫情监测，相应人员会及时分析、核实、调查与防控。预警工作流程包括预警信号发送、查看、分析、核实、初步判断和现场调查等内容。由各级卫生行政部门统一协调管理，各级疾病控制机构按照分级管理原则负责预警工作。各级疾病控制机构要指定专门科室（部门），配备专、兼职人员和专用设备（手机及上网设备）开展传染病预警工作。

二、社区突发传染病的防控与应急管理

传染性疾病预防和控制是社区传染病管理和疫情防控最重要的环节。社区传染病防控是重要基本环节，充分发挥社会、社区联动与协同，切实做好传染病的监测、宣传教育等工作，全面做好社区联防联控、群防群治。

（一）基本原则与措施

1. 基本原则　坚持"预防为主、防治结合、依法科学、分级分类"的原则，坚持常态化精准防控和局部应急处置有机结合，按照"及时发现、快速处置、精准管控、有效救治"的工作要求，全力做好常态化疫情防控工作。

2. 基本措施　做好"四早"措施落实。即开展"早发现、早报告、早隔离、早治疗"的措施，加强社区精准防控，扩大检测范围，及时发现散发病例和聚集性疫情，不断巩固疫情防控成果，切实维护人民群众生命安全和身体健康。

（二）社区传染病监测与管理

1. 病例发现监测类型

（1）医疗机构监测：各级各类医疗机构应当提高医务人员对新冠肺炎病例的诊断和报告意识。要加强对以下重点人员的检测：①发热、干咳等呼吸道症状病例，尤其是具有新冠肺炎流行病学史者。②不明原因肺炎和住院病人中严重急性呼吸道感染病例。③接诊发热或感染性疾病的医务人员，从事冷链食品加工和销售人员，来自农贸市场、养老福利机构、精神专科医院、监管机构、托幼机构和学校等重点场所且出现发热、干咳等呼吸道症状的就诊病人。

（2）社区重点人群监测：对纳入社区中来自高风险地区人员、解除医学观察的人员、新冠肺炎出院病人、入境人员等，做好健康监测，出现发热、干咳、乏力、腹泻等症状者，要督促及时到就近的具有发热门诊（诊室）的医疗机构就诊和检测。

（3）密切接触者监测：对密切接触者开展健康监测，如出现发热、干咳、乏力、腹泻等症状，及时转运至定点医疗机构进行诊治并检测。

2. 社区疑似病例的管理

（1）疑似病例的诊断：①有流行病学史中的任何一条；②且符合临床表现中任意两条；或①无明确流行病学史的，符合临床表现中任意2条。

（2）疑似病例的管理　疑似病例的流行病学调查内容：①发病前14天内有病例或无症状感染者报告社区的旅行史或居住史；②发病前14天内与病例或无症状感染者有接触史；③发病前14天内曾接触过来自有病例或无症状感染者报告社区的发热和／或有呼吸道症状病人；④聚集性发病：14天内在小范围内（如家庭、办公室、学校班级等场所），出现2例及以上发热和／或相关疾病症状的病例。

例如：新型冠状病毒肺炎感染疑似病例管理：①必需在定点医疗机构单人单间隔离治疗。②连续两次新型冠状病毒核酸检测阴性（采样时间至少间隔24小时）。③发病7天后新型冠状病毒特异性抗体IgM和IgG仍为阴性，可排除疑似病例诊断。

3. 传染病确诊病例的管理

（1）确诊病例定义：当疑似病例同时具备病原学或血清学、临床症状。例如新型冠状病毒肺炎感染确诊诊断：①检测新型冠状病毒核酸阳性；②病毒基因测序，与已知的新型冠状病毒高度同源；③新型冠状病毒特异性IgM抗体和IgG抗体均为阳性；④新型冠状病毒特异性IgG抗体由阴性转为阳性或恢复期IgG抗体滴度较急性期显著升高。

（2）隔离治疗：一旦确诊传染病，应立即隔离并积极治疗。需在定点医疗机构进行隔离治疗，患者治愈出院，还需居家继续隔离医学观察并做好个人防护等相关工作。隔离期间每日做好体温、体征等身体状况监测，观察有无发热以及咳嗽、气喘等呼吸道症状。

Note：

（3）出院管理：出院病例应进行复诊复检，应进行呼吸道等分泌物等标本再次检测，并在网络直报系统进行个案病例的流行病学调查，补充填报实验室检测信息。

4. 无症状感染者的管理

（1）定义：无症状感染者是指呼吸道等标本病毒病原学检测呈阳性，无相关临床表现，如发热、干咳、咽痛等可自我感知或可临床识别的症状与体征，且无相关其他诊断如影像学等特征。

无症状感染者有两种情形：①经 14 天的隔离医学观察，均无任何可自我感知或可临床识别的症状与体征。②处于潜伏期的"无症状感染"状态。

（2）发现途径：主要包括①密切接触者医学观察期间的主动检测。②聚集性疫情调查中的主动检测。③传染源追踪过程中对暴露人群的主动检测。④有境内外相关传染病例传播地区旅居史的主动检测。⑤流行病学调查和机会性筛查。⑥重点人群的核酸检测等。

（3）核酸检测：各地可根据疫情防控需要和检测能力，对密切接触者、境外入境人员、发热门诊病人、新住院病人及陪护人员、医疗机构工作人员、边防检查人员、社会福利养老机构工作人员等重点人群做到"应检尽检"；对农贸市场、冷链食品加工和销售、餐饮和快递等服务行业的从业人员进行"适时抽检"；对其他人群实行"愿检尽检"。

（4）报告：各级各类医疗卫生机构发现无症状感染者时，应当于 2 小时内进行网络直报。发病日期为阳性标本采集时间，诊断日期为阳性检出时间。如后续出现相关症状或体征，需在 24 小时内订正为确诊病例，其发病日期订正为临床症状或体征出现的时间。解除集中隔离医学观察后，医疗卫生机构需于 24 小时内在网络直报系统传染病报告卡中填报解除隔离日期。

5. 医学隔离期的管理

（1）医学隔离观察：无症状感染者应当集中隔离医学观察 14 天，原则上连续两次标本检测呈阴性者（采样时间至少间隔 24 小时）可解除集中隔离医学观察。

（2）医学隔离观察内容：集中隔离医学观察期间，应当开展血常规、CT 影像学检查和抗体检测；符合诊断标准后，及时订正为确诊病例。如出现相关临床症状，应当立即转运至定点医疗机构进行规范治疗。

（3）医学隔离观察解除：集中隔离医学观察的无症状感染者，应当继续进行 14 天的居家医学观察并于第 2 周和第 4 周到定点医疗机构随访复诊。

（三）聚集性疫情的发现和报告

1. 聚集性疫情定义　　14 天内在学校、居民小区、工厂、自然村、医疗机构等小范围内发现 5 例及以上病例。

2. 发现途径　　主要通过常规诊疗活动，传染病网络直报数据审核分析，病例或无症状感染者的流行病学调查，重点场所、机构和人群健康监测等途径发现。

3. 报告制度　　各县（区）出现聚集性疫情，辖区疾控中心应当通过突发公共卫生事件报告管理信息系统、在 2 小时内进行网络直报，事件级别选择"未分级"。根据对事件的调查评估，及时进行调整并报告。5 例以下病例且有流行病学关联的聚集性发病事件也应当通过突发公共卫生事件报告管理信息系统报告。

（四）多渠道监测预警

社区层面要进一步做好传染病疫情常态化监测预警工作，加强传染病监测系统与其他部门监测系统结合、常规监测与强化监测结合的原则，针对人群和环境，开展病例、口岸、重点场所、社区、体温、病原学、药品销售、农贸市场、医疗机构和冷链食品等监测工作。加强部门间信息共享和数据分析利用，及时向社会发布预警信息，公开透明发布疫情信息，按照规定启动应急响应，开展防控工作。

第四节　社区突发灾害性事件的应急管理

社区是社会的基本单元、也是灾害发生的直接场所,社区管理在突发灾害性事件应急管理中发挥着重要作用,一旦发生灾害性事件,社区护士应具备参与突发事件的应急处理能力。要具备快速评估和判断能力,快速评估灾害事件的性质和范围、受伤人群的基本情况、存在的安全隐患等。

一、社区突发灾害性事件现场救护

(一)救护原则

1. 社区现场救护　不同于医院院内急救,要求在紧急情况下,利用现场有限资源,最大限度地救护伤病员,减少伤亡率。救护原则:抢救生命、稳定病情和快速转运。

2. 基本救护技术　救护技术主要包括心肺复苏(CPR)、保证气道通畅、提供有效呼吸、维持循环功能、控制外出血、保护受伤的颈椎和骨折固定。严重多发伤早期急救一般主张按VICSO程序进行,即V(Ventilation)——通气,保持呼吸道通畅;I(Injection)——输液抗休克;C(Control bleeding)——控制活动性出血;S(Supervise)——多功能监护;O(Operation)——手术治疗。

(1)立即使伤者脱离危险区:救护前先评估环境,帮助伤者脱离危险再施救。

(2)通气,保持呼吸道通畅(Ventilation):保持呼吸道通畅,及时充分给氧迅速处理呼吸道阻塞,取出口腔内活动性义齿、碎牙、血块等异物,吸净呼吸道分泌物。

(3)输液抗休克(Injection):建立静脉通道,迅速补充血容量,增加有效血容量是抢救创伤性休克的重要措施。根据休克程度建立静脉通道,宜选用大血管,可用16~20G静脉留置针,以便快速输入液体,补充有效循环血量,其中一条静脉通道用输血器、为输血准备。

(4)控制活动性出血(Control bleeding):紧急控制创伤出血引起的活动性大出血,在短时间内丧失大量血液,直接造成血容量锐减而发生休克甚至死亡。有伤口的应立即用敷料加压包扎并配合医师清创缝合止血,骨折用夹板固定。

(5)多功能监护(Supervise):监测生命体征采用多功能监护仪监测呼吸、血压、血氧饱和度,留置导尿管记录24小时尿量。根据监测结果,及时采取相应抢救措施。

(6)手术治疗(Operation):马上做好术前准备。对有紧急手术指征的病人,及时做好采血、配血、备皮、剃头、药物试验等术前准备,通知手术室、麻醉科做好相应准备,护送病人进手术室,并与手术室护士作详细交接。

(二)突发灾害性事件的现场救护内容

1. 评价现场伤亡情况　包括事件发生的时间、地点、伤亡人数及种类;伤员主要的伤情、采取的措施及投入的医疗资源;急需解决的医疗救护问题。

2. 现场伤病员分类　依据受害者的伤病情况,按轻、中、重、死亡分类,分别以"蓝、黄、红、黑"的伤病员分类卡做出标志,置于伤病员的胸部或手腕、脚踝部位,便于救护人员辨认并采取相应的急救措施。

3. 转送伤员　将经治伤员的血型、伤情、急救处置、注意事项等逐一填写在伤员情况单上,并置于伤员衣袋内,转运过程中科学搬运,避免造成二次损伤;先处理大出血、骨折等再转运。

4. 相关信息的报告与管理　按照相关法律法规规定的报告程序,对现场发生的新病例、重症病人等情况及时报告。

5. 配合专业防治机构开展现场流行病学调查与人群管理　对传染病病人、疑似病人采取隔离、医学观察等措施;对隔离者进行定期随访,指导病人家庭消毒;开展健康教育,给居民普及救护知识,解答相关问题;分配发放应急药品和防护用品,并指导居民正确使用。

6. 指挥、调遣现场其他医疗救助力量　根据需要对参与医疗救助的其他人员进行调遣。

Note：

（三）突发灾害性事件现场伤病员转运护理

伤病员经过现场初步伤情评估、实施初级救护后，应按照评估分类，迅速、安全地将病人转送到相关医院进行进一步的专科救护。

负责救护的人员要向相关医院通知病人转运情况，负责转运的医护人员应佩戴相应的标志，转运准备完毕后，应给相关医院发负责部门报告车牌号、转运病人数、病人伤情及受伤类型等。

在转运过程中，护士要：①密切观察病情、注意生命体征变化、建立必要的静脉通路和转运过程中预检分诊等工作。②根据伤病员初步预检分诊结果，评估和决定其转运的优先顺序、接收伤病员的医院类型和转运车辆的种类。

二、社区突发灾害性事件恢复期管理

突发公共卫生事件发生会给民众及社会带来不同程度的影响，其中躯体健康和心理健康影响比较明显，尤其是心理健康方面影响。2008 年 5 月，我国四川省汶川县发生特大级地震，地震的灾害性事件不仅造成了人员伤亡和经济损失，同时给灾区人民带来了沉重心理创伤，受伤者、幸存者以及救护人员在一定时间承受了很大心理压力，部分人员造成了难以磨灭的心理创伤，影响其日后的生活。因此重大突发公共事件的发生，特别是灾害性事件发生，心理救助和疏导是非常重要的；护理工作者应给予高度关注，从而帮助人们消除对灾害恐惧，恢复生活信心。

（一）突发灾害性事件发生常见心理问题

灾害性事件发生具有突发性、不可预料性、危害严重性等特点，因此对于每个人来说灾害发生都是一种应激，都会导致每个人产生不同程度的情绪、生理、认知、行为异常等应激反应。灾害造成的强烈的心理应激，不仅会导致个体出现短时的心理障碍，如急性应激障碍（ASD），还会导致长期的心理创伤，如创伤后应激障碍（PTSD），还会导致个体产生不同程度的生理、认知、情绪、行为异常等应激反应。

1. 心理应激反应　应激反应是人的身体对各种紧张刺激产生的适应性反应。灾害性事件造成的应激反应表现为：情绪变化、生理反应、认知障碍及行为异常等。

（1）情绪反应：表现为悲痛、愤怒、恐惧、忧郁、焦虑不安等。

（2）生理反应：表现为疲乏、头痛、头晕、失眠、噩梦、心慌、气喘、肌肉抽搐等症状。

（3）认知障碍：表现为感知异常、记忆力下降、精神不易集中、思考与理解困难、判断失误、对工作和生活失去兴趣等，并出现下意识动作、坐立不安、强迫、回避、举止僵硬、拒食或暴饮暴食、酗酒等异常行为，严重的甚至导致精神崩溃，出现自伤、自杀等异常行为。

2. 心理应激障碍　灾害造成的强烈心理应激不仅会导致个体出现短时的心理障碍，如急性应激障碍；还会导致长期的心理创伤，如长期的创伤后应激障碍，可能导致一些人加重或诱发疾病，严重时发生意志失控、情感紊乱等心理危机。

（1）急性应激障碍（acute stress disorder，ASD）：又称急性应激反应（acute stress reaction，ASR），以急剧、严重的精神打击为直接原因，在受刺激后几分钟至几小时发病，症状表现为一系列生理心理反应的临床综合征，主要包括恐惧、警觉性增高、回避和易激惹等症状。

ASD 一般发生于创伤事件后 4 周以内，持续至少 2 日。超过 4 周应考虑为创伤后应激障碍。急性应激障碍在创伤后人群中发生率较高，对社会经济生活影响较大。如果处理不当，可有 20%～50% 的人由急性应激障碍转为创伤后应激障碍，长期存在痛苦、难以矫治。急性应激反应至多 4 周，超过 4 周考虑诊断为创伤后应激障碍。

（2）创伤后应激障碍（post-traumatic stress disorder，PTSD）：指对创伤等严重应激因素的一种异常精神反应，又称延迟性心因反应，常于突发事件发生后的数月或数年后发生，指受灾人由于经历紧急的、威胁生命的或对身心健康有危险的，导致受灾者在创伤之后出现长期的焦虑与激动情绪。

根据美国精神障碍诊断与统计手册的诊断标准（DSM-Ⅳ），PTSD 个体必须经历过严重的、危及生命的创伤性应激源；症状表现为持续性的重现创伤体验，反复痛苦回忆、噩梦、幻想以及相应的生理反应；个体有持续性的回避与整体感情反应麻木；有持续性的警觉性增高，如情绪烦躁、入睡困难等；并且以上症状持续至少 1 个月，并导致个体明显的主观痛苦及社会功能受损。病人长期存在痛苦，难以矫治。

（二）恢复期后不同群体的心理行为反应

由于每个人的性别、受灾程度、灾害经历、知识能力、个人应付以及所受的教育、灾害事件中所处角色等因素的不同，所承受的心理创伤的程度不同，另外由于社会支持等原因，致使相同的灾害破坏程度也能造成不同的心理伤害。下面阐述不同人群的心理行为反应。

1. 幸存者影响　对幸存者的心理行为反应。经历过生死浩劫后，余悸犹存是他们普遍的反应。幸存者通常会经历这样几个阶段：首先他们会产生一种"不真实感"，不相信眼前发生的一切是真的，认为这只是一场噩梦；在意识到残酷的现实之后，人们会经历一段消沉期，对周围的一切都变得麻木不仁，这时的精神状态远没有恢复到可以重建正常生活的水平；一旦他们认识到这些悲剧是真实的，便会产生严重的心理问题，如果得不到及时、有效疏导，有可能造成长期的，甚至永久的心理创伤，逐步蔓延成 PTSD。

2. 罹难者家属影响　对罹难者家属造成的心理行为影响。当自己的亲人遇难时，遇难者的亲属会陷入无比悲痛中，不同程度地出现情绪、生理异常反应、认知障碍、异常行为，甚至出现精神崩溃、自伤、自杀的倾向。尤其是与遇难者关系越亲近的家属其症状越明显，遇难者家属经常会把责任归咎到自己身上，认为全是自己的过失，而产生内疚、自责心理。

3. 救援人员影响　对救援人员造成的心理行为影响。灾害发生后，医务人员、救援人员会立刻投入抢救工作中去，由于他们工作环境的特殊性，面对惨重的伤亡情况以及他们在灾难中所担任的角色，伤害暴露的程度和范围的不同，使他们产生一系列的心理应激，如恐惧、焦虑、无助、挫败感。使得许多战斗在一线的医务人员产生焦虑、茫然、悲观情绪。当看到病人因医治无效、生命无法挽回的时候，更会感到挫败感。灾难事件对救援人员的心理影响并不是短时间就能消除的，甚至在救灾结束很长时间后，逐渐出现类似创伤后压力症候群的后遗症，这种后遗症会延续很长时间，严重影响救援人员的身心健康。

4. 一般公众影响　一场重大的灾害不仅给幸存者、遇难者家属、救援人员留下了严重的心理创伤，也会对全社会造成潜在的心理损伤，使得知事件信息的普通群众内心蒙上阴影，同时还会导致公众行为的变化。"非典"肆虐期间，许多人感到焦虑不安、恐惧、无助、甚至惶惶不可终日。为了躲避SARS，一些民众整日闭门不出，过量使用消毒剂，每天反复洗手等。

（三）恢复期管理内容

1. 健康与医疗服务提供　预防灾害及次生灾害带来的疾病，加强巡视和访视，做好公共卫生管理。

（1）社区公共卫生与防疫：突发事件恢复期，社区专门成立防疫组织，社区护士要协助卫生防疫人员进行卫生宣教，管理环境和改善卫生条件。①集中消毒灭菌，注意食物卫生，预防传染病的发生。②若是群体性传染病，协助防疫人员找出传染源，监控事件动态，早发现、早隔离、早治疗。③对集体居住的和可能感染的居民进行相应疫苗接种。

（2）加强家庭访视：突发事件常导致很多人肢体残疾、精神障碍，需长时间地接受训练、治疗和护理，尤其是要为失去亲人，无人照顾的病人，以及交通不便者提供上门服务，进行家庭访视和疾病管理，关心伤病员及家属。

2. 重点人群的心理干预　心理干预是对处在心理危机状态下的个人及时给予有效的心理援助，使之尽快摆脱困境，战胜危机，重新适应生活。突发事件后进行物质救灾的同时，心理干预也是救灾过程中不可缺少的组成部分。

（1）幸存者的心理干预：突发事件后，幸存者的急性心理应激反应如果得到及时正确的疏导治疗，心理状态将会逐渐恢复正常，否则将很有可能转变为创伤后应激障碍，造成长期的精神痛苦，有必要进行心理行为干预。

（2）罹难者家属的心理干预：突发事件中家人的遇难使幸存者处于极度的悲恸绝望中，并产生一系列严重的心理行为异常，这种心理行为的伤害如果得不到及时有效的疏导，将会产生不良后果，严重影响他们的生活、工作等。

（3）救援人员的心理干预：灾害事故中不仅幸存者、罹难者家属经受了严重的心理创伤，作为救援人员，他们第一时间见证了悲剧的场面，产生了各种心理问题，所以进行适时的干预也是非常必要的。

（4）对一般公众的心理干预：突发性公共事件对公众造成不同程度的心理影响，严重时有可能引发社会混乱，威胁社会稳定，因此对一般公众的心理干预也是必不可少的。心理干预最重要的就是提供准确、权威的信息，有利于公众了解实情，明确压力源，阻断谣言带给人们不必要的恐慌，稳定公众的情绪。同时要加强有关灾害相关知识教育，普及精神卫生教育，教会他们如何正确应对灾害的方法。

（姜丽萍）

思　考　题

1. 简述突发公共卫生事件发生特征、分级及应急管理体系的模式。
2. 基于 4R 理论模型简述突发公共事件应急管理不同阶段的工作重点。
3. 简述社区传染病管理的基本原则及社区疑似病例的管理要求。

URSING

第十四章

社区健康信息化管理

14章 数字内容

学 习 目 标

知识目标：

1. 掌握社区服务对象的健康档案建立流程。

2. 熟悉社区健康档案的使用与管理内容。

3. 了解社区卫生服务信息系统在社区健康管理中的应用。

能力目标：

1. 能够为社区服务对象建立居民健康档案。

2. 能够建立社区居民电子健康档案。

素质目标：

树立为社区居民提供健康信息化服务的意识。

我国北京市在 2019 年已基本完成基层医疗卫生服务网的建设,形成全市 16 个区在区域内医疗机构间信息的互联互通,进一步计划在全市范围内实现信息联通。北京市建立了电子病历共享平台,电子病历取代了原来手写的医嘱。目前,现有 30 所三级医院已经接入平台中,计划继续将其他医院和各区社区卫生服务机构间信息联通并形成一个云平台,通过大数据为居民看病就医提供更加良好的优质服务。

　　请思考:

　　1. 社区护士在建立和使用电子病历中应实施哪些方面的工作?

　　2. 电子病历在社区卫生服务中的作用是什么?

第一节　概　　述

一、基本概念

　　1. 信息的定义　信息(information)常指人类能够接受和利用的信息。我国著名的信息学专家钟义信教授认为"信息是事物存在方式或运动状态,以这种方式或状态直接或间接的表述"。

　　信息作为科学术语,最早出现在哈特莱(R.V.Hartley)于 1928 年撰写的《信息传输》一文中。不同学科领域的学者对信息的定义都有所不同。控制论创始人维纳(Norbert Wiener)认为"信息是人们在适应外部世界,并使这种适应反作用于外部世界的过程中,同外部世界进行互相交换的内容和名称"。经济管理学家认为"信息是提供决策的有效数据"。电子学家、计算机科学家认为"信息是电子线路中传输的以信号作为载体的内容"。美国信息管理专家霍顿(F.W.Horton)给信息下的定义是:"信息是为了满足用户决策的需要而经过加工处理的数据"。20 世纪 40 年代,信息的奠基人香农(C.E.Shannon)给出了信息的明确定义,认为"信息是用来消除随机不确定性的东西",这一定义被人们看作是经典性定义并加以引用。

　　2. 信息技术的定义　信息技术(information technology,IT)是主要用于管理和处理信息所采用的各种技术的总称,它主要是应用计算机科学和通信技术来设计、开发、安装和实施信息系统及应用软件。对信息技术的定义,因其使用的目的、范围、层次不同而有不同的表述。广义而言,信息技术是指能充分利用与扩展人类信息器官功能的各种方法、工具与技能的总和,强调的是从哲学上阐述信息技术与人的本质关系。狭义而言,信息技术是指利用计算机、网络、广播电视等各种硬件设备及软件工具与科学方法,对文图声像各种信息进行获取、加工、存储、传输与使用的技术之和,强调的是信息技术的现代化与高科技含量。

　　3. 信息化的定义　信息化(informatization)是以现代通信、网络、数据库技术为基础,对所服务对象各要素汇总至计算机数据库,供人群生活、工作、学习、辅助决策等与人类息息相关的各种行为相结合的一种技术。1963 年,日本学者梅棹忠夫(Tadao Umesao)在《论信息产业》文章中提出,"信息化是指通讯现代化、计算机化和行为合理化的总称"。其中,行为合理化是指人类按公认的合理准则与规范进行;"通信现代化"是指社会活动中的信息交流基于现代通信技术基础上进行的过程;计算机化是社会组织和组织间信息的产生、存储、处理(或控制)、传递等广泛采用先进计算机技术和设备管理的过程,而现代通信技术是在计算机控制与管理下实现的。因此,社会计算机化的程度是衡量社会是否进入信息化的一个重要标志。1997 年召开的首届全国信息化工作会议中,对信息化定义为:"信息化是指培育、发展以智能化工具为代表的新的生产力并使之造福于社会的历史过程",并进一步对国家信息化作出定义,"国家信息化就是在国家统一规划和组织下,在农业、工业、科学技术、国防及社会生活各个方面应用现代信息技术,深入开发广泛利用信息资源,加速实现国家现代化进程"。

4. 大数据的定义 大数据(big data)是指需要新处理模式才能具有更强的决策力、洞察发现力和流程优化能力来适应海量、高增长率和多样化的信息资产。麦肯锡全球研究所对大数据的定义是:一种规模大到在获取、存储、管理、分析方面大大超出了传统数据库软件工具能力范围的数据集合,它具有海量的数据规模、快速的数据流转、多样的数据类型和价值密度低的四大特征。大数据需要大规模并行处理数据库、数据挖掘、分布式文件系统、分布式数据库、云计算平台、互联网和可扩展的存储系统等特殊的技术,才能有效地处理大量且经过一定时间内的数据。

二、社区健康信息化重要性

信息化就是要打破"信息孤岛",实现数据的共享互联互通。社区健康信息化建设不能脱离整个国家卫生信息建设的发展,尤其是当前新医改呼吁的建立基于健康档案的区域卫生信息平台和系统,以及医联体、医共体、智慧医疗服务体系等新的服务方式的发展。由此,社区健康信息化已经是社会卫生服务发展必不可少的重要组成部分。

(一)健康信息化建设目的及意义

社会整体信息化程度不断加深,信息技术对健康医疗事业的影响日趋明显,以大数据、云计算、移动互联等新兴信息技术为核心的新一轮科技革命,推动了人口健康信息化和健康医疗大数据应用发展,加速了健康医疗领域新模式、新业态、新技术的涌现,为人口健康信息化创造了广阔的空间,也为卫生计生行业推进职能转变、创新服务模式、提升治理能力提供了难得的机遇。人口健康信息化和健康医疗大数据是国家信息化建设及战略资源的重要内容,是深化医药卫生体制改革、建设健康中国的重要支撑。

我国人口健康信息化建设不断加强,在强化卫生与健康服务决策、深化医药卫生体制改革、推动卫生计生事业发展等方面提供了有效手段,发挥了重要作用。但是与新形势、新要求相比,仍然存在资源统筹和整合利用不足、政策法规和相关标准滞后、人才和资金保障相对匮乏及信息化水平区域发展不平衡等诸多需要解决的问题。在新的历史起点上,要应势而谋、顺势而为,不断完善顶层设计,夯实发展基础,优化资源配置,深化创新应用,努力开创人口健康信息化建设新局面。

(二)我国健康信息化建设相关政策

随着人口健康信息化建设全面推进和新技术快速发展与应用,全国各级各类卫生计生部门采集产生的电子健康档案、电子病历、全员人口信息等人口健康信息数据量越来越大,人口健康信息互联共享范围也越来越广,利用人口健康信息服务群众健康需求也越来越多。

1. 卫生服务信息化建设相关政策发展 新医改政策激活了进展缓慢的卫生服务信息化,引来了各地数字医院和区域医疗网络的建设高潮,许多医疗相关的IT新技术和新应用也随之进入医疗健康领域。

(1)第一阶段:2009年,国务院把卫生信息化建设作为深化医改的八大支撑之一。为配合新医改形势下的卫生信息化建设,在2009—2011年间,卫生部信息化工作领导小组组织全国近千名专家开展了健康档案、电子病历及相关技术规范标准的科技攻关,先后取得了一系列重要成果,并推进了以电子病历为核心医院信息化建设试点工作,为卫生信息化建设奠定了良好的基础。

(2)第二阶段:"十二五"时期(2011—2015年)是建立基本医疗卫生制度的关键时期,为适应新医改形势下的卫生信息化建设需求,卫生部(2013年更名为国家卫生计生委员会)在充分借鉴国内外经验的基础上,提出了"十二五"期间卫生信息化建设总体框架,即建设国家、省和地市3级卫生信息平台,加强公共卫生、医疗服务、新农合、基本药物制度和综合管理等5项业务应用,建设居民电子健康档案、电子病历等2个基础数据库和1个专用网络,简称"3521工程"。

(3)第三阶段:随着我国"十三五"规划(2016—2020年)纲要和《健康中国2030》的健康战略政策的提出,加速了健康医疗领域新模式、新业态、新技术的涌现,为人口健康信息化创造了广阔的空

Note:

间，也为卫生计生行业推进职能转变、创新服务模式、提升治理能力提供了难得的机遇。在2017—2018年期间，国家卫生计生委员会相继发布了一系列文件，加强并规范了健康信息化的应用管理，促进了健康信息的有效共享，推进了医疗机构的信息化服务建设。

2020年的新型冠状病毒肺炎疫情发生以来，国家卫生健康委员会先后印发一系列政策文件，为进一步发挥互联网医疗服务在方便人民群众就医方面的积极作用，及时满足了人民群众的就医用药需求，进一步明确和强化了全国公共卫生信息化建设的基本内容和建设要求。

2. 健康大数据建设与应用相关政策发展 2015年，国务院提出加快民生服务普惠化的重要任务，重点指出医疗健康服务大数据服务工程，强调深入发掘公共服务数据及在健康医疗领域开展大数据应用示范，开发各类便民应用，优化公共资源配置，提升公共服务水平。随后在2016年，国务院提出：加快建设统一权威且互联互通的人口健康信息平台、推动健康医疗大数据资源共享开放、全面深化健康医疗大数据应用、规范和推动"互联网 + 健康医疗"服务、加强健康医疗大数据保障体系建设等14项重点任务，规范推动健康医疗大数据融合共享和开放应用，提升健康医疗服务效率和质量，不断满足人民群众多层次、多样化的健康需求。

三、互联网技术在社区健康管理中的应用与发展

互联网（internet）指的是网络与网络之间所串联成的庞大网络。"互联网 +"是把互联网的创新成果与经济社会各领域深度融合，推动技术进步、效率提升和组织变革，提升实体经济创新力和生产力，形成更广泛的以互联网为基础设施和创新要素的经济社会发展新形态。

（一）"互联网 +"社区健康管理服务模式

随着互联网基础设施不断改善、移动互联网发展、智能终端的普及、各种软硬件信息技术的快速发展，互联网在悄然改变着传统的医疗模式。传统的医疗服务在互联网技术的渗透下呈现日新月异的变化，主要包括以互联网为载体和技术手段的健康教育、医疗信息查询、电子健康档案、疾病风险评估、在线疾病咨询、远程医疗和康复等多种形式的健康服务。

互联网技术与社区健康管理相结合的模式，优化了社区健康管理服务流程，打破了信息区域性和时间的局限性，促进了人们主动参与自我健康管理，健康管理服务也从社区卫生服务中心延伸到家庭，融入到居民的日常生活当中，实现了健康体检、预防保健、疾病治疗、心理咨询、生活方式指导等全方位、个性化的社区健康管理服务。这种"社区 - 家庭"双向互动的基层卫生服务健康管理体系是将移动互联网的创新成果与社区医疗和健康管理领域深度融合，形成更为广泛的以互联网为创新要素的社区健康管理发展新形态，在提高社区卫生服务工作效率的同时，提升社区居民对健康管理的信心和获得感。

我国部分地区医院实现了门诊、住院、检查检验、远程会诊等医院信息化建设不断深入，逐步满足居民日益增长的健康管理需求，为实现社区的信息化健康管理奠定了良好的基础，并成为改善和解决社区健康信息采集困难、社区卫生服务机构医疗人员缺乏、个性化健康管理服务不到位、动态健康管理不到位等社区健康管理问题的强有力手段。2016年，北京市方庄社区卫生服务中心受国家卫生和计划生育委员会法制司委托开展"互联网 + 社区健康管理标准化试点"研究，编制出《互联网 + 社区卫生健康管理服务标准化建设指南》，2017年在之前项目成果基础上继续完善并编制出《互联网 + 社区卫生健康管理服务标准化建设指南（二期）》。该指南高度契合国家战略和政策导向，从社区中医药健康管理、社区妇幼人群健康管理、人体生理参数远程监测（以远程血压监测服务为例）三方面详细介绍了平台的功能规范建议，同时给出了平台的数据规范、安全保障体系建设建议，对社区卫生服务机构规范建设"互联网 + 社区卫生健康管理服务"具有重要的指导和借鉴意义。

（二）护士在"互联网 +"社区健康管理中的角色功能

随着互联网信息技术与卫生健康工作的深度融合，近期部分地区出现了"网约护士"，大多由社会力量主导推动。2019年1月，国家卫生健康委员会制定了"互联网 + 护理服务"试点工作的方案，

即依托互联网信息技术平台,通过"线上申请、线下服务"的方式,由机构注册护士上门为群众提供护理服务,实质上将护理服务从机构内延伸至社区、家庭。这在扩大护士护理服务领域的同时,也对护士健康管理服务能力提出了更高的要求。

1. **健康风险评估者** 社区护士通过与服务对象建立良好的沟通关系,收集服务对象完整且可靠的健康信息,并具备分析病人的健康数据的能力,正确评估病人及家庭的健康风险,及早发现服务对象的健康问题,切实满足服务对象的护理需求。

2. **健康知识传播者** 护士通过与服务对象建立签约服务,在门诊和入户访视时提供合理的健康教育与指导;通过为病人预约健康教育课程或者采用微信等互动平台为病人提供线上健康咨询服务。

3. **健康行为干预者** 在对病人进行复诊和随访的过程中,护士通过电子健康档案、电子病历等计算机系统生成的健康评价内容和健康指标情况,动态监督管理病人的整体健康状况并进行有针对性的健康指导和个性化生活方式干预指导。

4. **健康信息管理者** 护士应及时更新和维护病人的健康体检结果、健康检测结果、医疗护理服务等内容,将其录入到电子健康档案、电子病历等健康信息平台,对健康档案(含电子健康档案)进行动态管理。

5. **健康管理监督者** 护士通过查阅电子健康档案、电子病历等系统的健康评价内容和健康指标情况动态监督管理病人的整体健康状况,并将病人管理信息反馈给全科医生,以及将全科医生的建议使用手机终端发送给病人,便于病人及时了解和遵循医生建议进行科学管理。

我国在医疗健康信息化建设方面相比国外较晚。但是,我国健康信息化建设在顶层设计上全面系统、规划切实,且各地区各部门都积极响应政策且落实速度较快,加之信息化技术的快速发展,我国在健康信息化建设逐渐取得了成效。但落实政策过程中,还有很多新的问题出现及需要解决,体现健康信息化建设尚未成熟稳定,应积极探索和借鉴国内外健康信息化建设成果,逐步完善高度切合国家战略导向的健康信息化建设政策。

第二节 社区居民健康档案与信息化管理

一、建立健康档案的目的与作用

社区居民健康档案(health record)是医疗卫生机构为城乡居民提供医疗卫生服务过程的规范记录,是以居民个人健康为核心、贯穿整个生命过程、涵盖各种健康相关因素的系统化文件记录。社区居民电子健康档案(electronic health records,EHR)是人们在健康相关活动中直接形成的具有保存备查价值的电子化历史记录,是记录生命全周期健康状况的数字化档案。

社区居民健康档案的建立与管理是社区卫生服务工作中收集、记录社区居民健康信息的重要工具,是社区护士实施国家基本公共卫生服务的一项重要项目内容。健康档案收集并记录了社区居民健康信息,并应用于健康动态评估、健康问题解决等工作中,其用途较多。因此,健康档案能够为评估社区居民健康需求、医学科研教育机构开展研究工作、为医疗卫生政策文件的修订提供基本依据。而且,居民电子健康档案的建立也为医疗机构间的信息互通互联,健康信息共享建设提供基础保障。

(一)建立健康档案的目的

通过社区健康档案的建立,较全面地掌握社区居民及社区家庭的健康状况和社区卫生资源利用状况,动态掌握社区居民现存的或潜在的健康问题,便于有针对性地实施社区健康干预。具体目标如下:

1. 满足城乡居民卫生服务需求,提高自我保健能力。
2. 开展循证个体医疗服务实施医疗、预防、保健等医学措施。
3. 实施循证群体健康管理。
4. 提供科研教学资源。

5. 满足健康决策需求。

6. 评价服务质量。

（二）作用

建立健全社区居民健康档案，对于落实社区卫生服务发挥重要作用。

1. 获取社区居民的健康信息 通过掌握和了解社区居民的健康信息，可以挖掘个人、家庭及社区存在的健康问题，并为分析社区居民的健康需求提供支持。

2. 作为社区医疗人员提供服务的依据 医疗人员通过充分了解健康档案有助于快速、全面、系统地了解居民的健康问题、健康需求及其发生和发展的相关背景，为社区居民提供综合性、连续性和高质量的医疗保健服务。

3. 保证社区卫生服务机构的服务质量 社区健康档案为评价社区卫生服务质量和技术水平提供线索，为全科医师和社区护士个体、全科医护团队或区域社区卫生机构服务评价或绩效考核的数据采集来源，也有利于考核全科医生处理各种问题的医疗质量和技术水平。

4. 为医疗卫生部门制定政策提供参考 健康档案可向基层社区卫生服务机构和上级行政管理部门提供居民对各种卫生服务的利用信息，以分析居民健康需求的满足情况，为政府对公共卫生的投入和为制定社区卫生政策方针提供参考。

5. 提供医学教育和科研素材 健康档案为全科医学和社区护理学的教学和科研工作，以及为社区卫生服务人员继续教育的相关培训提供良好素材。

6. 其他作用 健康档案的原始记录具有公正、客观、系统和完整等特点，当遇到医疗纠纷或有关案件需要提供当事人在社区卫生服务中涉及的原始信息时，可成为处理法律纠纷的有效证据资料。

二、社区居民健康档案的格式与内容

根据 2017 年国家卫生计生委颁布的《国家基本公共卫生服务规范（第三版）》要求，基层卫生服务机构应以家庭为基本单位统一建立健康档案，同时获得充分的家庭健康相关信息。采用以问题为中心的记录方式，清晰突出实际存在的问题，以便进行电子信息化管理，以备资料的调取、阅读和分析处理。

（一）居民健康档案的格式

居民健康档案是覆盖完整生命周期中的所有健康状况及其接受各种形式医疗保健服务记录的总和，是个人健康信息的全面记载。完整、系统的居民健康档案一般包含个人、家庭及社区的健康动态信息资料记录。《国家基本公共卫生服务规范（第三版）》明确规定和统一了个人健康档案格式的基本框架，主要包括健康档案封面、个人基本信息表、健康体检表、诊疗服务记录表等，详见附录 2。

（二）居民健康档案的内容

1. 健康档案封面 包括个人姓名、现住址、户籍地址、联系电话、乡镇（街道）名称、村（居）委会名称、建档单位、建档人、责任医生、建档日期。封面页包括居民对应的 17 位编码，该编码是以国家统一的行政区划代码与居民建档顺序相结合进行编制，并将建档居民的身份证号作为身份识别码，每个居民拥有唯一的健康档案编码。建立居民身份唯一识别机制，是满足居民电子健康档案唯一性和有效性的基本条件，是实现电子健康档案共享应用的基础性保障，为实现信息平台的资源共享奠定了基础。

2. 个人基本信息表 居民首次建档时需要填写个人基本信息表，包括个人基础信息和基本健康信息。基础信息包括姓名、性别、出生日期、常驻类型、文化程度、职业、婚姻状况、医疗费用支付形式等；基本健康信息包括药物过敏史、暴露史、既往史、家族史、遗传病史、残疾情况和生活环境等。

3. 健康体检表 居民首次建档做健康检查时，以及为老年人、高血压病人、2 型糖尿病病人和重型精神障碍病人等重点人群进行年度健康检查时填写。根据健康检查项目，其内容主要包括症状、一般状况、生活方式、脏器功能、查体、辅助检查、主要现存健康问题、住院治疗情况、主要用药情况、非免疫规划预防接种史、健康评价及健康指导。

4. 诊疗服务记录　包括接诊、会诊、双向转诊记录。接诊记录是居民由于急性或短期健康问题接受咨询或医疗卫生服务时使用，记录信息应如实反映居民接受服务的具体全过程；会诊记录通常在居民接受会诊时使用，由责任医师填写会诊原因、会诊意见等；双向转诊转出时需填写双向转诊记录单，内容包括病人病情初步判断、主要现病史、既往史、治疗经过、康复建议等。

5. 重点人群健康管理档案　针对社区内的 0～6 岁儿童、孕产妇、老年人、慢性病病人和重型精神障碍病人等人群还需建立相应的重点人群健康管理档案。

（1）儿童健康管理服务记录：主要根据儿童的不同年龄阶段填写健康检查记录表，其记录内容也有所差别。另附有 0～3 岁男女童的生长发育检测图，根据儿童的体重与身高的体检结果记录儿童的生长曲线，便于动态观察和管理儿童的生长发育情况。还包括 0～36 月龄儿童的中医药健康管理服务记录表，主要在儿童不同年龄阶段进行随访时填写。

（2）孕产妇健康管理服务记录：包括孕早、中、晚期健康管理内容。①第 1 次产前随访服务记录：孕妇在孕 13 周前第一次接诊时有医生填写并记录，主要包括孕次、产次、末次月经、孕周、预产期、妇产科手术史等信息外，还包括孕妇的体重指数、体格检查、妇科检查和辅助检查，以及对孕妇总体情况的评估和保健指导内容等。②第 2～5 次产前随访服务记录：有助产技术服务资质的医疗卫生机构进行相应的检查后记录，主要内容包括孕周、主诉、体重、产科检查、辅助检查及健康指导内容等。③产后访视记录：产妇出院后一周内由医务人员到产妇家中进行产后检查时填写，主要包括健康状况、心理状况、血压、乳房、恶露、伤口等检查记录和健康指导内容。④产后 42 天健康检查记录：与产后访视记录表内容相似，最后根据产妇恢复情况记录产后访视处理结果。

（3）老年人健康管理记录：包括生活方式、健康评估、体格检查、辅助检查和健康指导等服务内容的记录信息。另外，还包括老年人中医药健康管理服务记录，主要针对辖区内 65 岁及以上常驻居民提供每年 1 次的中医药健康管理服务，内容主要包括中医体质辨识和中医药保健指导。

（4）高血压病人和 2 型糖尿病病人的健康管理服务记录：包括病人的症状和体征、生活方式指导、辅助检查、服药依从性、药物不良反应、低血糖反应、随访分类、用药情况、转诊及下次随访时间等慢性病随访监测记录，为制订慢性病病人针对性的干预措施提供依据。

（5）严重精神障碍病人健康管理服务记录：对于严重精神障碍病人除了需填写个人信息外，还应填写严重精神障碍病人个人信息补充表，在每次随访时还应填写随访服务记录表。

（6）肺结核病人健康管理服务记录：针对辖区内确诊的常住肺结核病人实施随访服务并由医生填写记录表。在首次入户访视后，需填写肺结节病人第一次入户随访记录表。若继续为肺结核病人实施随访服务，则需要填写肺结核病人随访服务记录表，内容与初次入户随访记录表相似，主要增加了对药物不良反应、并发症或合并症、转诊情况及处理意见等，若需要对肺结核病人终止随访服务，则在记录表中需具体写出停止治疗及原因、全程管理情况等信息。

三、社区居民健康档案的建立与管理

健全的制度是使社区健康档案完整地反映个体、家庭和社区健康状况的重要保障。2009 年卫生部印发了《关于规范城乡居民健康档案管理的指导意见》，开始积极推进建立城乡居民健康档案工作。随后卫生部颁布《国家基本公共卫生服务规范（2011 年版）》，对城乡居民健康档案管理服务规范和健康档案管理流程做出了明确规定，对健康档案的建立、管理和使用各环节提出具体要求。2013 年国家卫生计生委提出，将扩大建立居民电子健康档案作为当年新增基本公共卫生经费重点强化的项目之一。2015 年国家卫生计生委和国家中医药管理局联合发布《关于进一步规范社区卫生服务管理和提升服务质量的指导意见》中提出，到 2020 年力争实现让每个居民有一份电子化健康档案的目标。2017 年，国家卫生计生委颁布的《国家基本公共卫生服务规范（第三版）》中进一步修改和完善了健康档案的内容。

Note：

（一）社区居民健康档案的建立

1. 建立方式 乡镇卫生院、村卫生室、社区卫生服务中心（站）负责首次建立居民健康档案。根据接受社区卫生服务的服务对象进行分类后，建立健康档案。其中，社区的 0～6 岁儿童、孕产妇、老年人、慢性病病人、重性精神障碍病人等重点人群为优先建档对象，具体确定建档对象流程图见图 14-1。

（1）个别建档：辖区居民到乡镇卫生院、村卫生室、社区卫生服务中心（站）接受服务时，由医务人员负责为其建立居民健康档案，并根据其主要健康问题和服务提供情况填写相应记录，同时为服务对象填写并发放居民健康档案信息卡。

（2）随访建档：通过入户服务（调查）、疾病筛查、健康体检等多种方式，由乡镇卫生院、村卫生室、社区卫生服务中心（站）组织医务人员拜访社区家庭或居民工作现场，为辖区内居民建立健康档案，并根据其主要健康问题和服务提供情况填写相应记录。

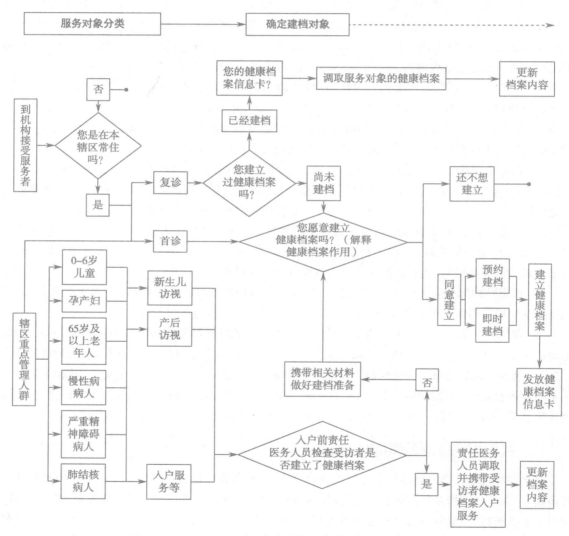

图 14-1　确定建档对象流程图

2. 建立原则 社区健康档案的建立遵循自愿与引导相结合的原则。在建档过程中，还要满足以下建档要求：

（1）完善性：健康档案中的内容，有些问题通过短期观察和了解即可做出评判，如基本情况；而有些问题较为复杂，需要通过长期的观察、分析和综合才能做出正确判断，如家庭关系、社会适应状态。因此，初步建立档案后，社区工作人员还应积极主动发现居民及其家庭或者社区的相关健康问题，不断完善健康档案的内容。

（2）前瞻性：健康档案的记录不仅关注过去和当前个体、家庭、社区存在的健康问题及影响因素，同时也要重视将来可能对个体、家庭、社区健康带来影响的健康问题及其影响因素。在资料收集阶段，应注意收集与健康问题有关的所有信息资料，增加健康档案的参考价值。

（3）动态性：初次建立健康档案时，资料的收集有限，随着时间的变化，很多信息需要进一步完善。如由于家庭及其成员是在不断变化中，对于家庭住址变迁、家庭成员增加或减少等发生变化的资料要及时更新。

（4）客观性和准确性：健康档案资料收集时，应本着客观的原则，以科学严谨的态度，规范进行记录，决不可弄虚作假，应付了事。尤其在收集主观资料时，应反复接触相关人员，深入观察，才能了解准确和真实的情况。

（5）保密性：健康档案中涉及很多个人隐私，社区工作人员应充分保障当事人的权利，不得随意泄露健康档案中的隐私信息。

3. 电子健康档案的建立　我国为了深化医改，要求整合散布在不同医疗卫生机构、不同应用系统中的医疗卫生信息资源来推进信息标准化和公共服务信息平台建设。已建立居民电子健康档案信息系统的地区应由乡镇卫生院、村卫生室、社区卫生服务中心（站）通过上述方式为个人建立纸质版健康档案，再将健康档案信息再次录入到电子健康档案中，形成居民电子健康档案，保持健康档案资料的连续性，实现区域卫生信息平台互联互通、健康档案信息共享的目标。

（二）社区居民健康档案的使用与管理

社区卫生服务机构需指定专职人员负责健康档案的保管和维护，应配置档案信息室和相应的设备及设施，按照要求妥善保管，以国家统一的编号顺序存放，便于查找。积极倡导构建信息平台，完善电子健康档案建设，实现网上资源共享。非社区卫生机构健康档案管理人员，不得随意查阅档案，未经健康档案管理人员同意，任何人不得调取和转借健康档案。社区居民健康档案管理流程见图14-2。

1. 社区居民健康档案的使用

（1）已建档居民到乡镇卫生院、村卫生室、社区卫生服务中心（站）复诊时，应持居民健康信息卡（或医疗保健卡），在调取其健康档案后，由接诊医师根据复诊情况，及时更新、补充相应记录内容。

（2）入户开展医疗卫生服务时，应事先查阅服务对象的健康档案并携带相应表单，在服务过程中记录、补充相应内容。已建立电子健康档案信息系统的机构应同时更新电子健康档案。

（3）对于需要转诊、会诊的服务对象，由接诊医师填写转诊、会诊记录。

（4）所有的服务记录由负责医护人员或档案管理人员统一汇总、及时归档。

2. 社区居民健康档案信息的管理　按照国家有关专项服务规范要求，记录内容应齐全完整、真实准确、书写规范、基础内容无缺失。各类检查报告单据和转、会诊的相关记录应粘贴留存归档，如果服务对象需要可提供副本。已建立电子版化验和检查报告单据的机构，化验及检查的报告单据交给居民留存。

（1）建立健全规章制度：社区卫生服务机构应制定健康档案建立、保存、安全、应用、维护等各项全面的规章制度，指定专（兼）职人员负责档案的管理工作，保证健康档案完整、安全。

（2）妥善保存与维护健康档案：社区卫生服务机构应配置纸质健康档案保管需求相对应的设备、设施，严格按照防盗、防晒、防火、耐高温、防潮、防尘、防鼠防虫等要求妥善保管。为了便于查找，存放的档案应按照封面17位编码的档案编号顺序摆放，以及参考现有规定中的病历保存年限存放。纸质健康档案应逐步过渡到电子健康档案，电子健康档案应由专（兼）职人员维护。

（3）动态管理与信息更新：采用健康档案建立、管理、应用一体化的管理办法，在基础建档、信息更新、信息应用三个重要环节制定相应规章制度及具体措施，提高健康档案的利用率。

（4）完善电子健康档案：以省（区、市）为单位，统筹社区卫生服务机构信息管理系统建设，推动

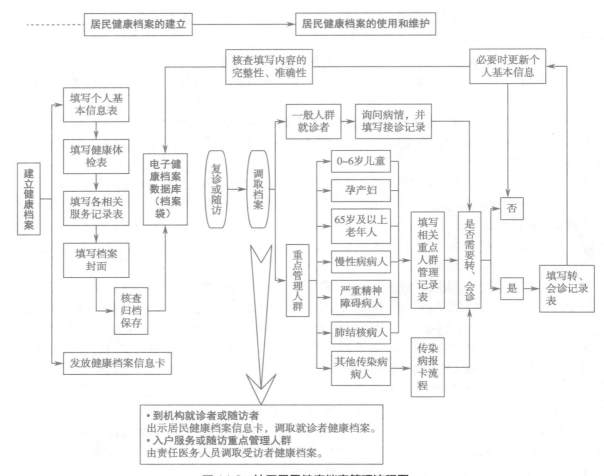

图 14-2　社区居民健康档案管理流程图

社区卫生信息平台与社区公共服务综合信息平台有效对接，促进社区卫生服务与其他社区公共服务、便民利民服务、志愿互助服务有机融合和系统集成。继续建立和完善电子健康档案信息系统，在信息传输全过程中应遵循国家统一的相关数据标准与规范。给建档服务对象发放国家统一标准的医疗保健卡，推进使用居民就医"一卡通"，有效利用电子健康档案。电子健康档案信息系统应与新农合、城镇基本医疗保险等医疗保障系统相衔接，逐步实现健康管理数据与医疗信息以及各医疗卫生机构之间数据的互联互通，实现居民跨机构、跨地域就医行为的信息共享。

（5）加强档案管理督导与考核：卫生行政主管部门应定期对健康档案的建立与应用管理质量实施量化考核办法，科学核定建立健康档案的经费补助标准。对档案建立的覆盖率、档案的完整性、信息的准确度，以及社区居民满意度进行综合评价，及时总结值得推广的先进经验，对目前工作中存在的不足进行反馈开展监督。

（6）终止健康档案管理：当建档对象因死亡、迁出、失访等原因无法收集健康档案资料时，可终止居民健康档案。健康档案管理单位的负责人员应在档案中明示终止原因和终止日期，对于迁出辖区的建档对象，还要记录迁往地点的基本情况、档案交接记录等信息。

3. 社区居民健康档案信息管理工作评价　《国家基本公共卫生服务规范（第三版）》中明确指出社区卫生服务中心的健康档案工作评价内容与指标，以便进行监督和管理。

（1）评价内容：①具备开展健康档案管理的设施、设备和人员条件。②为辖区内常驻居民开展健康档案管理服务情况。③居民电子健康档案的数据标准与规范情况。④电子健康档案向居民宣传和开放情况。⑤电子健康档案数据与医疗信息互联互通情况。

（2）评价指标：①建档率。②电子建档率。③健康档案合格率。④健康档案动态使用（更新）率。

Note:

（3）评价方式：现场查看健康档案报表及档案资料，评审年度当地卫生健康行政部门或专业公共卫生机构对健康档案的使用情况进行抽样核查资料。

第三节 社区卫生服务信息系统与社区健康管理

医药卫生信息系统建设是深化医药卫生体制改革、建设服务型政府、促进医药卫生事业健康发展的重要手段和技术支撑。目前，我国已有大量正在运行和使用的卫生业务信息系统，典型的有医院信息系统、社区卫生服务信息系统及公共卫生信息系统。本节重点围绕社区卫生服务信息系统进行阐述。

一、社区卫生服务信息系统概述

社区卫生服务信息系统体现了现代信息技术在医疗卫生领域的充分应用，有助于实现资源整合、流程优化，降低运行成本，提高服务质量、工作效率和管理水平，是区域公共卫生服务信息系统的重要组成部分。

（一）社区卫生服务信息系统定义

社区卫生服务信息系统（community health service information system，CHSIS）是应用电子计算机网络通信设备，为城乡各级社区卫生服务中心、服务站、诊所、村卫生室等社区卫生服务机构及其所属各部门提供居民医疗、预防、保健、康复、健康教育等服务信息、管理信息和决策信息，以及将这些信息收集、存储处理、提取和数据通信，满足所有授权用户对信息的各种功能需求的计算机应用软件系统。

社区卫生服务信息系统以居民健康档案信息系统为核心，以基于电子病历的社区医生工作站系统为枢纽，以全科诊疗、收费管理、药房（品）管理等为主要的功能模块，满足居民健康档案管理、经济管理、监督管理和公共卫生信息服务管理等基本需求。

（二）社区卫生服务信息系统的构成

社区卫生服务信息系统主要由硬件系统和软件系统两大部分组成。在硬件方面，要有高性能的中心电子计算机或服务器、大容量的存储装置、遍布社区卫生服务机构各部门的用户终端设备及数据通信线路等，组成信息资源共享的计算机网络。在软件方面，需要具有面向多用户、多种功能的计算机软件系统，包括系统软件、应用软件和软件开发工具等各种社区卫生服务管理信息数据库及数据库管理系统。

社区卫生服务信息系统（软件）的基本功能模块主要包括居民健康档案信息系统、基于社区医生工作站的全科医学诊疗系统、基于通用条形码技术的医卡通系统、双向转诊平台系统、药店（品）管理系统、社区护士工作站、社区医院收费管理系统、短信平台系统、区域健康服务业务交流平台系统等。根据社区卫生服务信息系统的使用者和使用目的不同，可分为以下四类：

1. **管理信息系统** 在社区卫生服务中心建立计算机网络系统，实现社区卫生服务机构门诊、药品、病案、财务、物资、认识等信息全面、及时动态的系统管理。社区卫生服务管理信息系统主要包括组织管理、计划管理、营销管理、业务技术管理、质量管理、科研教育管理、行政后勤管理、人财物资源管理、时空间管理及统计信息管理等。

2. **服务信息系统** 社区卫生服务信息系统包括全科医疗、免疫接种管理、慢性病管理、健康档案管理等信息系统。

（1）全科医疗信息系统：主要用于全科医生记录社区门诊接诊工作中产生的医疗记录，并随时可查阅、更新病人的健康档案，具体包括全科诊疗、健康咨询、周期性健康检查、上门服务、家庭病床、院前急救、双线转诊、社区康复、慢性病管理、传染病管理、健康教育、计划生育技术指导等内容。

（2）免疫接种管理信息系统：主要用于儿童免疫过程记录，包含免疫记录、预约管理、疫苗存储管理、免疫查询等,具体包括计划免疫、预防接种、接种记录、强化免疫、质量控制及意外处理等内容。

（3）慢性病管理信息系统：根据社区建档的慢性病病人建立专门的慢性病随访记录,记录病情的发展过程,以便制定合适的干预方案,具体包括疾病监测、患病登记报告、随访登记、干预措施、效果评价等。

（4）健康档案管理信息系统：健康档案管理是社区卫生服务信息系统的核心,具体包括新建、注销、删除、恢复、查询、更新等健康档案管理模块。

（5）社区保健管理系统：围绕儿童、孕产妇、妇女、老年人等重点人群实施系统管理,儿童保健管理涉及新生儿访视管理、儿童系统管理、体弱儿管理等儿童生长发育资料管理及发育的评价；孕产妇保健管理主要包括基本信息、初复诊信息、访视信息等管理；妇女主要针对妇科常见病病人的查治信息管理；老年保健管理主要包括老年人健康状况及医疗服务管理信息管理。

3. 评价信息系统 社区卫生服务评价信息系统主要包括社区卫生服务需求评价、社区卫生服务满意度评价、社区居民健康水平评价、健康教育效果评价、社区卫生服务质量评价、社区卫生服务态度评价、社区卫生服务费用效益评价、社区卫生服务效果评价等。

4. 决策信息系统 社区卫生服务系统提供的信息可成为社区卫生服务决策的依据,主要包括社区卫生服务发展目标和对策信息、社区卫生服务资源配置和结构调整信息、社区卫生服务可持续发展信息、社区卫生服务组织建设和科学管理信息、社区卫生服务技术引进和项目开发信息等。

二、社区卫生服务信息系统在社区健康管理中的应用

在信息技术快速发展的过程中,我国卫生信息化建设经历了从无到有,从局部到全局,从医院向其他各业务领域不断发展渗透的过程,卫生信息化逐渐成为医疗卫生服务体系不可或缺的部分。以下主要介绍区域卫生信息平台系统、智慧医疗在社区健康管理中的应用：

（一）区域卫生信息平台系统的应用

区域卫生信息化建设已被公认是未来医疗行业的发展方向。区域卫生信息平台是连接规划区域内各机构的基本业务信息系统的数据交换和共享平台,是让区域内各信息化系统之间进行有效信息整合的基础和载体,也是区域卫生信息化建设的核心之一。

1. 注册服务 以个人、医疗卫生人员、医疗卫生机构等实体,每个实体形成各类注册库,实施注册管理服务。

2. 健康信息储存、共享及协同服务 根据个人基本信息、主要疾病和健康问题摘要、老年保健、儿童保健、妇女保健、疾病控制、疾病管理等健康档案信息的分类形成存储库,实现居民区域范围内所有医疗卫生机构享受医疗服务时实现一卡通用,在安全共享和利用居民健康信息的基础上,优化业务流程。

3. 全程健康档案服务 居民健康为核心,贯穿生命周期全过程,涵盖各种健康相关因素,实现信息多渠道动态收集,分析来自外部资源的信息并保存这些信息到存储库,也可以反向响应外部医疗卫生服务点的检索、汇聚并数据反馈。

4. 信息接口服务 主要包括数据储存服务、业务管理、基本业务系统和健康档案浏览之间的通信,还包括应用软件系统的安全管理、隐私保护等服务内容。

5. 医疗机构内部信息系统 数据交换主要涉及对医疗机构内部信息系统业务数据的采集、整合及医疗机构内部信息系统之间业务联动等内容。

（二）智慧医疗

随着互联网+、大数据等信息技术与医疗卫生相融合,卫生信息化建设进入人工智能时代。在2009年,美国医疗健康论坛上首次提出"智慧医疗"这一概念。除了区域卫生信息化建设,远程医疗信息系统建设、医院智能化系统建设等成为了热点,当前我国智慧医疗建设及应用模式大致分为以下三类：

1. **智慧医院**　从大医院到基层医疗卫生机构(大多是社区卫生服务中心),将互联网＋、大数据等信息化手段应用于医院,融合全流程移动就医平台,为病人提供预约诊疗、候诊提醒、院内导航、检查检验结果查询、划价缴费、健康教育等服务。在服务形式上,有效整合医疗卫生大数据和人工智能技术,建立智能化诊疗指南,保障医疗安全。而且,医生在任何地点随时访问移动医生工作站,实现查房、查阅心电和影像结果等,提高了工作效率。在医院管理上,运用大数据技术进行医院综合运营管理,可实现药品、试剂、耗材、物品等物流全流程追溯,资产全生命周期管理,财务业务一体化联动,收入付款管理、预算管理、成本核算等。

2. **智慧医疗集团**　针对城市医疗集团中,有牵头医院通过建立远程平台,为医疗集团内各成员单位提供远程影像、远程教学、科普宣教、视频会议、远程诊疗、双向转诊等远程服务。在远程医疗平台基础上,区域医疗联合体成员单位间实现预约诊疗、双向转诊、病历查询、检验检查结果查询等服务,体现了上下联动、急慢分治的分级诊疗格局。

3. **智慧医疗服务体系**　主要依托区域卫生服务信息平台,联动医疗卫生机构电子病历系统和居民电子健康档案系统,实现一定区域内医院、基层医疗卫生机构及病人居家产生的医疗健康信息互联共享,实现区域内医疗卫生机构接诊医生,都能够获取病人健康档案、既往诊疗记录等信息,以辅助大医院的医生和家庭医生开展工作。医生携带移动医疗设备,能够实施采集病人居家血糖、血压、心电等数据,提高病人自我管理意识和水平,并对病人的行为生活方式相关的健康危险因素进行提示和健康教育,为居民提供全周期、针对性的精准化健康服务。另外,根据国内运营商所开发的多种医疗健康 App 的"手机医疗"服务、便于居民进行健康体检的信息化"健康小屋"等,进一步推动了智慧医疗业务,助力我国智慧医疗服务体系的发展。

（张海莲）

思 考 题

1. 简述社区重点服务对象的建档流程。
2. 简述社区居民电子健康档案在社区健康管理中的应用。

附录1 突发公共卫生事件相关信息报告卡

填报单位（盖章）＿＿＿＿＿＿＿＿填报日期： 年 月 日

报告人：＿＿＿＿＿＿＿＿＿＿联系电话：＿＿＿＿＿＿＿＿＿＿

事件名称：

信息类别：1.传染病；2.食物中毒；3.职业中毒；4.其他中毒事件；5.环境卫生；6.免疫接种；7.群体性不明原
因疾病；8.医疗机构内感染；9.放射性卫生；10.其他

公共卫生突发事件等级：1.特别重大；2.重大；3.较大；4.一般；5.未分级；6.非突发事件

初步诊断：＿＿＿＿＿＿＿初步诊断时间： 年 月 日

订正诊断：＿＿＿＿＿＿＿订正诊断时间： 年 月 日

确认分级时间： 年 月 日 订正分级时间： 年 月 日

报告地区： 省 市 县（区） 发生地区： 省 市 县（区） 乡（镇）

详细地点：＿＿＿＿＿＿＿＿＿＿＿＿

事件发生场所：1.学校；2.医疗卫生机构；3.家庭；4.宾馆饭店写字楼；5.餐饮服务单位；6.交通运输工具；
7.菜场、商场或超市；8.车站、码头或机场；9.党政机关办公场所；10.企事业单位办公场所；
11.大型厂矿企业生产场所；12.中小型厂矿企业生产场所；13.城市住宅小区；14.城市其他公
共场所；15.农村村庄；16.农村农田野外；17.其他重要公共场所；18.如是医疗卫生机构，则
（1）类别：①公办医疗机构；②疾病预防控制机构；③采供血机构；④检验检疫机构；⑤其他及
私立机构；（2）感染部门：①病房；②手术室；③门诊；④化验室；⑤药房；⑥办公室；⑦治疗室；
⑧特殊检查室；⑨其他场所；19.如是学校，则类别：（1）托幼机构；（2）小学；（3）中学；（4）大、
中专院校；（5）综合类学校；（6）其他

事件信息来源：1.属地医疗机构；2.外地医疗机构；3.报纸；4.电视；5.特服号电话95120；6.互联网；7.市民电
话报告；8.上门直接报告；9.本系统自动预警产生；10.广播；11.填报单位人员目睹；12.其他

事件信息来源详细：＿＿＿＿＿＿＿＿＿＿事件波及的地域范围：＿＿＿＿＿＿＿＿＿＿

新报告病例数：＿＿＿＿＿＿＿＿新报告死亡数：＿＿＿＿＿＿＿＿排除病例数：＿＿＿＿＿＿＿

累计报告病例数：＿＿＿＿＿＿＿累计报告死亡数：＿＿＿＿＿＿＿

事件发生时间： 年 月 日 时 分

接到报告时间： 年 月 日 时 分

首例病人发病时间： 年 月 日 时 分

末例病人发病时间： 年 月 日 时 分

主要症状：1.呼吸道症状；2.胃肠道症状；3.神经系统症状；4.皮肤黏膜症状；5.精神症状；6.其他（对症状的
详细描述详填）

主要体征：

主要措施与效果：

附录2　我国居民个人健康档案

编号□□□□□□-□□□-□□□-□□□□□

居民健康档案

姓　　名:_____

现 住 址:_____

户籍地址:_____

联系电话:_____

乡镇(街道)名称:_____

村(居)委会名称:_____

建档单位:_____

建 档 人:_____

责任医生:_____

建档日期:_____年___月___日

附录 2-2　居民个人基本信息表

个人基本信息表

姓名：　　　　　　　　　　　　　　　　　　　编号□□□－□□□□□

性　　别	1 男　2 女　9 未说明的性别　0 未知的性别　　　□	出生日期	□□□□ □□ □□
身份证号		工作单位	
本人电话		联系人姓名	联系人电话
常住类型	1 户籍　2 非户籍　　　　　　　　　　　□	民　　族	01 汉族　99 少数民族　　　　　□
血　　型	1 A 型　2 B 型　3 O 型　4 AB 型　5 不详 /Rh：1 阴性　2 阳性　3 不详　　　□ / □		
文化程度	1 研究生　2 大学本科　3 大学专科和专科学校　4 中等专业校　5 技工学校　6 高中 7 初中　8 小学　9 文盲及半文盲　10 不详　　　　　　　　　　　　　　　　　　□		
职　　业	1 国家机关、党群组织、企、事业单位负责人　2 专业技术人员　3 办事人员和有关人员 4 商业、服务业人员　5 农、林、牧、渔、水利业生产人员　6 生产、运输设备操作人员及 有关人员　7 军人　8 不便分类的其他从业人员　9 无职业　　　　　　　　　　　　□		
婚姻状况	1 未婚　2 已婚　3 丧偶　4 离婚　5 未说明的婚姻状况　　　　　　　　　　　　　　□		
医疗费用 支付方式	1 城镇职工基本医疗保险　2 城镇居民基本医疗保险　3 新型农村合作医疗 4 贫困救助　5 商业医疗保险　6 全公费　7 全自费　8 其他　　　□ / □ / □		
药物过敏史	1 无　2 青霉素　3 磺胺　4 链霉素　5 其他　　　　　　　　　　　□ / □ / □ / □		
暴露史	1 无　2 化学品　3 毒物　4 射线　　　　　　　　　　　　　　　　　□ / □ / □		

既 往 史	疾病	1 无　2 高血压　3 糖尿病　4 冠心病　5 慢性阻塞性肺疾病　6 恶性肿瘤　7 脑卒中 8 严重精神障碍　9 结核病　10 肝炎　11 其他法定传染病　12 职业病　13 其他 □ 确诊时间　　年　　月 / □ 确诊时间　　年　　月 / □ 确诊时间　　年　　月 □ 确诊时间　　年　　月 / □ 确诊时间　　年　　月 / □ 确诊时间　　年　　月	
	手术	1 无　2 有：名称①　时间　/ 名称②　时间　　　　　　　　　　　　　　　　□	
	外伤	1 无　2 有：名称①　时间　/ 名称②　时间　　　　　　　　　　　　　　　　□	
	输血	1 无　2 有：原因①　时间　/ 原因②　时间	

家族史	父　　亲	□ / □ / □ / □ / □	母　　亲	□ / □ / □ / □ / □
	兄弟姐妹	□ / □ / □ / □ / □	子　　女	□ / □ / □ / □ / □
	1 无　2 高血压　3 糖尿病　4 冠心病　5 慢性阻塞性肺疾病　6 恶性肿瘤　7 脑卒中 8 严重精神障碍　9 结核病　10 肝炎　11 先天畸形　12 其他			

遗传病史	1 无　2 有：疾病名称　　　　　　　　　　　　　　　　　　　　　　　　　　　　□		
残疾情况	1 无残疾　2 视力残疾　3 听力残疾　4 言语残疾　5 肢体残疾 6 智力残疾　7 精神残疾　8 其他残疾　　　　　　　　　□ / □ / □ / □ / □		

生活环境 *	厨房排风设施	1 无　2 油烟机　3 换气扇　4 烟囱　　　　　　　　　　　　　　□
	燃料类型	1 液化气　2 煤　3 天然气　4 沼气　5 柴火　6 其他　　　　　□
	饮水	1 自来水　2 经净化过滤的水　3 井水　4 河湖水　5 塘水　6 其他　　□
	厕所	1 卫生厕所　2 一格或二格粪池式　3 马桶　4 露天粪坑　5 简易棚厕　□
	禽畜栏	1 无　2 单设　3 室内　4 室外　　　　　　　　　　　　　　　　□

填表说明

1. 本表用于居民首次建立健康档案时填写。如果居民的个人信息有所变动，可在原条目处修改，并注明修改时间或重新填写。若失访，在空白处写明失访原因；若死亡，写明死亡日期和死亡原因。若迁出，记录迁往地点基本情况、档案交接记录。0～6岁儿童无需填写该表。

2. 性别：按照国标分为男、女、未知的性别及未说明的性别。

3. 出生日期：根据居民身份证的出生日期，按照年(4位)、月(2位)、日(2位)顺序填写，如19490101。

4. 工作单位：应填写目前所在工作单位的全称。离退休者填写最后工作单位的全称；下岗待业或无工作经历者须具体注明。

5. 联系人姓名：填写与建档对象关系紧密的亲友姓名。

6. 民族：少数民族应填写全称，如彝族、回族等。

7. 血型：在前一个"□"内填写与ABO血型对应编号的数字；在后一个"□"内填写是否为"Rh阴性"对应编号的数字。

8. 文化程度：指截至建档时间，本人接受国内外教育所取得的最高学历或现有水平所相当的学历。

9. 药物过敏史：表中药物过敏主要列出青霉素、磺胺或者链霉素过敏，如有其他药物过敏，请在其他栏中写明名称。

10. 既往史：

(1) 疾病　填写现在和过去曾经患过的某种疾病，包括建档时还未治愈的慢性病或某些反复发作的疾病，并写明确诊时间，如有恶性肿瘤，请写明具体的部位或疾病名称，如有职业病，请填写具体名称。对于经医疗单位明确诊断的疾病都应以一级及以上医院的正式诊断为依据，有病史卡的以卡上的疾病名称为准，没有病史卡的应有证据证明是经过医院明确诊断的。可以多选。

(2) 手术　填写曾经接受过的手术治疗。如有，应填写具体手术名称和手术时间。

(3) 外伤　填写曾经发生的后果比较严重的外伤经历。如有，应填写具体外伤名称和发生时间。

(4) 输血　填写曾经接受过的输血情况。如有，应填写具体输血原因和发生时间。

11. 家族史：指直系亲属(父亲、母亲、兄弟姐妹、子女)中是否患过所列出的具有遗传性或遗传倾向的疾病或症状。有则选择具体疾病名称对应编号的数字，可以多选。没有列出的请在"其他"中写明。

12. 生活环境：农村地区在建立居民健康档案时需根据实际情况选择填写此项。

附录 2-3　居民健康体检表

健康体检表

姓名：　　　　　　　　　　　　　　　　编号□□□－□□□□□

体检日期	年　　月　　日	责任医生	

内容	检 查 项 目		
症状	1 无症状　2 头痛　3 头晕　4 心悸　5 胸闷　6 胸痛　7 慢性咳嗽　8 咳痰　9 呼吸困难　10 多饮 11 多尿　12 体重下降　13 乏力　14 关节肿痛　15 视物模糊　16 手脚麻木　17 尿急　18 尿痛 19 便秘　20 腹泻　21 恶心呕吐　22 眼花　23 耳鸣　24 乳房胀痛　25 其他 □/□/□/□/□/□/□/□/□		

一般状况	体温	℃	脉　率	次/分钟
	呼吸频率	次/分钟	血　压	左侧	/	mmHg
				右侧	/	mmHg
	身高	cm	体　重	kg
	腰围	cm	体质指数（BMI）	Kg/m²
	老年人健康状态自我评估 *	1 满意　2 基本满意　3 说不清楚　4 不太满意　5 不满意	□
	老年人生活自理能力自我评估 *	1 可自理（0～3 分）　2 轻度依赖（4～8 分） 3 中度依赖（9～18 分）　4 不能自理（≥19 分）	□
	老年人认知功能 *	1 粗筛阴性 2 粗筛阳性，简易智力状态检查，总分	□
	老年人情感状态 *	1 粗筛阴性 2 粗筛阳性，老年人抑郁评分检查，总分	□

生活方式	体育锻炼	锻炼频率	1 每天　2 每周一次以上　3 偶尔　4 不锻炼			□
		每次锻炼时间	分钟	坚持锻炼时间	年	
		锻炼方式				
	饮食习惯	1 荤素均衡　2 荤食为主　3 素食为主　4 嗜盐　5 嗜油　6 嗜糖				□/□/□
	吸烟情况	吸烟状况	1 从不吸烟　2 已戒烟　3 吸烟			□
		日吸烟量	平均	支		
		开始吸烟年龄	岁	戒烟年龄	岁	
	饮酒情况	饮酒频率	1 从不　2 偶尔　3 经常　4 每天			□
		日饮酒量	平均	两		
		是否戒酒	1 未戒酒　2 已戒酒，戒酒年龄：岁			□
		开始饮酒年龄	岁	近一年内是否曾醉酒	1 是　2 否	□
		饮酒种类	1 白酒　2 啤酒　3 红酒　4 黄酒　5 其他			□/□/□/□
	职业病危害因素接触史	1 无　2 有（工种　　　从业时间　　年） 毒物种类　粉尘　　　防护措施 1 无　2 有				□
		放射物质　　防护措施 1 无　2 有				□
		物理因素　　防护措施　1 无　2 有				□
		化学物质　　防护措施 1 无　2 有				□
		其他　　　　防护措施 1 无　2 有				□

续表

脏器功能	口腔	口唇 1 红润 2 苍白 3 发绀 4 皲裂 5 疱疹	□
		齿列 1 正常 2 缺齿 3 龋齿 4 义齿(假牙)	□/□/□
		咽部 1 无充血 2 充血 3 淋巴滤泡增生	□
	视力	左眼 右眼 (矫正视力:左眼 右眼)	
	听力	1 听见 2 听不清或无法听见	□
	运动功能	1 可顺利完成 2 无法独立完成其中任何一个动作	□
查体	眼底 *	1 正常 2 异常	□
	皮肤	1 正常 2 潮红 3 苍白 4 发绀 5 黄染 6 色素沉着 7 其他	□
	巩膜	1 正常 2 黄染 3 充血 4 其他	□
	淋巴结	1 未触及 2 锁骨上 3 腋窝 4 其他	□
	肺	桶状胸:1 否 2 是	□
		呼吸音:1 正常 2 异常	□
		啰 音:1 无 2 干啰音 3 湿啰音 4 其他	□
	心脏	心率 次/分钟 心律:1 齐 2 不齐 3 绝对不齐	□
		杂音:1 无 2 有	□
	腹部	压痛:1 无 2 有	□
		包块:1 无 2 有	□
		肝大:1 无 2 有	□
		脾大:1 无 2 有	□
		移动性浊音:1 无 2 有	□
	下肢水肿	1 无 2 单侧 3 双侧不对称 4 双侧对称	□
	足背动脉搏动 *	1 未触及 2 触及双侧对称 3 触及左侧弱或消失 4 触及右侧弱或消失	□
	肛门指诊 *	1 未及异常 2 触痛 3 包块 4 前列腺异常 5 其他	□
	乳腺 *	1 未见异常 2 乳房切除 3 异常泌乳 4 乳腺包块 5 其他	□/□/□/□
	妇科 * 外阴	1 未见异常 2 异常	□
	阴道	1 未见异常 2 异常	□
	宫颈	1 未见异常 2 异常	□
	宫体	1 未见异常 2 异常	□
	附件	1 未见异常 2 异常	□
	其他 *		
辅助检查	血常规 *	血红蛋白_____g/L 白细胞_____×10⁹/L 血小板_____×10⁹/L 其他_____	
	尿常规 *	尿蛋白_____ 尿糖_____ 尿酮体_____ 尿潜血_____ 其他_____	
	空腹血糖 *	_____mmol/L 或_____mg/dL	
	心电图 *	1 正常 2 异常	□
	尿微量白蛋白 *	_____mg/dL	
	大便潜血 *	1 阴性 2 阳性	□
	糖化血红蛋白 *	%	

续表

辅助检查	乙型肝炎表面抗原 *	1 阴性　2 阳性	□
	肝功能 *	血清谷丙转氨酶 U/L　血清谷草转氨酶 U/L 白蛋白 g/L　总胆红素 μmol/L 结合胆红素 μmol/L	
	肾功能 *	血清肌酐 μmol/L　血尿素 mmol/L 血钾浓度 mmol/L　血钠浓度 mmol/L	
	血脂 *	总胆固醇 mmol/L　甘油三酯 mmol/L 血清低密度脂蛋白胆固醇 mmol/L 血清高密度脂蛋白胆固醇 mmol/L	
	胸部 X 线片 *	1 正常　2 异常	□
	B 超 *	腹部 B 超　1 正常　2 异常	□
		其他　　1 正常　2 异常	□
	宫颈涂片 *	1 正常　2 异常	□
	其他 *		

现存主要健康问题	脑血管疾病	1 未发现　2 缺血性卒中　3 脑出血　4 蛛网膜下腔出血 5 短暂性脑缺血发作　6 其他	□/□/□/□/□
	肾脏疾病	1 未发现　2 糖尿病肾病　3 肾功能衰竭　4 急性肾炎 5 慢性肾炎　6 其他	□/□/□/□/□
	心脏疾病	1 未发现　2 心肌梗死　3 心绞痛　4 冠状动脉血运重建 5 充血性心力衰竭　6 心前区疼痛　7 其他	□/□/□/□/□
	血管疾病	1 未发现　2 夹层动脉瘤　3 动脉闭塞性疾病　4 其他	□/□/□
	眼部疾病	1 未发现　2 视网膜出血或渗出　3 视乳头水肿　4 白内障　5 其他	□/□/□
	神经系统疾病	1 未发现　2 有	□
	其他系统疾病	1 未发现　2 有	□

		入 / 出院日期	原因	医疗机构名称	病案号
住院治疗情况	住院史	/			
		/			
		建 / 撤床日期	原因	医疗机构名称	病案号
	家庭病床史	/			
		/			

		药物名称	用法	用量	用药时间	服药依从性 1 规律　2 间断　3 不服药
主要用药情况	1					
	2					
	3					
	4					
	5					
	6					

续表

非免疫规划预防接种史	名称	接种日期	接种机构
	1		
	2		
	3		

健康评价	1 体检无异常　　　　　　　　　　　　　　　　　　□ 2 有异常 异常1＿＿＿＿＿＿＿＿＿＿＿＿＿＿＿＿＿＿＿＿ 异常2＿＿＿＿＿＿＿＿＿＿＿＿＿＿＿＿＿＿＿＿ 异常3＿＿＿＿＿＿＿＿＿＿＿＿＿＿＿＿＿ 异常4＿＿＿＿＿＿＿＿＿＿＿＿＿＿＿＿＿

健康指导	1 纳入慢性病患者健康管理 2 建议复查 3 建议转诊 　　　　　　　　　　　　　　　　□ / □ / □	危险因素控制：　　　　　　　□ / □ / □ / □ / □ 1 戒烟　2 健康饮酒　3 饮食　4 锻炼 5 减体重（目标　kg） 6 建议接种疫苗 7 其他

填表说明

1. 本表用于老年人、高血压、2 型糖尿病和严重精神障碍患者等的年度健康检查。一般居民的健康检查可参考使用，肺结核患者、孕产妇和 0～6 岁儿童无须填写该表。

2. 表中带有 * 号的项目，在为一般居民建立健康档案时不作为免费检查项目，不同重点人群的免费检查项目按照各专项服务规范的具体说明和要求执行。对于不同的人群，完整的健康体检表指按照相应服务规范要求做完相关检查并记录的表格。

3. 一般状况

体质指数＝体重（kg）/ 身高的平方（m²）。

老年人生活自理能力评估：65 岁及以上老年人需填写此项，详见老年人健康管理服务规范附件。

老年人认知功能粗筛方法：告诉被检查者"我将要说三件物品的名称（如铅笔、卡车、书），请您立刻重复"。过 1 分钟后请其再次重复。如被检查者无法立即重复或 1 分钟后无法完整回忆三件物品名称为粗筛阳性，需进一步行"简易智力状态检查量表"检查。

老年人情感状态粗筛方法：询问被检查者"你经常感到伤心或抑郁吗"或"你的情绪怎么样"。如回答"是"或"我想不是十分好"，为粗筛阳性，需进一步行"老年抑郁量表"检查。

4. 生活方式

体育锻炼：指主动锻炼，即有意识地为强体健身而进行的活动。不包括因工作或其他需要而必须进行的活动，如为上班骑自行车、做强体力工作等。锻炼方式填写最常采用的具体锻炼方式。

吸烟情况："从不吸烟者"不必填写"日吸烟量""开始吸烟年龄""戒烟年龄"等。

饮酒情况："从不饮酒者"不必填写其他有关饮酒情况项目，已戒酒者填写戒酒前相关情况，"日饮酒量"折合成白酒量。（啤酒 /10＝白酒量，红酒 /4＝白酒量，黄酒 /5＝白酒量）。

职业暴露情况：指因患者职业原因造成的化学品、毒物或射线接触情况。如有，需填写具体化学品、毒物、射线名或填不详。

职业病危险因素接触史：指因患者职业原因造成的粉尘、放射物质、物理因素、化学物质的接触情况。如有，需填写具体粉尘、放射物质、物理因素、化学物质的名称或填不详。

5．脏器功能

视力：填写采用对数视力表测量后的具体数值（为 5 分记录），对佩戴眼镜者，可戴其平时所用眼镜测量矫正视力。

听力：在被检查者耳旁轻声耳语"你叫什么姓名"（注意检查时检查者的脸应在被检查者视线之外），判断被检查者听力状况。

运动功能：请被检查者完成以下动作："两手触枕后部""捡起这支笔""从椅子上站起，行走几步，转身，坐下。"判断被检查者运动功能。

6．查体

如有异常请在横线上具体说明，如可触及的淋巴结部位、个数；心脏杂音描述；肝脾肋下触诊大小等。建议有条件的地区开展眼底检查，特别是针对高血压或糖尿病患者。

眼底：如果有异常，具体描述异常结果。

足背动脉搏动：糖尿病患者必须进行此项检查。

乳腺：检查外观有无异常，有无异常泌乳及包块。

妇科：外阴　记录发育情况及婚产式（未婚、已婚未产或经产式），如有异常情况请具体描述。

阴道　记录是否通畅，黏膜情况，分泌物量、色、性状以及有无异味等。

宫颈　记录大小、质地、有无糜烂、撕裂、息肉、腺囊肿；有无接触性出血、举痛等。

宫体　记录位置、大小、质地、活动度；有无压痛等。

附件　记录有无块物、增厚或压痛；若扪及块物，记录其位置、大小、质地；表面光滑与否、活动度、有无压痛以及与子宫及盆壁关系。左右两侧分别记录。

7．辅助检查

该项目根据各地实际情况及不同人群情况，有选择地开展。老年人，高血压、2 型糖尿病和严重精神障碍患者的免费辅助检查项目按照各专项规范要求执行。

尿常规中的"尿蛋白、尿糖、尿酮体、尿潜血"可以填写定性检查结果，阴性填"—"，阳性根据检查结果填写"+""++""+++"或"++++"，也可以填写定量检查结果，定量结果需写明计量单位。

大便潜血、肝功能、肾功能、胸部 X 线片、B 超检查结果若有异常，请具体描述异常结果。其中 B 超写明检查的部位。65 岁及以上老年人腹部 B 超为免费检查项目。

其他：表中列出的检查项目以外的辅助检查结果填写在"其他"一栏。

8．现存主要健康问题：指曾经出现或一直存在，并影响目前身体健康状况的疾病。可以多选。若有高血压、糖尿病等现患疾病或者新增的疾病需同时填写在个人基本信息表既往史一栏。

9．住院治疗情况：指最近 1 年内的住院治疗情况。应逐项填写。日期填写年月，年份应填写 4 位。如因慢性病急性发作或加重而住院 / 家庭病床，请特别说明。医疗机构名称应写全称。

10．主要用药情况：对长期服药的慢性病患者了解其最近 1 年内的主要用药情况，西药填写化学名及商品名，中药填写药品名称或中药汤剂，用法、用量按医生医嘱填写，用法指给药途径，如：口服、皮下注射等。用量指用药频次和剂量，如：每日三次，每次 5mg 等。用药时间指在此时间段内一共服用此药的时间，单位为年、月或天。服药依从性是指对此药的依从情况，"规律"为按医嘱服药，"间断"为未按医嘱服药，频次或数量不足，"不服药"即为医生开了处方，但患者未使用此药。

11．非免疫规划预防接种史：填写最近 1 年内接种的疫苗的名称、接种日期和接种机构。

12．健康评价：无异常是指无新发疾病、原有疾病控制良好无加重或进展，否则为有异常，填写具体异常情况，包括高血压、糖尿病、生活能力、情感筛查等身体和心理的异常情况。

13．健康指导：纳入慢性病患者健康管理是指高血压、糖尿病、严重精神障碍患者等重点人群定期随访和健康体检。减体重的目标是指根据居民或患者的具体情况，制定下次体检之前需要减重的目标值。

附录 2-4 接诊记录表

接诊记录表

姓名：　　　　　　　　　　　　　　　　　编号□□□-□□□□□

就诊者的主观资料：

就诊者的客观资料：

评估：

处置计划：

医生签字：

接诊日期：　　年　　月　　日

填表说明：

1. 本表供居民由于急性或短期健康问题接受咨询或医疗卫生服务时使用，应以能够如实反映居民接受服务的全过程为目的、根据居民接受服务的具体情况填写。

2. 就诊者的主观资料：包括主诉、咨询问题和卫生服务要求等。

3. 就诊者的客观资料：包括查体、实验室检查、影像检查等结果。

4. 评估：根据就诊者的主、客观资料作出的初步印象、疾病诊断或健康问题评估。

5. 处置计划：指在评估基础上制定的处置计划，包括诊断计划、治疗计划、病人指导计划等。

附录 2-5　会诊记录表

会诊记录表

姓名：　　　　　　　　　　　　　　编号□□□－□□□□□

会诊原因：

会诊意见：

会诊医生及其所在医疗卫生机构：

医疗卫生机构名称	会诊医生签字		

责任医生：

会诊日期：　　年　　月　　日

填表说明：

1. 本表供居民接受会诊服务时使用。

2. 会诊原因：责任医生填写患者需会诊的主要情况。

3. 会诊意见：责任医生填写会诊医生的主要处置、指导意见。

4. 会诊医生及其所在医疗卫生机构：填写会诊医生所在医疗卫生机构名称并签署会诊医生姓名。来自同一医疗卫生机构的会诊医生可以只填写一次机构名称，然后在同一行依次签署姓名。

附录 2-6　双向转诊表

双向转诊单

存根

患者姓名　　　　　性别　　　年龄　　　　档案编号

家庭住址　　　　　　　　　　　　　　联系电话

于　　年　　月　　日因病情需要,转入单位

科室接诊医生。

转诊医生(签字):

年　　月　　日

双向转诊(转出)单

(机构名称):

现有患者　　　　性别　　年龄　　因病情需要,需转入贵单位,请予以接诊。

初步印象:

主要现病史(转出原因):

主要既往史:

治疗经过:

转诊医生(签字):

联系电话:

(机构名称)

年　　月　　日

填表说明

1. 本表供居民双向转诊转出时使用,由转诊医生填写。

2. 初步印象:转诊医生根据患者病情做出的初步判断。

3. 主要现病史:患者转诊时存在的主要临床问题。

4. 主要既往史:患者既往存在的主要疾病史。

5. 治疗经过:经治医生对患者实施的主要诊治措施。

双向转诊（回转）单

存根

患者姓名　　　　　性别　　　　年龄　　　　　病案号
家庭住址　　　　　　　　　　　　　　联系电话
于　　年　　月　　　日因病情需要，转回单位
接诊医生。

转诊医生（签字）：
年　　月　　日

双向转诊（回转）单

（机构名称）：
　　现有患者　　　　　因病情需要，现转回贵单位，请予以接诊。
　　诊断结果　　　　　　　　住院病案号
　　主要检查结果：

　　治疗经过、下一步治疗方案及康复建议：

转诊医生（签字）：
联系电话：
（机构名称）
年　　月　　日

填表说明

1. 本表供居民双向转诊回转时使用，由转诊医生填写。
2. 主要检查结果：填写患者接受检查的主要结果。
3. 治疗经过：经治医生对患者实施的主要诊治措施。
4. 康复建议：填写经治医生对患者转出后需要进一步治疗及康复提出的指导建议。

附录 2-7　居民健康档案信息卡

居民健康档案信息卡

姓名		性别		出生日期		年　月　日		
健康档案编号					□□□-□□□□□			
ABO 血型		□ A □ B □ O □ AB		Rh 血型		□ Rh 阴性	□ Rh 阳性	□ 不详

慢性病患病情况：
□无　　□高血压　　□糖尿病　　□脑卒中　　□冠心病　　□哮喘　　□职业病　　□其他疾病

过敏史：

（正面）

家庭住址		家庭电话	
紧急情况联系人		联系人电话	
建档机构名称		联系电话	
责任医生或护士		联系电话	

其他说明：

（反面）

填表说明

1. 居民健康档案信息卡为正反两面，根据居民信息如实填写，应与健康档案对应项目的填写内容一致。

2. 过敏史：过敏主要指青霉素、磺胺、链霉素过敏，如有其他药物或食物等其他物质（如花粉、酒精、油漆等）过敏，请写明过敏物质名称。

[1] 李春玉,姜丽萍. 社区护理学 [M]. 4 版. 北京:人民卫生出版社,2017.

[2] 陈长香,侯淑肖. 社区护理学 [M]. 2 版. 北京:北京大学医学出版社,2015.

[3] 何国平,赵秋利. 社区护理理论与实践 [M]. 北京:人民卫生出版社,2018.

[4] 尚少梅. 社区护理学 [M]. 北京:北京大学医学出版社,中央广播电视大学出版社,2011.

[5] 涂英,沈翠珍. 社区护理学. 3 版. 北京:人民卫生出版社,2018.

[6] 傅华. 预防医学. 7 版. 北京:人民卫生出版社,2018.

[7] 李小妹,冯先琼. 护理学导论 [M]. 4 版. 北京:人民卫生出版社,2018.

[8] 李鲁. 社会医学 [M]. 5 版. 北京:人民卫生出版社,2020.

[9] 于晓松,路孝琴. 全科医学概论 [M]. 5 版. 北京:人民卫生出版社,2018.

[10] 王卫平,孙锟,常立文. 儿科学 [M]. 9 版. 北京:人民卫生出版社,2018.

[11] 李立明. 公共卫生与预防医学导论 [M]. 北京:人民卫生出版社,2017.

[12] 崔焱,仰曙芬. 儿科护理学 [M]. 6 版. 北京:人民卫生出版社,2017.

[13] 王福彦,武英. 预防医学 [M]. 2 版. 北京:科学出版社,2017.

[14] 张先庚. 社区护理学 [M]. 2 版. 北京:人民卫生出版社,2016.

[15] 胡建萍,谢建平. 社区护理学知识解析与实践 [M]. 北京:人民卫生出版社,2015.

[16] 谢幸,苟文丽. 妇产科学 [M]. 8 版. 北京:人民卫生出版社,2015.

[17] 郑修霞. 妇产科护理学 [M]. 5 版. 北京:人民卫生出版社,2012.

[18] 美国精神医学学会. 精神障碍诊断与统计手册 [M]. 5 版. 北京:北京大学出版社,2013.

[19] 王刚. 社区康复学 [M]. 北京:人民卫生出版社,2013.

[20] 燕铁斌,尹安春. 康复护理学 [M]. 4 版. 北京:人民卫生出版社,2017.

[21] 谌永毅,刘翔宇. 安宁疗护专科护理 [M]. 北京:人民卫生出版社,2020.

[22] 宁晓红,曲璇. 安宁缓和医疗症状处理手册 [M]. 北京:中国协和医科大学出版社,2017.

[23] 宋岳涛,刘运湖. 临终关怀与舒缓治疗 [M]. 北京:中国协和医科大学出版社,2014.

[24] 史瑞芬,张晓静. 护理管理者素质与能力修炼 [M]. 北京:人民卫生出版社,2015.